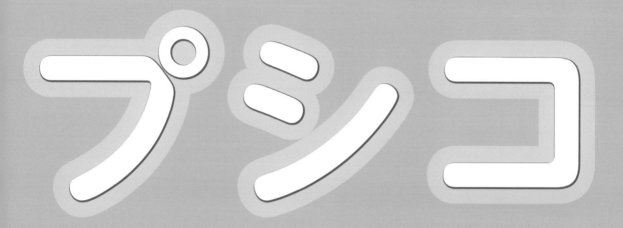

脳のしくみから考える 内科外来での精神疾患と器質疾患の診断

【著】鈴木慎吾
千葉中央メディカルセンター内科 部長

日本医事新報社

謹 告

本書に記載されている事項に関しては，発行時点における最新の情報に基づき，正確を期するよう，著者・出版社は最善の努力を払っております．しかし，医学・医療は日進月歩であり，記載された内容が正確かつ完全であると保証するものではありません．したがって，実際，診断・治療等を行うにあたっては，読者ご自身で細心の注意を払われるようお願いいたします．
本書に記載されている事項が，その後の医学・医療の進歩により本書発行後に変更された場合，その診断法・治療法・医薬品・検査法・疾患への適応等による不測の事故に対して，著者ならびに出版社は，その責を負いかねますのでご了承下さい．

本書の発刊に寄せて

　著者の鈴木慎吾先生とわたくしは同じ職場に在籍し，医局の机も隣という親しい間柄である。わたくし自身は「和漢診療学」をライフワークとして50年の臨床経験を持っているが，この和漢診療学の根幹をなす「漢方」は気の思想によって人間存在を心身一如として捉えている点が魅力的である。他方，デカルトを祖とする現代医学は還元論的手法を絶対視し，心の問題には注意を払わない。極端な言い方をすれば医学は生物学であり，臨床の現場で日常的に遭遇する患者の訳の分からない訴えに正面から向き合おうとしない。総合診療は専門分化し，細分化の一途をたどる現代医学を横断的に俯瞰し，疾病状態の診断と治療をめざす臨床分野であるが，客観的に証明出来る器質疾患，内分泌や電解質などの異常を見いだすことに専念しているようにわたくしには思える。

　ところが本書『プシコ～脳のしくみから考える　内科外来での精神疾患と器質疾患の診断～』は精神疾患にも同時的に目を向ける事の重要性を唱えるという点で，これまでの総合診療の教科書としては類を見ない，我が邦で初めての画期的な著作と言えるものである。

　外来でトラブルになりやすいパーソナリティ症についても解説し，例題でも具体的な注意点が書かれているが，このことは内科医に限らずすべての臨床医にとって非常に有益な記述である。

　また，「器質疾患を除外してから精神疾患を検討する」ことは内科医の姿勢としては誤りとは言えないが，精神疾患の治療を困難にしてしまう危険性について指摘しているのは特に注目すべき点である。たとえば，一人の腹痛を繰り返し訴える患者に，器質疾患を除外するために内視鏡検査，CT検査，小腸病変を除外するためのカプセル内視鏡などを次々に行うと，患者は「自分は発見が難しい難病に罹っている」と思い込み，症状が固定化，難治化してしまうと著者は言うのである。

　本書のもう一つの魅力は，一見すると精神疾患と考えられる病症の中に，明らかな器質疾患が隠れているという指摘であり，その具体例が多数例提示されていることである。

　つまり，歴史的に見て画期的な本書はミクロからマクロに渡る広範な脳科学の研究結果から，ヒトの知覚，意識と無意識，記憶と学習，痛みを含めた脳の仕組みを俯瞰的に解説し，精神疾患の思考・行動を「健常者」の延長で理解できる内容となっている。こういった視点で精神疾患を考察した書籍は，今までにない。

　なぜこのような画期的な著作が出版されるに至ったのであろうか。実は著者の鈴木慎吾先生は「非急性疼痛における身体症状症と身体疾患の鑑別スコア開発および検証」で第8回

日本プライマリ・ケア連合学会学術大会の日野原賞を受賞し，同原著論文が精神疾患の国際的な診断基準である『DSM-5-TR（精神疾患の診断・統計マニュアル）』に引用されるという実績を持つほどに精神疾患に対する理解が深いのである。

　ただ一つ，読者に求められるのは，本書を通読し（特に第3章の症例），その内容をよく消化吸収し臨床の暗黙知にまで高めて行くことであろう。未消化のままだと，患者さんに誤った確信，すなわち「自分は原因不明の難病だ」と思わせ，症状が固定化，難治化してしまうからである。池波正太郎の『鬼平犯科帳』の火付盗賊改方・長谷川平蔵がそうであったように，「勘働き」が臨床医には求められるようにわたしは考えている。初診時に患者さんと出会ったその瞬間から，精神疾患と器質疾患を同時的に考え，素早く良好な医師・患者関係を築き，効率の良い作戦を立てる「勘働き」が重要である。そしてこの「勘働き」という臨床能力は，本書を熟読し，実践を繰り返し，本当に自分のものとする努力以外にその能力を高める道はないということも指摘しておきたい。

2025年2月

富山大学 名誉教授・元 千葉大学医学部和漢診療学 教授

寺澤捷年

まえがき

「psyche（プシュケー）」は古代ギリシャの言葉で人間の霊魂を意味し，サイコの語源である[1]。そして「プシコ」は精神病を意味するドイツ語の「psychose（プシコーズ）」に由来するとされ，**言葉自体に差別的意味はない**[2]。しかし，実臨床では**俗語として「プシコ」が用いられ，その意味合いは使用者によって様々なのが実状である**。

本書では「プシコ」を「**人間の非合理的な知覚や思考・行動（≒認知バイアス）**」と定義し，**精神疾患やパーソナリティ症は「プシコ」の中に包含されるものとした**（図）。よって本書のタイトルから「患者を差別している」などの思い込みが生じたならば，それは本書の定義する「プシコ」に該当する。つまり「プシコ」は誰もが有する性質であり，当然ながら筆者の知覚や思考・行動にも「プシコ」は多数存在する。

なぜ敢えて誤解を生みやすい「プシコ」の語を用いたかというと，**精神疾患を別世界に位置づけるのではなく，「健常者」の偏った知覚・思考・行動との連続性を含めて「プシコ」と表現したいと考えたためだ**。その背景には，一部の医療関係者や報道・出版機関が営利目的あるいは妄想的な思想で不安を煽るような活動をしていること，加えてそれを盲目的に信じて誤った行動をとるような「健常者」も「異常」ではないかと感じたことがある[3]*1。さらに脳の仕組みや認知バイアスを学習すると，各精神疾患の基盤となる人間の性質が存在するように思えたため，正常と異常の不明瞭な境界を探ることで精神疾患の理解につながるのではないかと考えた。

*1
筆者の考えが「正常」だという主張ではない。クリント・イーストウッドが「過激主義とは簡単なものだ。自分の意見を決めたら，それで終わり。あまり考える必要がない」，バートランド・ラッセルが「情熱的に支持される意見には，きまってまともな根拠は存在しないものである」と批判したように[3]，科学的・論理的な考察をせずに安易な結論を出し，周囲に悪影響を及ぼすような行動が「異常」だと感じている。

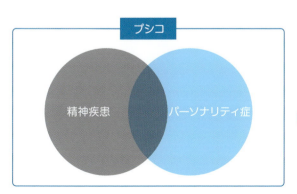

図 「プシコ」と精神疾患・パーソナリティ症の関係性
本書では「プシコ」を「人間の非合理的な知覚や思考・行動（≒認知バイアス）」と定義し，精神疾患やパーソナリティ症はその中に含めた。

『論語』には「本音が建てまえを超えると，むき出しで野卑。建てまえが本音以上であると，定型的で無味乾燥。内容（本音）と形式（建てまえ）がほどよくともに備わって，はじめて教養人である（一部改変）」[4]と記されている。筆者の診療の目標は「各種制限の中で，患者本人のためになる医療を施すこと」[5]で間違いないが，どんな患者をも快く受け入れられるほど高尚な人間ではない。かといってすべての「プシコ」に陰性感情が湧くわけでもなく，その間のどこかに位置する一般臨床医の一人である。つらく理不尽な出来事が少なくない医療現場で「プシコ」の用語が消えてなくなることはないだろう。しかし「プシコ」と発したときに，人間の性質や患者の背景，自己のプシコに思いを馳せ，診断や治療をもう一歩進める姿勢をともに築いていけたら筆者として幸甚の至りである。

● 文 献 ●

1) 佐藤　優，中村うさぎ：死を語る．PHP研究所，2017，p186．
2) 加藤　温：診察室の陰性感情．金芳堂，2021，p82．
3) スティーブン・スローマン，フィリップ・ファーンバック，著，土方奈美，訳：知ってるつもり―無知の科学―．早川書房，2021，p188-211．
4) 加地伸行：論語 ビギナーズ・クラシックス 中国の古典．角川学芸出版，2004，p171-9．
5) 鈴木慎吾：外来診療の型 同じ主訴には同じ診断アプローチ！ メディカル・サイエンス・インターナショナル，2020，p2-3．

2025年2月

千葉中央メディカルセンター内科 部長

鈴木慎吾

謝 辞

　本書の発刊は当初の予定を超過し，企画から3年以上が経過してしまった。その間に日本医事新報社の長沢雅氏には読者目線でコメントをいただき，数々の要望に応えていただくことで何とか完成に至ることができた。

　筆者が精神疾患を含めた様々な症例を経験できたのは，実践的な診断学を極めた生坂政臣名誉教授のもとで，諸先輩方や仲間達と研鑽した日々の賜物である。

　そして千葉中央メディカルセンターでは，急性期の症例を厳しい時間制限の中で多数経験し，自分なりの理論や診察法を模索して形にすることができた。これには各科の先生方のご協力や，臨床研修医との議論が不可欠であった。

　日々の診療で得た知見を検証・一般化するには臨床研究が必要であり，その基礎知識や方法論は福原俊一名誉教授の著書や講義を中心にご教示いただいた。

　精神疾患を識るために精神科診療の歴史や複数の理論に目を通したが，筆者には十分に納得して応用できるものを見つけられなかった。一方で，脳の機能や性質に関する研究はエキサイティングな内容に溢れており，数々の優れた論文や書籍がヒトを考察する手がかりとなって，本書の第1章を執筆することができた。中でも池谷裕二教授，V.S. ラマチャンドラン教授，デイビッド・イーグルマン教授の書籍はいずれも面白く，わかりやすく，そして深い内容が満載であった。

　寺澤捷年名誉教授は2023年に瑞宝中綬章を受章し，数々の功績が公的に称えられた。しかし，医学を解明し和漢診療学を発展させようとする活力はとどまるところを知らず，若輩者である筆者の前著『外来診療の型』，『続・外来診療の型』(いずれもメディカル・サイエンス・インターナショナル)をもご評価くださり，本書の推薦文を執筆していただく運びとなった。

　以上の方々に加え，背中を押してくれる両親と妻，娘と2人の息子達，およびこの場で書ききれない多数の方々に対して，心より御礼申し上げたい。

2025年2月
千葉中央メディカルセンター内科 部長

鈴木慎吾

本書の目的と構成

　本書の目標は，器質疾患と精神疾患の相違点を理解し，適切な臨床評価につなげることであり，以下の3部構成とした．

- 第1章　内科医が精神疾患を学ぶ意義と脳の性質（正常と異常の狭間）
- 第2章　器質疾患と精神疾患の臨床像の相違点，および代表的な精神疾患の特徴
- 第3章　30症例の例題をもとにon the job training

　精神疾患の評価では，**診断基準に忠実に従うのではなく，各疾患の中核症状との照合（検証）を重視した**．なぜなら精神疾患の診断はチェックリストやマニュアルで即断できるものではなく，**疾患特異性に乏しい各種情報からそれぞれの精神疾患のパターン（病気らしさ）を見抜くことが重要**だからである[1]．また代表的な診断基準である『精神疾患の診断・統計マニュアル（DSM）』において，DSM-IV-TRからDSM-5への改訂で「身体表現性障害」が「身体症状症」へと病名・疾患概念が大きく変更されたように，精神疾患群の定義・境界・分類はゆらぎ続けていることも背景にある．

　他にも，同じ状態でも視点によって診断名が変わりうること[2]，精神疾患は連続スペクトラムで各疾患の境界は不明確であること，複数疾患の併存により明確な線引きが困難な症例が少なくないことなどが挙げられる．

　本書には治療についての記載も少ないため，詳細な診断基準や細分類，治療法を学習するには『精神診療プラチナマニュアル（第3版）』[3]などを参照いただきたい．各精神疾患やパーソナリティ症のイメージをつかむには，実在・空想を問わずに有名人物を考察する『キャラクターが来る精神科外来』[4]を推奨する．特定の精神疾患を「除外する根拠」を記しているため，各疾患の境界がより明瞭化するだろう．

●文 献●

1) 春日武彦：あなたの隣の精神疾患．集英社インターナショナル，2021，p3-8．
2) 東　徹：誰でもわかる精神医学入門．日経BP，2023，p186-94．
3) 松崎朝樹：精神診療プラチナマニュアル．第3版．メディカル・サイエンス・インターナショナル，2024．
4) 須田史朗，小林聡幸：キャラクターが来る精神科外来．金原出版，2022．

目次

第1章 内科医が精神疾患を学ぶ意義と脳の性質（正常と異常の狭間）

1 精神疾患を学ぶ意義 ... 2

2 精神疾患に対する負のイメージ ... 5

3 脳の仕組みを元にした正常と器質疾患・精神疾患の考察 ... 7
- ❶ 脳の役割と知覚 ... 7
- ❷ トップダウンとボトムアップ ... 16
- ❸ 意識と無意識 ... 19
- ❹ 記憶・学習 ... 26
- ❺ 痛み ... 37

第2章 器質疾患と精神疾患の臨床像の相違点，および代表的な精神疾患の特徴

1 器質疾患と精神疾患の鑑別 ... 48

2 DSM-5-TRにおける精神疾患分類の概略 ... 53

3 本書での精神疾患スクリーニング法 ... 55

4 精神疾患各論 ... 56

5 パーソナリティ症 ... 68

第3章 30症例の例題をもとに on the job training

Part 1 発作性・間欠性

例題			
1	58歳女性	[主訴] 顔が右を向く	76
2	35歳男性	[主訴] 右手がふるえる	82
3	24歳女性	[主訴] 立っていると足の色が悪くなり痒くなる	86
4	48歳男性	[主訴] 座ると肛門が痛い	92
5	44歳女性	[主訴] 下腹部の痛み	96
6	82歳男性	[主訴] 歩行がフラフラする	101
7	18歳女性	[主訴] 激しい頭痛，動悸，足がしびれ重い，めまい，ふらつき，胸から背中の痛み，吐き気，顔面蒼白，発汗	107
8	32歳男性	[主訴] 意識が遠のきそうになる	112
9	34歳男性	[主訴] 急に意識が薄れることがある	118
10	16歳男性	[主訴] 呼吸が深呼吸のようになる	123

Part 2 持続性

例題			
11	44歳男性	[主訴] 吐き気，腹痛	130
12	77歳女性	[主訴] 食思不振	135
13	16歳女性	[主訴] 倦怠感，めまい	140

例題 14	76歳男性	主訴 上腹部痛	146
例題 15	43歳男性	主訴 体がだるい，疲れがとれない	151
例題 16	87歳女性	主訴 食欲がない，吐き気	156
例題 17	78歳男性	主訴 だるい，肩がこる	164
例題 18	46歳女性	主訴 毎日息苦しい	171
例題 19	65歳男性	主訴 行動がおかしい	175
例題 20	34歳女性	主訴 両腕に力が入らない	181
例題 21	66歳男性	主訴 箸が使いづらい	185
例題 22	69歳女性	主訴 左腕や手先の感覚がおかしい	192
例題 23	28歳女性	主訴 不明熱	198
例題 24	39歳男性	主訴 ゲップが止まらない	204
例題 25	52歳女性	主訴 手足のしびれ，痛み	208
例題 26	27歳男性	主訴 両ふくらはぎが痛い	214
例題 27	35歳女性	主訴 関節・筋肉の痛み	219
例題 28	32歳女性	主訴 左右の下腹部痛	228
例題 29	73歳女性	主訴 腰痛，両足のしびれ	234
例題 30	48歳女性	主訴 両足のむくみ，熱感	240

最終診断名一覧 …………………………………………………………………… 245
索引 ……………………………………………………………………………… 247

コラム	感覚・知覚の不思議	12
	恋愛・結婚・出産・子育て①	21
	恋愛・結婚・出産・子育て②	22
	恋愛・結婚・出産・子育て③	22
	卵が先か，鶏が先か	30
	これからのヒトの記憶	32
	プラセボ効果 (Placebo effect)	39
	ノセボ効果 (Nocebo effect)	40
	機能性身体症候群 (FSS)	52
	過去に使われていた病名	54
	A-MUPSスコア	66
	失感情症 (Alexithymia)	67
	身体症状症の治療	227
	作為性と退屈	233

第1章

内科医が精神疾患を学ぶ意義と脳の性質
（正常と異常の狭間）

1 精神疾患を学ぶ意義

精神疾患はcommonかつ内科外来を受診する

　精神疾患はcommon diseaseであり，日本における2020年の外来通院者は586万人である[1]。さらに精神疾患の多くは身体症状を主訴とするため，一般外来患者の少なくとも25%は精神疾患が占めるとされる[2]*1。

*1 精神疾患，心因性，機能性身体症候群（Functional somatic symptoms：FSS），医学的に説明できない症状（Medically unexplained symptoms：MUS）＝医学的に説明できない身体症状（Medically unexplained physical symptoms：MUPS），身体症状症（≒身体表現性障害）などの用語・定義・診断法は研究によって異なり，同じテーマでも母集団・標本が統一されていない。よって正確な実態把握は困難であり，「いわゆる器質疾患ではない患者が25%以上を占める」と捉えるのが良い。

器質疾患の診断には精神疾患の除外が有用（図1）

　診断は確率論からcommon diseaseのcommon presentation (**common**の**common**)，common diseaseのuncommon presentation (**common**の**uncommon**)，uncommon disease [**uncommon (rare)**]の順に考えていくため[3]，common diseaseである精神疾患は早期に検証する必要がある。つまりcommonのuncommonやuncommon (rare) を含めた特定の難しい器質疾患に対応するには，精神疾患を識ることが近道になる。

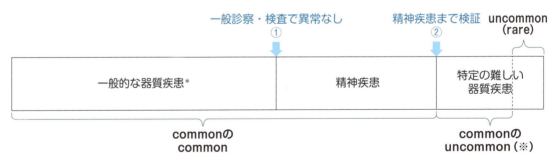

＊便宜的に機能性身体症候群を含める。

図1　精神疾患の除外と器質疾患の特定
確率的にcommonのcommon → commonのuncommon → uncommon (rare) の順に検討する。
①をカットオフにすると，精神疾患だけでなく特定の難しい器質疾患が残存してしまう。
②をカットオフにすると，特定の難しい器質疾患の検討に集中できる。
※精神疾患のuncommon presentation（commonのuncommon）の評価は精神科医との相談が望ましい。

なお，「一般診察・検査で異常がないから精神疾患とみなす」という考え方では多数の器質疾患を見逃してしまう。仮に器質疾患を網羅的に検証しようとしても，すべての器質疾患を完璧に除外することは困難である。たとえば大動脈炎症候群を想起した場合，炎症反応が陰性でも[4]，PET/CTで異常所見がなくとも[5]100％の除外はできない。診断は（緊急性・重症度も考慮しつつ）他疾患との相対的な確率により決定されるため，精神疾患の検証は絶対的に確率が低い器質疾患〔commonのuncommon＞uncommon（rare）〕を再検証すべきか判断する根拠になる。

精神疾患は早期診断が望ましい

「器質疾患を除外してから精神疾患を検討する」という考え方は内科医の姿勢として誤りとは言えないが，前述のような疾患確率の問題だけでなく，精神疾患の治療を困難にしてしまう危険性を伴う。たとえば腹痛患者に内視鏡検査とCTを施行し異常がない場合，小腸病変を疑ってカプセル内視鏡，ポルフィリン症を疑って特殊検査などを加えていくと，患者は「自分は発見が難しい難病に罹っているのだ」と思い込み，常に自分の身体を気にかけて症状が固定化，難治化してしまう（**somatic fixation**）（☞第1章3④の「記憶と認知バイアス・疾患」参照）。よって早い段階で精神疾患を検証し，その可能性を患者に説明しておくことが望ましい。同様に，精神疾患患者に器質疾患を示唆する病名を告げることも精神科での治療に支障をきたすため[6]，不確実な病名を告げるのは控えたほうが良い*2。

*2
たとえば「自律神経失調症」と告げると，Parkinson病などのように自律神経が障害される器質疾患と思い込む可能性がある。多種多様な病名や病態の曖昧さに疑問を投げかける論文として，文献7は参考になる。

精神疾患は疾患ごとに臨床像が異なる

「器質疾患」という大雑把な評価では診断の妥当性を検証できないように，「精神疾患」も疾患ごとに臨床像が異なる。漠然とした判断は誤診のもとであり，さらに器質疾患による精神症状，精神疾患による身体症状が混在しうるため，代表的な精神疾患の臨床像は理解しておきたい（☞第2章参照）。

● 文 献 ●

1) 厚生労働省：令和2年（2020）患者調査．2022．

2) Smith RC, Dwamena FC：Classification and diagnosis of patients with medically unexplained symptoms. J Gen Intern Med. 2007;22(5):685-91. PMID: 17443380

3) 鈴木慎吾：外来診療の型．メディカル・サイエンス・インターナショナル，2020，p13-27．

4) Ducas-Mowchun K, Cudmore J, MacDiarmid A：A 29-year-old woman with recurrent syncope. CMAJ. 2023;195(7):E274-E275. PMID: 36810220

5) Soussan M, Nicolas P, Schramm C, et al：Management of large-vessel vasculitis with FDG-PET: a systematic literature review and meta-analysis. Medicine (Baltimore). 2015;94(14):e622. PMID: 25860208

6) 堀川直史：身体表現性自律神経機能不全．こころの科学．2012;167:33-5．

7) Tavel ME：Somatic symptom disorders without known physical causes: one disease with many names?. Am J Med. 2015;128(10):1054-8. PMID: 26031885

2 精神疾患に対する負のイメージ

　精神疾患を学ぶ意義を理解しても，実際には抵抗を感じてしまうことが多い．まずは現実を直視するため，その理由と対処法を考えてみる．

①診察に時間がかかる

②検査で診断できない

　精神疾患に特異的な検査は存在せず，診断は問診によって決定される．具体的にはbio-psycho-social model（生物・心理・社会モデル）に基づいて評価するため，一定の時間を要してしまう．

➡ 本書では考えるべき精神疾患を限定し，同じ順序で考える方式とした（☞第2章参照）．例題も実臨床の時間的制約に即して，必ずしも初診で完結させず，再診を利用しながら疾患を特定する流れを示した（☞第3章参照）．

③病気ではないように思える

　明らかな器質疾患がないと「病気ではない」と思えて時間の無駄と感じてしまう．

➡ 心因性疼痛[*1]を例にとると，痛みを自覚した時の脳活動は身体的疼痛のそれと同様であることが判明しており，患者は実際に苦痛を感じていることがわかる（☞第1章3⑤参照）．ヒトは自己の常識に反する事実を受け入れない傾向があるため（ゼンメルヴァイス反射，Semmelweis reflex）[1)]，**精神疾患を学習することで，ひいては偏見やスティグマと向き合い，日々の診療を少しだけポジティブに変えられる可能性がある**．そもそも正常と異常の境界は曖昧であり[2)]，「本人または周囲が困って」，「個人の機能不全により文化的・社会的に逸脱している」ならば精神疾患と判断される．「精神疾患」を識ることで自身のプシコも見えてくるはずである．

[*1] 本書では精神的苦痛，社会的苦痛，スピリチュアルペインなどを包括して「心因性疼痛」と表記する．

④パーソナリティ症が多い

精神疾患ではパーソナリティ症の併存が多く，医師は精神的・物理的攻撃を受けるリスクがある。

➡ パーソナリティ症に確立された治療法はなく，距離を置いて関係を持たないようにするのが無難だが[3,4]，臨床に携わる限り避けて通ることはできない。それならば**パーソナリティ症の特徴とその対応法を学習し，患者の"爆発"を避けつつ自身の安全を確保**すればwin-winの関係を保ちやすい（☞**第2章5参照**）。

●文 献●

1) Kleinmuntz B：Formal Representation of Human Judgment. John Wiley & Sons, 1968.
2) 池谷裕二, 中村うさぎ：脳はみんな病んでいる. 新潮社, 2019, p1-5.
3) 中野信子：サイコパス. 文藝春秋. 2016.
4) 佐藤 優, 中村うさぎ：死を語る. PHP研究所, 2017, p69-72.

3 | 脳の仕組みを元にした正常と器質疾患・精神疾患の考察
❶ 脳の役割と知覚

はじめに

　精神疾患の原因は，脳の機能障害による「内因性」(例：遺伝的要素が大きい統合失調症，双極症，自閉スペクトラム症)，器質疾患による「外因性」(例：脳腫瘍，脳血管障害，脳炎，外傷)，ストレスなどによる「心因性」(例：適応反応症)の分類があるが，**本書では「精神疾患は脳の機能障害」と定義して，外因性は「器質疾患による精神症状」と表記し，精神疾患には含めない**。ただし機能異常と構造異常，および正常と異常には連続性があるため，脳の仕組みを確認しながら器質疾患と精神疾患の境界を探っていきたい。

　脳は外界の状況を把握し，外界に働きかけるための器官である。感覚情報をもとに運動(行動)するという単純な話だが，重要事項として「**脳は外界を直接的には認識できない**」ことを理解しておきたい。つまり各感覚器官が捉えた情報が電気信号として脳に届けられ「**感覚**」を生むだけでなく，過去の経験・学習から意味を持った解釈がなされて「**知覚**」となる(図1)。

　本項ではこの過程を順々にみていく。

感覚器官から脳へ

　生物によって有する感覚器官は異なり，たとえばヒトは紫外線や赤外線，磁場の情報などを捉えることはできない。よって紫外線領域ではモンシロチョウの雄と雌がまったく異なる色になるが，ヒトの視覚では同じ色に見える[1]。また同じヒトであっても，各自がもつ感覚器官は他者と同じではない。外傷や加齢による後天性の変化はもとより，遺伝子によって受容体に個性がある。それは色覚異常(網膜の錐体細胞の変異で特定の可視光を捉えられない)などの「疾患」に分類されるレベルから，パクチーにカメムシの匂いを感じる「正常」のレベルまで様々である[2]*1。さらに感覚

*1
人口の15%は*OR6A2*遺伝子に変異があり，パクチーに含まれる不飽和アルデヒドへの感受性が高くカメムシ様の匂いを感じる。

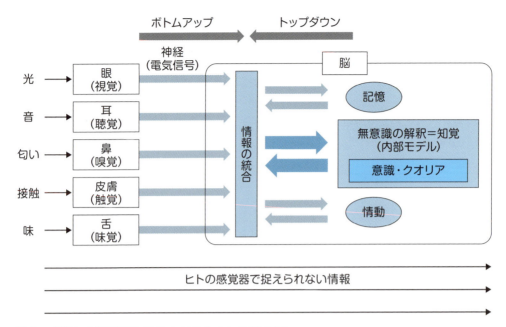

図1 感覚から知覚が生じるまでの大まかな概念図

　受容器からの情報は神経を介して脳に届くため，神経の機能・構造に応じて脳に届く情報は修飾される。外界は唯一絶対の環境であったとしても，それぞれの脳が受け取る信号は異なるのだ。
　なお，精神疾患に関連する遺伝子の多くはシナプスに関係しており，統合失調症ではスパインの数およびWernicke野とBroca野をつなぐ弓状束の神経線維が少ない，双極症では前頭前野の神経細胞で遺伝子がメチル化され遺伝子の発現が抑制されている，自閉スペクトラム症では抑制性細胞の減少により神経細胞群の周囲も興奮する（感覚過敏が起こる），注意欠如・多動症ではドパミンやノルアドレナリンの働きが低いなど，様々な神経の機能・構造異常が判明してきている[3]。

脳の分業

　脳に届けられた電気信号は，各脳領域に分散して処理される。視覚情報なら一次視覚皮質（V1）を経由し，続いて腹側視覚路（腹側経路）と背側視覚路（背側経路）に分かれる。前者は色や形の情報を処理し，意味記憶の存在する側頭葉に伝達して対象を同定する（what系）。後者は運動・位置情報を処理し，空間認識に関わる頭頂葉に伝達する。背側視覚路はさらに，意識を介さずに行動の仕方を制御する背背側経路（how系）と，

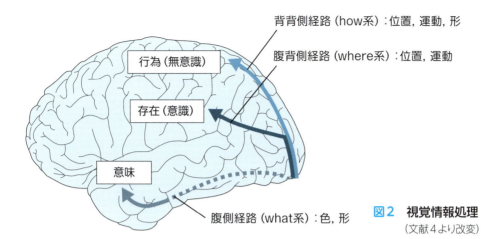

図2 視覚情報処理
（文献4より改変）

対象の空間的位置・運動を意識的に処理する腹背側経路（where系）に分かれる（図2）[4]。what系が障害されれば失認が起こり，特に紡錘状回の障害ではヒトの顔を見分けられない相貌失認となる[5]*2。how系が障害されれば視覚性運動失調（視認したものに正確に手を伸ばせない），進化上新しいwhere系の障害で半側空間無視や失運動視症（物体の動きを認識できない）が生じる。これら以外にも脳の局所的障害で，Gerstman症候群（左右失認，手指失認，失算・失書），同時失認（部分的情報は認識できても，同時に全体として認識できない），色彩失認（色を認識できない），変形視（歪んで見える）など様々な異常を起こすことから，脳の各所が専門的に情報を処理していることがわかる。

ただし，これらの専門領域は本来的に受け入れる感覚を決めているわけではない。大脳新皮質から生じる五感や言語，高次の思考まで，**知能はすべて本質的に同じ普遍の原理で成り立っており，機能の違いは「何とつながるか」で決定される**[6]。視覚を遮断すれば40〜60分後には後頭葉が他感覚の情報を処理するようになり（機能変化）[7]，切断された上肢からの感覚情報がなくなればその脳領域を周囲の神経が占領することで，頬への触覚刺激が（損失したはずの）手を触れた感覚を引き起こすようになる[8]（構造変化）（☞第1章3④参照）。

こういった変化は若年者ほど柔軟であり，幼少期なら脳の半球を摘出しても残った半球のみで機能の大部分を補完できる[9]。また，言語や概念を司る前部側頭葉が障害されると記憶力，描画力，計算力が向上し，獲得性Savant（サヴァン）症候群と呼ばれる[10]。同じく，後部頭頂葉を人為的に刺激すると数学の習得力が高まるものの応用力が低下し，背側前頭葉を刺激

*2
自閉スペクトラム症は人の顔を見たときに，紡錘状回ではなく，物体の識別に関する下側頭回が活動する[5]。

すると数学の応用力が高まるものの習得力が低下するため，ある能力を高めると別の能力が犠牲になってしまう[11]。こういった**能力のトレードオフは生物の根源的な性質**であり[12]，医師にしても専門を有するとはそういうことであろう。もちろん臓器専門医だけでなく，総合内科専門医や総合診療専門医も同様である。

情報の統合

　分散処理された情報は統合されるが，その理解のために統合が不完全な状態を確認する。たとえば運動前野だけを刺激すると身体は動くが本人は「動いた」と認識できず，頭頂葉だけを刺激すると身体は動いていないのに本人は「動いた」と信じて疑わない[13]。分離脳（脳梁の障害や切断で右脳と左脳が独立した状態）患者の右視野（左脳）にだけ文字や物体を見せれば，言語を司る左脳を介してそれが何か言葉で回答することができる。同じものを左視野（右脳）に見せると「見えない」と回答するが，見たものを描く，または選択肢から選ぶことができる。左視野（右脳）に雪景色，右視野（左脳）に鶏を見せて，左手（右脳）で必要なものを選ばせるとスコップを選択するが，その理由を問うと（雪かきのためではなく）「鳥小屋を掃除するため」と回答する[14]。これは右脳の情報（雪景色）を知らない左脳が，鳥とスコップという情報から辻褄合わせの理由を創り出したと考えられる。つまり**情報が統合されなければ，収集できた情報からそれぞれの脳部位が可能な範囲で解釈を行う**仕様となる（☞第1章3③，第1章3④参照）。

　では健常な脳が「正確に」感覚を統合しているかというと必ずしもそうではない。マウスでカーソルを動かしているときにカーソルの動きを遅くすると，その視覚情報が「重い」という触感を感じさせる（pseudo-haptics）[15]。腕上の離れた二点にそれぞれ複数回触刺激を与えると，物理的刺激のなかった中間地点にも刺激があったと感じてウサギがジャンプしていくように知覚される（皮膚ウサギ錯覚）[16]。これは後半の触覚刺激によって中盤の触覚刺激の位置が変化させられたためであり，脳が時間を遡って実際の感覚刺激とは異なる解釈をしたことになる（後付再構成，postdiction）[17]。

　つまり**知覚とは外部環境をありのまま反映する受動的なものではなく，脳内での情報処理によって作り上げられた能動的な解釈**であり，次項ではこの「感覚」と「知覚」の関係についてみていく。

感覚と知覚

　新生児が「見えない」のは視力の問題だけでなく，視覚情報を解釈できないためである。よって，先天性または長年の視覚障害者が健常な眼を手にしても，それだけで「見える」ようにはならない[18]。脳が視覚情報を繰り返し受け取り，その情報に対して自ら外界に働きかけ，視覚からの電気信号と外界の相関を学習して初めて「見る」ことができる。だから小児は動いているエスカレーターに乗ることが難しいのに対して，「動いているもの」と学習した成人は停止しているエスカレーターに乗るほうが違和感を覚える。

　同様に錯覚*3 も脳の学習に基づいている。たとえば図3Aの縦の線分a，bは同じ長さながら線分bのほうが長く感じられるが（ミュラー・リヤー錯視，Müller-Lyer illusion），これは脳が図3Aの縦の線分c，dのように解釈するためと想定されている（遠近法説）。またカニッツァの三角形（図3B）で逆三角形の輪郭が感じられること（主観的輪郭），ルビンの壺（図3C）を見たときに顔と壺を同時に知覚できないこと，左右の眼にそれぞれ異なる像を見せると（両者を同時に知覚できず）周期的に交代して見えること（両眼視野闘争）[19]，さらには右目で緑色・左目で赤色をみると黄色にみえること[20]，パラパラ漫画のように実際には運動がなくても動きを感じること（仮現運動）[21] より，**脳は受け取った情報から瞬間的に，唯一の結論（解釈＝知覚）を導いている**ことがわかる。

　以上のように，**知覚とは過去の学習をベースに感覚情報から暫定的に作り出したモデルであり，その高度で難解な作業は無意識が自動的に処理してくれる**ため，視覚科学の創始者ヘルマン・フォン・ヘルムホルツは「知覚は無意識の推論である」と述べた。またドイツの生物学者・哲学者のヤーコプ・フォン・ユクスキュルは，現実に存在する普遍的な環境（Umgebung）に対して各個体の独自の知覚環境を環世界（Umwelt）と

*3
錯覚は感覚刺激を誤って解釈した知覚，幻覚は感覚刺激がないのに生じた知覚のことを表す（☞第1章3②も参照）。

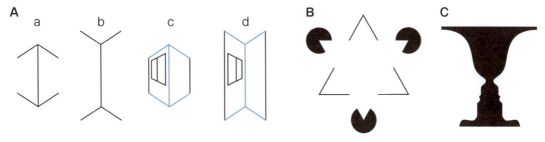

図3　錯覚の例

呼称したが，ヒトは電気信号をもとに脳が創り出したUmweltにいながらUmgebungを体験しているという強固な思い込みをしており，本来的に知覚を盲信するプシコと言える。

> **コラム　感覚・知覚の不思議**
>
> 　各感覚は独立した特異的な機能であるという常識を打ち破り，感覚器は周辺機器にすぎないと教えてくれるのが**「感覚代行」**だ[22]。たとえばビデオの視覚情報を振動に変換し触覚を介して「みる」こと，コウモリのように発した超音波の反射波を音に変換して聴覚を介して「みる」こと，音を振動に変換するベストを着て触覚を介して「きく」ことができる。さらにヒトの感覚器では捉えられない方角（地場）も機器を介して振動で知らせれば「第六の感覚」となり，行った場所や位置関係をより良く記憶できるようになる。
>
> 　ある感覚刺激で別系統の知覚が生じる**共感覚**（例：ある特定の数字から特定の色を知覚する）も興味深い。その機序には様々な仮説があり謎も多いが[23]，日常で黄色い声援（視覚と聴覚），苦い経験（味覚と視覚），柔らかい音色（触覚と聴覚），うるさい柄（聴覚と視覚）など他感覚の表現が用いられ，物理的に温かいものに触れていると同じ人と接しても「温かい人」と親近感を覚えるように[24]，異なる感覚であっても脳の中では同系統の**クオリア**が生じているのかもしれない[25〜27]*4。ラマチャンドラン氏はこういった感覚の複合性やブーバ・キキ問題*5，（触覚と固有感覚を処理する）頭頂葉・（聴覚を処理する）側頭葉・（視覚を処理する）後頭葉が交わる部位に存在する角回が抽象性や概念に関与すること，さらには手（ジェスチャー）や口（発音）の運動とそれらの脳領域が隣接していることなどをもとに，言語の創生には共感覚的な要素が関係すると推察している（共感覚的ブートストラッピング説）[28]。

*4
クオリアとは意識の中身全般を示すもので，文字のクオリア，音のクオリア，気づき，自意識など様々な種類がある[25]。生物は感覚器が反応しない情報を把握できないだけでなく，たとえば先天性の聴覚障害者に音とは何かを説明するのが困難なように，意識やクオリアとは何か，またそれらがどのように生じるのかについては明確な答えが見つかっていない。代表的な理論として自由エネルギー原理や統合情報理論などが提唱されている[26, 27]。

*5
使用言語によらず，丸い形をした物体とトゲトゲした物体それぞれに「ブーバ」または「キキ」と名付ける場合，前者に「ブーバ」，後者に「キキ」を選択する者が大多数を占める。

情動*6 と知覚

　知覚に関与するのが情動と記憶であり，**種々の感覚情報は扁桃体，島，側坐核，中脳の腹側被蓋野などで快・不快をもとに価値判断がなされる。**特に嗅覚は視床を介さずに梨状皮質*7や扁桃体などに連結するため記憶や情動への関与が強く，匂いによって過去の記憶がよみがえるプルースト効果などが知られている*8。

*6
急速かつ強い一過性の感情は「情動」と呼ばれ，自律神経・内分泌などにより身体反応を起こす。

前述の大見出し「情報の統合」と「感覚と知覚」で見てきた通り，各種情報が一元的に解釈困難な場合，脳は予測機能（内部モデル）を使ってその矛盾を解消しようとする。記憶は別項で扱うため情動について考えると，痛み刺激に対して笑いだすという不思議な現象が報告されている（痛覚失象徴）[30]。これは，情動に関係する島皮質→扁桃体→辺縁系→前部帯状回の経路が損傷され，痛み信号を受け取りながら不快な感情（警報）を伴わないため，そのギャップがユーモアを生み笑ってしまうと推定されている[31] *9。またCapgras（カプグラ）症候群は自分に親しい人物が偽物だと主張する病態であり[32]，顔を正しく認識できるものの，惹起されるはずの情動が生じないため偽者と解釈してしまうと考えられている[33]。右脳の障害で自身の身体の一部を異質に感じたり（身体失認），自分のものではないと知覚することがあり（身体パラフレニア）[34]，究極的には「自分には臓器がない」，「自分はすでに死んでいる」などと思い込んでしまう（Cotard（コタール）症候群）[35]。解離症群[36] *10は受け止めきれない現実を遮断する心的防御反応によると考えられており，生きているという実感が湧かない離人症の状態では，内受容感覚に関係する島皮質の活動が低下している[37]。当たり前のものと思える**情動や感覚は，それぞれが正しく機能して統合されないと，にわかには信じられないような知覚を生み出してしまう。**

*7
嗅皮質の1つで海馬などと同様に三層構造であるため，6層構造の大脳「新皮質」と異なり「古皮質」と呼ばれる。

*8
感覚器は必要最低限の受容体を組み合わせてバリエーション豊かにしているが，嗅覚は例外で400種類近くの受容体が存在する[29]。

*9
冗談を聞いて笑うのは，予測との不一致が快楽を生み出すためとされる[31]。

*10
解離症群は，自分の身体や感覚を実感できない「離人感・現実感消失症」，いわゆる多重人格の「解離性同一症」，記憶喪失の「解離性健忘」などを含む。なお，角回を有する右脳の側頭頭頂接合部を刺激すると幽体離脱を体験できる[36]。

● 文献 ●

1) 横澤一彦：感じる認知科学．日本認知科学会，監．新曜社，2021，p1-3．
2) Eriksson N, Wu S, Do CB, et al：A genetic variant near olfactory receptor genes influences cilantro preference. Flavour. 2012；1, 22.
3) 林（高木）朗子，加藤忠史，著・編：「心の病」の脳科学　なぜ生じるのか，どうすれば治るのか．講談社，2023．
4) 平山和美：視覚背側経路損傷による症状の概要．高次脳機能研究．2015；35(2)：47(199)-54(206)．
〔https://www.jstage.jst.go.jp/article/hbfr/35/2/35_199/_pdf〕（2025年1月17日閲覧）
5) 林（高木）朗子，加藤忠史，著・編：「心の病」の脳科学　なぜ生じるのか，どうすれば治るのか．講談社，2023, p231-3．
6) Hawkins J：脳は世界をどう見ているのか　知能の謎を解く「1000の脳」理論．大田直子，訳．早川書房，2022, p41-9．
7) Merabet LB, Swisher JD, McMains SA, et al：Combined activation and deactivation of visual cortex during tactile sensory processing. J Neurophysiol. 2007；97(2)：1633-41. PMID: 17135476
8) Ramachandran VS, Blakeslee S：脳のなかの幽霊．山下篤子，訳．角川書店，2011, p52-77．
9) Eagleman D：脳の地図を書き換える　神経科学の冒険．梶山あゆみ，訳．早川書房，2022, p11-6．

10) 高畑圭輔，加藤元一郎：自閉症サヴァンと獲得性サヴァンの神経基盤．Brain Nerve. 2008;60(7):861-9.
11) 池谷裕二：脳はなにげに不公平 パテカトルの万能薬．朝日新聞出版，2019, p113-5.
12) Hills T, Hertwig R：Why Aren't We Smarter Already: Evolutionary Trade-Offs and Cognitive Enhancements. Curr Dir Psychol Sci. 2011;20(6):373-7.
13) Desmurget M, Reilly KT, Richard N, et al：Movement intention after parietal cortex stimulation in humans. Science. 2009;324(5928):811-3. PMID: 19423830
14) Gazzaniga MS: The split brain revisited. Sci Am. 1998;279(1):50-5. PMID: 9648298
15) 渡邊淳司：表現する認知科学．日本認知科学会，監．新曜社，2020, p77-80.
16) Geldard FA, Sherrick CE：The cutaneous "rabbit": a perceptual illusion. Science. 1972;178(4057):178-9. PMID: 5076909.
17) 横澤一彦：感じる認知科学．日本認知科学会，監．新曜社，2021, p51-2.
18) Sacks O：火星の人類学者 脳神経科医と7人の奇妙な患者．吉田利子，訳．早川書房．2001, p167-222.
19) 横澤一彦：感じる認知科学．日本認知科学会，監．新曜社，2021, p52-6.
20) 池谷裕二：できない脳ほど自信過剰．朝日新聞出版，2021, p130-2.
21) 横澤一彦：感じる認知科学．日本認知科学会，監．新曜社，2021, p15-6.
22) Eagleman D：脳の地図を書き換える 神経科学の冒険．梶山あゆみ，訳．早川書房，2022, p91-160.
23) 浅野倫子，横澤一彦：共感覚 統合の多様性．勁草書房，2020.
24) Williams LE, Bargh JA: Experiencing physical warmth promotes interpersonal warmth. Science. 2008;322(5901):606-7. PMID: 18948544
25) 土谷尚嗣：クオリアはどこからくるのか？ 統合情報理論のその先へ．岩波書店，2021, p4-8.
26) 乾 敏郎，阪口 豊：脳の大統一理論 自由エネルギー原理とはなにか．岩波書店，2020.
27) Massimini M, Tononi G：意識はいつ生まれるのか 脳の謎に挑む統合情報理論．花本知子，訳．亜紀書房，2015.
28) Ramachandran VS：脳のなかの幽霊，ふたたび 見えてきた心のしくみ．山下篤子，訳．角川書店，2005, p93-124.
29) 池谷裕二：単純な脳，複雑な「私」．朝日出版社，2009, p244-7.
30) Ramachandran VS：Consciousness and body image: lessons from phantom limbs, Capgras syndrome and pain asymbolia.Philos Trans R Soc Lond B Biol Sci. 1998;353(1377):1851-9. PMID: 9854257
31) 池谷裕二：脳はなにげに不公平 パテカトルの万能薬．朝日新聞出版，2019, p203-5.
32) Ellis HD, Lewis MB：Capgras delusion: a window on face recognition. Trends Cogn Sci. 2001;5(4):149-56. PMID: 11287268
33) Ellis HD, Lewis MB, Moselhy HF, et al：Automatic without autonomic responses to familiar faces: differential components of covert face recognition in a case of Capgras delusion. Cogn Neuropsychiatry. 2000;5(4):255-69.
34) Feinberg TE, Venneri A, Simone AM, et al：The neuroanatomy of asomatognosia and somatoparaphrenia. J Neurol Neurosurg Psychiatry. 2010;81(3):276-81. PMID: 19778911

35) Dihingia S, Bhuyan D, Bora M, et al：Cotard's Delusion and Its Relation With Different Psychiatric Diagnoses in a Tertiary Care Hospital. Cureus. 2023;15(5):e39477. PMID: 37362522
36) 小鷹研理：からだの錯覚　脳と感覚が作り出す不思議な世界．講談社，2023, p193-238.
37) Medford N, Sierra M, Stringaris A, et al：Emotional Experience and Awareness of Self: Functional MRI Studies of Depersonalization Disorder. Front Psychol. 2016;7:432. PMID: 27313548

3 | 脳の仕組みを元にした正常と器質疾患・精神疾患の考察
❷ トップダウンとボトムアップ

視覚のトップダウンとボトムアップ

　前項（☞第1章3①参照）でみてきたように，知覚は感覚刺激と情動・記憶（過去の学習）から生じており，感覚器官からの情報（ボトムアップ）と，脳の予測（トップダウン）の共同作業の結果である。一次視覚野を例にとると，処理情報のうちボトムアップは4％で，残り96％はトップダウンに由来するとされる[1]。よって，1秒間に3回生じるサッケード（急速眼球運動）にもかかわらず「静止した」文字を読むことができ（サッケード抑制），盲点や網膜の血管，自分の鼻を意識せずに生活できる。つまり網膜からの情報だけでは詳細が不足し「見えない」ため，一定の外界モデルを確立した脳が過去の経験をもとに独自の世界を生み出し，網膜からの情報がその活動を固定する，またはズレを知らせることで「見える」ようになる[2]。すると眼からの情報は補助的なものに思えてしまうが，ボトムアップが乏しければ脳内の世界が過度に反映されて幻覚が生じる。たとえば視力が低下した者には顔や漫画などの幻視が起こりやすく（Charles-Bonnet症候群）[3]*1，健常者でも刺激のない部屋で4〜5日過ごすと半数が幻視を体験するように[4]，**トップダウンとボトムアップはバランス良く働くことで「正常」を維持できる**。ちなみに，両側後頭葉の障害で「見えない」にも関わらず「見える」と主張するAnton症候群は，内部情報（トップダウン）により見えていると思い込む病態と考えられている[5]。

*1 本人は幻視であることを認識しており，精神異常もないため，当然のことながら（本書の定義するプシコには該当するが）精神疾患ではない。

聴覚のトップダウンとボトムアップ

　トップダウンとボトムアップの関係は視覚以外でも同様である。錯聴として，一連の音の切れ間に別の音を入れるとその欠落が補完される「連続聴効果」[6]や，会話音の切れ間に別の音を入れると会話音が補充される「音韻修復」[6]などが知られている。前者は知らない音楽でもなめらかにつながって聞こえるが（音素修復）[7]，後者は自分が扱える言語でなければ起こらないため，過去の経験や学習に基づくトップダウンの効果だとわかる。筆者のように英語のリスニングが苦手ならば，それは「耳」の問題ではなく「脳」の問題である。また，末梢からの情報が減少すると中枢の活動が相対的に優位になるため，視覚における幻視と同様に，難聴患者では耳鳴（ときに音楽幻聴[*2]）を知覚しやすくなる[8]。高齢者の夜間せん妄を防ぐにはボトムアップの情報を整えること，つまり眼鏡，補聴器，入れ歯，カレンダーや時計などが有用だと理解できる。なお，喧騒の中でも他者が自分の話をしていることに気づく「地獄耳」（カクテルパーティー効果＝音声の選択的聴取）もトップダウンが関与している。

[*2] 音楽幻聴とは，歌や旋律を知覚する幻聴を示す。

五感と錯覚

　ある感覚を1つだけ遮断した場面を想像するとわかる通り，それぞれの感覚の信頼性は異なる。触覚・深部覚の情報は低く見積もられているため，同一の筋運動でも視覚刺激によって身体が伸びる感覚・縮む感覚どちらをも誘発させることができ，手の形をした無機物を自己の手と思い込んで位置情報が混乱したり（ラバーバンド錯覚）[9]，皮膚が異常に伸びたような錯覚が容易に起こったりする（スライムハンド錯覚）[10]。錯覚を研究する小鷹研理氏は，「自分のからだであるという感覚（自己所有感）」は五感の情報と時刻がすべて心地良く一致することで正しく認識されるため，「オーケストラ認知」と表現している[10]。すると**一元的に説明しがたい部分情報は脳が「不協和音」と判断して無視または辻褄合わせをし**（☞第1章3③参照），**最も心地良い解釈をすることで錯覚を引き起こす**と言えるだろう。

● 文 献 ●

1) 高橋宏知：メカ屋のための脳科学入門 脳をリバースエンジニアリングする．日刊工業新聞社，2016，p21-2.
2) 池谷裕二，中村うさぎ：脳はみんな病んでいる．新潮社，2019，p34-8.
3) Sacks O：幻覚の脳科学 見えてしまう人びと．大田直子，訳．早川書房，2014，p15-49.
4) 林(高木)朗子，加藤忠史，著・編：「心の病」の脳科学 なぜ生じるのか，どうすれば治るのか．講談社，2023，p62-4.
5) Eagleman D：意識は傍観者である 脳の知られざる営み．大田直子，訳．早川書房，2012，p65-74.
6) NTTコミュニケーション科学基礎研究所 Illusion Forum：連続聴効果．
   〔https://illusion-forum.ilab.ntt.co.jp/continuity-illusion/index.html〕(2025年1月17日閲覧)
7) 横澤一彦：感じる認知科学．日本認知科学会，監．新曜社，2021，p25-6.
8) Sacks O：見えてしまう人びと 幻覚の脳科学．大田直子，訳．早川書房，2014，p73-96.
9) NTTコミュニケーション科学基礎研究所 Illusion Forum：ラバーハンド錯覚．
   〔https://illusion-forum.ilab.ntt.co.jp/multisense-rubber-hand/index.html〕(2025年1月17日閲覧)
10) 小鷹研理：からだの錯覚 脳と感覚が作り出す不思議な世界．講談社，2023.

第1章　内科医が精神疾患を学ぶ意義と脳の性質（正常と異常の狭間）

3 脳の仕組みを元にした正常と器質疾患・精神疾患の考察
❸ 意識と無意識

はじめに

　脳は予測機能で世界のモデルを作りつつ（トップダウン），感覚器官から届く電気信号（ボトムアップ）で検証する。**この予測と結果の差異が内部モデル修正を促し，意識を介して注意を向ける**[1]。ただし意識に上らなければ認識できないので，無意識での膨大な情報処理には気づけない。たとえば，上丘を介する視覚に意識は関与せず，この経路の障害で「（意識的には）見えている」のにスムーズに物を掴むことができなくなる（例：Balint症候群の視覚性運動失調）。一方で，外側膝状体や視放線の障害で「（意識的には）見えていない」状態でも，上丘の経路が機能していれば，（本人はできると思えないのに）ポストに郵便物を入れたり障害物を避けて歩いたりすることができる（盲視）。☞第1章3①で述べたミュラー・リヤー錯視で意識的には線分の長さが違うように思えても，それらをつまもうとすれば無意識に同じ指幅をつくる[2]。相貌失認は意識的にはヒトの顔を区別できないが，皮膚電気反応をみると無意識に知人を見分けていることがわかる[3]。

　「感覚と知覚」（☞第1章3②参照）で述べたように脳は瞬時に単一の結論を出すため，自己の行動や感情に一貫性がなければ（**認知的不協和**），辻褄合わせをする。たとえばイソップ物語の『狐と葡萄』では，欲しかった葡萄をゲットできなかった狐が「あれは酸っぱくて美味しくないものだ」と負け惜しみを言う。これは「葡萄の入手に失敗した」という変えられない事実に対して，「欲しかった」という気持ちを無意識にねじ曲げて不協和を解消しているわけだ[4,5]*1。同様に，単調な作業をやらされた場合，報酬が多い被検者よりも少ない被検者のほうが，その作業が楽しかったと感じる[6]。これも「単調な仕事をした」という変えられない事実に対して，「報酬が少なかったのに行動したのは楽しかったからだ」と無意識に自分に言い聞かせることで不協和を解消していると考えられている。よって内発的動機（自己の内面より生じたやる気）から行動した者に

*1
ニーチェの言う「弱者の強者に対する憎悪」（ルサンチマン, ressentiment）も同様の性質と考えられる。SNSで素人が知識や根拠もなく専門家を攻撃するといったひがみの行動（プシコ）は数知れない。自分の無知さには気づきようがないのである[4]。ただし専門家が常に正しいとは限らず，科学的・論理的に質問・議論するのはプシコの対極にある健全な対話と言える。
念頭に置くべきこととして，専門家の話は内容が正しくとも素人には響かないことが多い。聞き手が「正しい」とみなしやすいのは，理解しやすく〔流暢性の処理（Processing fluency）〕，流麗かつ芸術的で（Keats heuristic），リズム感や韻・反復があり（理性の証としての韻踏み効果），専門用語や科学用語を含み（Zinc pyrithione effect），イラストや映像を用いて〔画像優越性効果（Picture superiority effect）〕，全体のデータよりも特定の個別事象を強調した説明である〔身元のわかる被害者効果（Identifiable victim effect）〕[5]。

対してその人の行為・行動自体を褒めると，「褒めてもらうためにやる」という外発的動機に置き換わってしまうため，その場合は作品（行為の結果）に対して感想を述べたり共感したりするのが望ましい[7]。

また，片側上肢が麻痺しながら「手が動く」と主張する（意識的には手が動くと思っている）病態否認患者に靴紐を結ぶよう指示すると当然できないが，後に確認すると「両手でちゃんと結びましたよ」と返答する[8]。わざわざ「両手で」と述べるのは不自然であり，**本当は認識している事実（自分の麻痺）を隠すような無意識の心理的防衛反応**と考えられる。心の葛藤により機能的な神経症状をきたすとされる変換症で「不自然な回答」が得られるのは同様の機序と考えられ，**生活への支障や解釈モデルを注意深く分析することが診断に有用**と言える（☞第2章4「②変換症」参照）。

意識の役割

以前，まぜそばを注文したのにラーメンを提供されたことがある。他者の注文と入れ替わっていたのだが，ラーメンを注文した人は，既に私のまぜそばを食べ始めていた。意識的に選択したのに異なるものを受け取ってしまうのは不思議に思えるが，こういった事象は意外と日常生活で頻繁に見つけることができる。たとえば2枚の写真から好みの女性を選んでも，選択しなかった写真とすり替えて確認されるとその女性を選んだと勘違いし（選択盲），さらに（実際には選択しなかった）その女性を選んだ理由を流暢に回答してしまう[9]。漫画『HUNTER×HUNTER』のジン＝フリークスは「…まあオレは先に口に出しちまって後から『何であんな事言ったのか』理屈を追っかける事が多いんだが」と自己の他者性に気づいているが[10]，ヒトは理由を説明しようとすると，もっともらしく，言葉にするのが簡単で，心理的に利用しやすい要因に目を向けやすく，真の理由を述べるとは限らない[11]。

自己の行動は意識的に計画しているように思えても，それ以前に無意識の神経活動が発生していることが判明している[12]。つまり，すべては無意識から派生した結果で自由意志は存在せず，**「意識的な理由」は各種情報を事後に合理化した辻褄合わせに過ぎない**ということである。さらに理由だけでなく，物理的環境（例：花壇の存在が迷惑駐輪を予防する），デフォルト（例：同意書の書式はオプト・インよりオプト・アウトで臓器提供への同意割合が高い），選択肢の分割法などが無意識に働きかけ，選択自体を変化させてしまう[13]。

しかし，仮に自由意志が幻想だとしても，意識によって論理的に学習・思考が成立して数々の発見・発明が積み重ねられてきた事実は確かである。実際に感覚器が重要な情報を感知していても，意識を向けていなければ見逃しやすい[14]。すなわち**意識は，膨大な下部組織を有する大企業（複雑な無意識の作用）のCEOに例えられ，オートマチックには対応できない予想外のことや今後の展望に注意を向けて決断を下す役割を担う**[15]。

コラム 恋愛・結婚・出産・子育て①

生物にとって子孫繁栄は重要なミッションであるため，恋愛・結婚・出産・子育ては大きな意味をもつ。日常生活で男女関係の話は盛り上がり，音楽番組ではラブソングが主流で，ニュースを見れば有名人の交際・結婚・離婚・不倫の話題で持ちきりである。よって精神疾患の発症・増悪に関係することが多く，ガッキーこと新垣結衣氏の結婚報道は数多（あまた）の男性の士気を著しく低下させた[*2]。

では「パートナーのどこに惹かれた？」との質問にはどう答えるだろうか。容姿・性格・趣味などを説明すると思うが，前述の好みの女性を選択する問題で見た通り，それが本当の理由かは本人にもわからない。有性生殖は原始的な生物から存在しているため，無意識の領域が本質的な役割を担っていると想像できる。すなわちそれは，非言語で異性にアピールする無意識の行動だけでなく[16]，吊り橋効果[17, 18][*3]，単純接触効果[*4]，ミラーリング効果[*5]，色彩心理効果[*6]のように，直接的には好意と無関係に思える情報も影響して複雑である。その中でわかりやすい基本原則は，「心地良いときには，その付随情報も好むようになる」だろう。その根源には条件付けが関与していると思われ（☞第1章3④参照），美味しい食事や楽しいイベントを共有した人には好印象を抱きやすく，性器を振動刺激されているときに見た顔の評価は高くなる[19]。

こういった様々な要因を背景にドパミンやセロトニンなどの神経伝達物質が分泌され「恋は盲目」の状態を生み出すが，その有効期間は2年以内とされる。2人の相性に関係するのは意識に上る好感度ではなく無意識に抱く感情であり[20]，「現実」が見えた後に親密な仲を維持するか，そうでない道を辿るかは大きな分かれ道となる。後者に進むとしても保有効果[*7]やサンクコスト効果[*8]により別れられずに過ごすことも少なくない。さらに話を複雑にするのは共依存という関係である。明らかに「ダメ人間」であっても，そのパートナーが「ダメ人間を支える自分」に存在価値を見出してしまうことがある[21, 22][*9]。人と人とのつながりに

[*2] ガッキーの結婚で直接的に影響を受ける男性はほぼいないので，単なるプシコである。

[*3] 吊り橋効果：吊り橋を渡るときの心拍数増加が，一緒にいる異性への恋愛感情だと勘違いさせる効果。古い研究のため，実験内容とその妥当性・解釈については文献18を参照。

[*4] 単純接触効果：接する機会が増えると好感度が増すという効果。「ザイオンス効果」とも呼ばれる。

[*5] ミラーリング効果：自分と同じ動作をする相手に好感を抱く効果。

[*6] 色彩心理効果：色が人の心理に与える影響のことで，赤い服は女性を魅力的に見せる。他にも，青色の街灯で犯罪率が低下する，駅のホームを青色にすると自殺率が低下する，赤コーナーのほうが青コーナーよりも勝率が高いなどの報告がある。

[*7] 保有効果：自分が所有しているものの価値を実際よりも高く見積もる傾向。

[*8] サンクコスト効果：これまで費やしたコストに引きずられ，非合理的な判断をしてしまう傾向。

[*9] 中村うさぎ氏は『愛という病』[22]で，ダメ男がモテる理由は「女のナウシカ・ファンタジー」だと述べている。女性はダメ男を信じているのではなく「私ならダメ男を何とかできる」と自分自身を信じていることに由来し，愛の勝利の物語を求めてしまう。しかしナウシカは男の夢の産物であり，現実の女性はナウシカになれないため，結局騙されてしまうと言う。

は，当人同士でないとわからないこと，当人同士でさえわからないことがてんこ盛りなのである。

コラム 恋愛・結婚・出産・子育て②

子孫を残すための性交渉には意識が大いに関与するが，やはり原始的な行為であるため，無意識の領域が大きい。アダルトビデオを見ている男性から採取した汗と教育番組を見ている男性から採取した汗を女性に嗅がせると，意識的にはまったく区別できないが，それぞれの状況で女性の脳活動は異なる[23]。また，男性も女性の涙と塩水を意識的には区別できないが，やはり脳活動に違いが見られ，涙を嗅いだときには性的興奮や攻撃性が低下する[24, 25]。その他にも，優しい男性を好む女性が排卵期には逞しい男性を好むようになる[26]，ストリッパーの女性は排卵期により多くのチップが得られる（男性は意識的には違いを認識できないが，より魅力を感じる）[27]などの報告があり，男女間では無意識に多種多様な情報戦が繰り広げられている。当然，美しい顔を目にすると（金銭を得たときと同じく）報酬系が活性化し，その対極の顔を見ると（金銭を失ったときと同じく）罰に当たる脳部位が活動する[28, 29]*10。

こういった原始的な脳の活動は抑制が困難であり，冷静なときには性的興奮状態の自己の思考・行動を的確に予測することができない[30]*11。さらにビールを飲むほど性的な欲求に対する抑制力が低下するというビール・ゴーグル効果が提唱されており，これにはアルコールが入ると異性をより魅力的に感じてしまうという研究[31]と，異性への評価は変わらないが元来魅力を感じていた人に接近する勇気が湧いてしまうという研究[32]がある。実際，アルコールはオキシトシンに似た作用を有し，親密性を高める効果がある[33]*12。性犯罪や「不適切な関係」を予防するには，同じく三大欲求に属する食欲の抑制が困難なことと同様に（例：お菓子が手元にあると減量が難しい），そうなる状況を避ける方法の模索が最善かもしれない。

*10
「良いスタイルの女性」を見た女性は，自己と比較して不安の脳回路を活性化させてしまう[29]。

*11
研究実施許可を得るのに難渋したという具体的な実験方法については参考文献を読んでいただきたい。「ある感情のときには，別の感情の状態を考えるのは難しい」という事実は重要で，会議室で「悪いことはやめましょう」という健全な標語を周知してもほとんど意味がない。

*12
オキシトシンは下垂体後葉から分泌されるペプチドホルモンで，乳汁分泌の促進や子宮平滑筋の収縮作用がある。また「愛情ホルモン」とも呼ばれ，相手への愛情や信頼を増強させる作用も有する。赤ちゃんにおっぱいを吸われるとオキシトシン分泌が促され，母親は乳汁分泌とともに赤ちゃんへの愛情を深めることになる。

コラム 恋愛・結婚・出産・子育て③

「愛の結晶」とされる子どもが誕生すると，オキシトシンの分泌により母親の子どもへの愛情は強固になる。特定の者とつながりが強くなるということは，相対的に他者とのつながりが弱くなるということでもある。

周知の通り関係が弱まる対象は夫であり、産後2年間は離婚率が最も高くなる(産後クライシス)[34]。ワンオペ育児や夫の育児技能の低さは(筆者もご多分に漏れず)日本の大きな問題点であるが、そもそも「脳のバグ」と表現される恋愛感情は「子育てのバグ」から派生したとされる[35]。脳は子育てのために子どもへの愛情(快)を設定し、それを転用して特定の相手とつながるように恋愛感情(快)が生まれたため、子育てという目的が達成されれば、恋愛感情の役割は乏しくなる。前述の恋愛感情の持続期間も考慮すれば、夫の在宅は妻のストレッサーになりやすいこと、(理由については諸説あり、かつ全例ではないが)カマキリ・クモ・サソリなどの雄は交尾時に雌に食され卵の栄養にされてしまうことも何ら不思議ではない。

その一方で、新聞では夫の浮気に関する相談記事をよく目にする。常にいると邪魔だが、他の女性のところまで離れるのは癪に障るのだろう(あえて浮気させて離婚後の慰謝料を狙う女性もいるようだが、それは例外ということにしておく)。一夫一妻制の哺乳類は3%程度[36]なので、生物としては常に一緒に過ごすこと自体が「不自然」なのかもしれないが、それでも夫婦は誓いを立て合った間柄である。西野カナ氏の楽曲『トリセツ』にある通り、「もしも少し古くなってきて目移りする時はふたりが初めて出会ったあの日を思い出してね。これからもどうぞよろしくね。」と、時に初心を思い出しつつ、月と地球が絶妙な距離を保つことで地上から月の大きさや満ち欠けの変化を永続的に楽しめるように(そして日中は月の存在感が乏しくなるように)、互いにとって最良の距離感でともに歩むことが、成熟した愛の姿なのかもしれない。

● 文献 ●

1) Eagleman D：意識は傍観者である 脳の知られざる営み．大田直子，訳．早川書房，2012, p65-74.

2) 池谷裕二：進化しすぎた脳．講談社，2007, p135-40.

3) Eagleman D：意識は傍観者である 脳の知られざる営み．大田直子，訳．早川書房，2012, p93-7.

4) 池谷裕二：寝る脳は風邪をひかない．扶桑社，2022, p126-7.

5) 池谷裕二：自分では気づかない、ココロの盲点 完全版―本当の自分を知る練習問題80．講談社，2016.

6) Festinger L, Carlsmith JM：Cognitive consequences of forced compliance. J Abnorm Psychol. 1959;58(2):203-10. PMID: 13640824

7) 池谷裕二：パパは脳科学者 子どもを育てる脳科学．扶桑社，2020, p231-5.

8) Ramachandran VS, Blakeslee S：脳の中の幽霊．山下篤子，訳．角川書店，2011, p206-52.

9) Johansson P, Hall L, Sikström S, et al:Failure to detect mismatches between intention and outcome in a simple decision task. Science. 2005;310(5745):116-9. PMID: 16210542

10) 冨樫義博:HUNTER×HUNTER. 33巻. 集英社, 2016.

11) 山田　歩:選択と誘導の認知科学. 日本認知科学会, 監. 新曜社, 2019, p100-25.

12) Libet B, Gleason CA, Wright EW, et al:Time of conscious intention to act in relation to onset of cerebral activity (readiness-potential). The unconscious initiation of a freely voluntary act. Brain. 1983;106(Pt 3):623-42. PMID: 6640273

13) 山田　歩:選択と誘導の認知科学. 日本認知科学会, 監. 新曜社, 2019, p1-73.

14) Chabris C, Simons D:錯覚の科学. 木村博江, 訳. 文藝春秋, 2014, p13-72.

15) Eagleman D:あなたの脳のはなし　神経科学者が解き明かす意識の謎. 大田直子, 訳. 早川書房, 2019, p129-32.

16) Hall JA:Nonverbal Sex Differences:Accuracy of Communication and Expressive Style. Johns Hopkins University Press, 1990.

17) Dutton DG, Aron AP:Some evidence for heightened sexual attraction under conditions of high anxiety. J Pers Soc Psychol. 1974;30(4):510-7. PMID: 4455773

18) 斉藤慎一:Dutton & Aron（1974）の吊り橋実験は何を明らかにしたのか. 東京女子大学紀要論集. 2022;73(1):161-79.

[https://twcu.repo.nii.ac.jp/record/26794/files/73-1_161.pdf]（2025年1月17日閲覧）

19) Brom M, Laan E, Everaerd W, et al:Extinction and renewal of conditioned sexual responses. PLoS One. 2014;9(8):e105955. PMID: 25170909

20) 池谷裕二:できない脳ほど自信過剰. 朝日新聞出版, 2021, p36-8.

21) 春日武彦:あなたの隣の精神疾患. 集英社インターナショナル, 2021, p225-60.

22) 中村うさぎ:愛という病. 新潮社, 2010, p254-8.

23) Zhou W, Chen D:Encoding human sexual chemosensory cues in the orbitofrontal and fusiform cortices. J Neurosci. 2008;28(53):14416-21. PMID: 19118174

24) Gelstein S, Yeshurun Y, Rozenkrantz L, et al:Human tears contain a chemosignal. Science. 2011;331(6014):226-30. PMID: 21212322

25) Agron S, de March CA, Weissgross R, et al:A chemical signal in human female tears lowers aggression in males. PLoS biol. 2023;21(12):e3002442. PMID: 38127837

26) Penton-Voak IS, Perrett DI, Castles DL, et al:Menstrual cycle alters face preference. Nature. 1999;399(6738):741-2. PMID: 10391238

27) Miller G, Tybur JM, Jordan BD:Ovulatory cycle effects on tip earnings by lap dancers:Economic evidence for human estrus? Evolution and Human Behavior. 2007;28(6):375-81.

28) 池谷裕二:脳はすこぶる快楽主義　パテカトルの万脳薬. 朝日新聞出版, 2020, p18-20.

29) Friederich HC, Uher R, Brooks S, et al:I'm not as slim as that girl:neural bases of body shape self-comparison to media images. Neuroimage. 2007;37(2):674-81. PMID: 17604649

30) Ariely D:予想どおりに不合理　行動経済学が明かす「あなたがそれを選ぶわけ」. 熊谷淳子, 訳. 早川書房, p178-202.

31) Lyvers M, Cholakians E, Puorro M, et al：Beer goggles：blood alcohol concentration in relation to attractiveness ratings for unfamiliar opposite sex faces in naturalistic settings. J Soc Psychol. 2011；151(1)：105-12. PMID: 21375128
32) Bowdring MA, Sayette MA：Beer Goggles or Liquid Courage？Alcohol, Attractiveness Perceptions, and Partner Selection Among Men. J Stud Alcohol Drugs. 2023；84(4)：598-604. PMID: 36971752
33) 池谷裕二, 中村うさぎ：脳はみんな病んでいる. 新潮社, 2019, p26-31.
34) 夫婦会議ナビ お役立ちコラム『夫婦会議®』Tips：産後2年が別れ道！ 産後クライシスを乗り越えた夫婦に共通する3つの特徴. 2018.
〔https://www.fufukaigi.com/guide/archives/19〕(2025年1月17日閲覧)
35) AM：人間はみんな, 支配されたがっている！／脳研究者・池谷裕二さんに聞く「支配されたい」の正体(前編). 2016.
〔https://am-our.com/special/434/13679/〕(2025年1月17日閲覧)
36) 池谷裕二：脳はすこぶる快楽主義 パテカトルの万脳薬. 朝日新聞出版, 2020, p37-9.

第1章　内科医が精神疾患を学ぶ意義と脳の性質（正常と異常の狭間）

3 | 脳の仕組みを元にした 正常と器質疾患・精神疾患の考察
❹ 記憶・学習

はじめに

記憶とは「自己の経験が保存され，その経験が後になって意識や行為の中に想起・再現（表現）される現象あるいはそれを支える機能」であり[1]，ミクロな視点では「神経細胞が互いにシグナルを伝える能力を変化させること」である。一般的には「思い出せるもの（意識的なもの）」が記憶であると考えてしまうが，前述のように無意識の領域のほうが圧倒的に広く，実際に原始的な生物も記憶を有する。

よって本項では記憶を根本から考えるためにミクロな視点から入り，非陳述記憶（無意識的な記憶），陳述記憶（意識的な記憶）の順にみていくことにしたい（図1）[2,3]。

短期記憶
　即時記憶
　作業記憶
長期記憶
・非陳述記憶
　非連合学習（馴化，鋭敏化）
　連合学習（古典的条件付け，オペラント条件付け）
　技能の学習（運動，非運動）
　プライミング[※1]
　知覚学習[※2]
　情動学習[※3]　など
・陳述記憶
　エピソード記憶
　意味記憶

図1　記憶の分類

[※1] プライミング：**経験した刺激を特定・処理・検出する能力の向上**であり，刺激に応答するニューロン数が減ることで同じ作業を素早く効率的に行える（☞後述「非陳述記憶」参照：洗練＝反応ニューロンの減少）。一般的な記憶が時間をかけて形成されるのに対して，**1回の経験で長期間（年単位で）持続**する。**概念や意味の分析でも適用**され，**意識的に気づくより早く働く**ため，（筆者は苦手だが）速読に関与しているかもしれない。

[※2] 知覚学習：繰り返しの感覚刺激で**大脳皮質の構造が変化し，感覚刺激の弁別能力が向上する**学習を言う。これにより専門家は迅速かつ精密に差異を検出しており，さらに**何を意識するかで向上する機能が異なる**ため[2]，経験だけでなく努力の仕方によって能力に違いが表れる。

[※3] 情動学習：恐怖の学習は扁桃体を含む神経回路に長期増強（LTP）が起こって形成され，扁桃体を除去すると学習した恐怖が消失することより，情動記憶と陳述記憶は独立しているとされる。ただし大脳皮質が恐怖反応を修飾できることから，**認知行動療法は情動記憶の消去（脱感作）に有用**である。

（文献3より作成）

記憶のミクロな機序

　本項でミクロな機序に触れる理由は，**記憶の原理が他神経系と共通点を有し，「記憶は特殊な存在ではない」**と確認するためである[*1]。特に次項（☞第1章3⑤参照）「痛み」との共通性をみることで，慢性痛や心因性疼痛も理解しやすいと考えられる。よって，ここでは詳細で厳密な機序を求めるのではなく，**短期記憶≒機能的可塑性（細胞内の変化），長期記憶≒構造的可塑性（蛋白合成による細胞の形態変化）**であること[*2]，これらの可塑性にはAMPA受容体とNMDA受容体を介した機構があることを押さえていただきたい[*3]。

　記憶は脳内に電気回路が形成されることで生まれる。その回路形成には，シナプスでの信号伝達効率が長期間上昇し続ける**長期増強（long-term potentiation：LTP）**と，同効率が長期間低下し続ける**長期抑圧（long-term depression：LTD）**が重要な役割を担う（**シナプスの可塑性**）。LTPの初期段階はシナプス小胞の放出頻度が増加し（機能変化），後期段階でシナプス前終末の神経伝達物質放出部位の増加とシナプス後細胞の新規受容体の移動・挿入，新規シナプス形成が起こる（構造変化）（**図2**）[4, 5]。

　なお，シナプス可塑性は神経細胞全体ではなくシナプス単位で起こる[*4]。豊かな環境は神経可塑性を促進するが[6]，それは身体運動を介して能動的に情報収集した結果であり[7]，受動的に刺激を受けても脳領域は発達しにくい[8]。つまり**記憶・学習に重要なのは好奇心や興味，注ぎ込んだエネルギーと時間**であり[9]，ミクロな視点でも「好きこそものの上手なれ」は生物にとっての真理と言える。

[*1] CA1野とCA3野の細胞は海馬固有であるなど，細かな点では特異的なものが存在する。

[*2] 可塑性とは，外力に応じた変形とその形状の保持を意味する。**神経可塑性とは，外界の刺激による神経系の機能または構造変化の性質を示す。**

[*3] この短期記憶と長期記憶の関係を考慮すれば，脳の機能異常である精神疾患は，慢性化すれば脳の萎縮など構造的変化を起こすことが理解できる。つまり「構造変化があるから器質疾患だ」という主張は必ずしも正しいとは言えず，その根本的原因は何かを考察することで診断・治療に結びつく。この構造変化には，たとえばうつ病患者では視床下部-下垂体-副腎皮質系（Hypothalamic-Pituitary-Adrenal axis：HPA axis）が過剰に活動し続けて海馬が萎縮するように，他機序も関与する。

[*4] 活動電位は細胞全体に生じて遺伝子発現産物も細胞中に輸送されるが，タグをつけられたシナプスだけが利用できるため限局した部位での変化となる。

非陳述記憶

非連合学習

　同じ刺激を繰り返すと反応が乏しくなっていくのが「**馴化（馴れ）**」，逆に同じ刺激に対して反応が亢進する現象が「**鋭敏化**」で，これらは非連合学習に分類される反射的な記憶である。刺激の重要性に応じて鈍感に，もしくは鋭敏になるのは感覚的に理解できるが，刺激に対して逆の反応になる機序は，馴化がシナプス抑圧，鋭敏化が介在ニューロンの修飾によるシナプス促通である[10]。

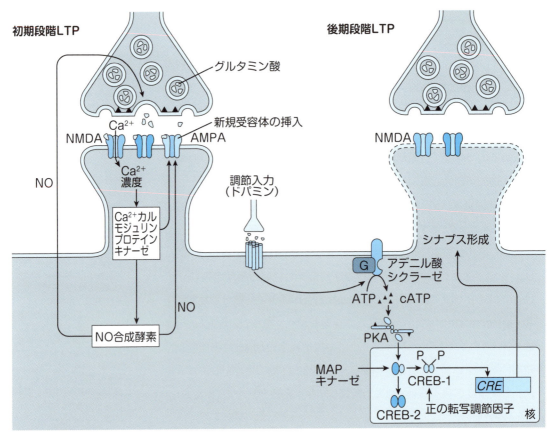

図2 長期増強(Long Term Potentiation:LTP)

LTPに基づく長期記憶では，刺激の反復によりシナプス後細胞にあるNMDAグルタミン酸受容体の"栓"となっていたMgイオンが外れてCaイオンがシナプス後細胞に流入し，プロテインキナーゼ活性化，細胞内に存在していたAMPA受容体の移動・挿入(感受性増加)，NOの分泌(シナプス前細胞に働きかけて伝達物質放出を促す)などから始まる(図の左側)。さらにドパミンによる調節入力を活性化し，アデニル酸シクラーゼ，プロテインキナーゼA(PKA)の活性化を経て，遺伝子への作用で蛋白が合成されて新規シナプスを形成する(図の右側)。

ちなみに短期記憶は，シナプス前細胞のシナプス小胞が放出部位に近づく(または離れる)など細胞内の変化(機能変化)で形成される。蛋白の合成を要しないため，迅速に一時的な反応を起こすことができる。短期記憶が保持される期間は，細胞内のセカンドメッセンジャー・シグナル伝達経路の活性化期間に一致する。

- CREB(cAMP-response element binding protein)-1:リン酸化型になると長期記憶形成に必要な遺伝子のスイッチを入れる蛋白であり，**短期記憶を長期記憶に変換する最初期に必須**とされる。PKAによって活性化する。
- CREB-2:遺伝子*CRE*とタンパク質CREB-1に結合することで**CREB-1を抑制**する。MAPキナーゼ(mitogen-activated protein kinase)によって活性化する[4]。

(文献5より改変)

連合学習

連合学習とは，本来は関連性のない刺激に対して，特定の反応や行動が形成される(連合する)記憶である。パブロフの犬(ベルの音を聞かせて餌を与える行為を繰り返すと，ベルの音を聞いただけで餌を期待して唾液が分泌されるようになる)のような生理的反応は「**古典的条件付け**」，自発的な行動(オペラント行動)に強化刺激(報酬などの快刺激)ま

たは弱化刺激（罰などの不快刺激）を与えて同行動の頻度が増減する記憶は「オペラント条件付け」と呼ばれ，特に後者は**認知行動療法の基盤**となる。これらは非連合学習と同じ機序で起こるが，刺激と反応の順序やタイミングにより特定の関係性を学習している。

連合学習には好き嫌いを判断する扁桃体が関与するため，**そのときの感情によって直接的には関連のない事物に対して無意識に偏向が生じる**。「心地良いときには，その付随情報も好むようになる」機序はここにあると考えられる（☞第1章3③ コラム「恋愛・結婚・出産・子育て①」参照）。

技能の学習

技能の学習に関係するのは小脳，線条体などである[*5]。これらは円滑な運動に重要であり，**各モジュール（構成単位）が独立して働き情報が統合されないため，意識に上らない迅速な情報処理**で楽器の演奏などの複雑な動きを実現させる[11]。初めは多くの神経細胞を情報処理に参加させて多様性を用いて解を発見し，続いて無駄な神経活動を排除して効率的な情報処理を獲得していく（機能マップの可塑性）[12]。つまり**無意識のプログラムが確立したときには脳の活動が（亢進ではなく）低下する**。

これは，予測通りの動きができたら反応せず，**予測と異なる動きならドパミン信号（報酬）を誘発して誤差を修正する線条体の学習システム**に由来し，**熟達により少ない労力で効率的な動きができるようになる**[13][*6]。

重要なのは，これらが**直感や意思決定など非運動性の記憶にも関与している**ことである。たとえば4種類のカードのうち1～3枚が提示され，単体または組み合わせから天気（晴天か雨か）を予想するゲームがある。被検者には説明されないが，各カードは晴天または雨の確率を表しているため，同じものを提示されても同一の結果とは限らない。参加者は意識的に規則を探ろうとして内側側頭葉を使って考え始める（海馬を中心とした陳述記憶を利用する）が法則を見出せないため，次第に尾状核領域の活動が優位になる。すると**意識的には学習を実感できないものの，直感をもとに正答率が50％から65％に向上する**[14]。その機序は運動と同様に，予測と異なる結果ならドパミン（報酬）を誘発する様式であり，棋士の直感を題材に脳科学的にも確認されている[15]。

つまり**直感とは経験によって培われた無意識で自動的な判断力**であり，さらに報酬信号は前頭皮質にも分布するため，線条体で選択された行動は意思決定に関わる多様な要因によっても修正される。この学習は内側側頭葉が障害された（線条体は障害されていない）認知症患者でも同

*5
話を単純化しているが，実際には前頭皮質，頭頂皮質なども関係し，学習を習得すると線条体に加えて運動皮質，補足運動皮質などが長期記憶を貯蔵し，熟達した運動を円滑に実行する。

*6
大脳からの運動指令は筋肉と同時に小脳にも送られ，誤った動きと判断されると登上線維を通じてエラー信号がプルキンエ細胞に伝わり，長期抑圧（LTD）を引き起こす。間違いのもととなった伝達回路が消されることで動きは洗練されていくため，線条体の運動ループがドパミンを報酬として学習が強化されることと対照的である。漫画『鬼滅の刃』で宇髄天元が妓夫太郎との戦いにおいて，毒が回って限界に近い状態でありながら「譜面が完成」してからは高精度な動きをみせられたのは，無意識のプログラム確立（技能の学習）によるのだろう。

様に正解率が向上するのに対して，線条体が障害されたParkinson病やHuntington病の患者では正解率が50％のままとなる[*7]。運動と思考はまったく別物に思えるが，神経の基盤は同様であった。各領域を極めた人物の凄みは，肉体にせよ思考にせよ，膨大なトレーニングによって辿り着いたシンプルかつ美しい神経活動に基づいている。

[*7] Parkinson病で主に障害されるのは黒質だが，線条体へのドパミン供給が減少することで本記憶に影響する。

コラム 卵が先か，鶏が先か

感情は行動に影響を与えるが，その感情は行動によって影響される。たとえば漫画を読むとき，箸を横に咥えたほうが縦に咥えたときよりも面白く感じる[16]。これは箸を横に咥えると表情が笑顔様になるためであり，「面白いから笑う」と「笑うから面白い」の両者が成立することを示している。映画『ハッピーフライト』では航空機にトラブルが生じて危険な状況に陥ったとき，機長がハハハと笑ってから「こういうときはまず笑えって俺は教えている。笑ってみろ」と指導しており，これは笑うことで精神・思考・肉体に余裕を持たせて能力を発揮しやすい状況を作っていると考えられる。緊迫した中で迅速な判断が求められる救急の場でも採用したいが，患者に意識があると実践しづらいのが難点である。**精神状態そのものを変えるのは困難だが，意識的な肉体操作で精神コントロールができる**ことを覚えておきたい。

他者の感情を読み取るには「顔の表情」と「体のポーズ」のどちらが正確かを調査した研究では，後者に軍配が上がった[17]。これも進化の過程を考えれば表情のある動物の希少性から順当な結果であるが，ヒトは感情を読むときに身体よりも顔に意識を向けがちである（錯覚的顔効果）[18]。面白いことにボツリヌス毒素で表情筋を麻痺させると他者の表情から感情を読み取りづらくなる[19]。これは相手の表情を見るとミラーニューロンが働いて自分にも同じ表情を作り出し，自己の表情から相手の感情を読み取っているためとされる。もし相手が無愛想な顔をしていたら，それは自分が無愛想な顔をしているせいかもしれない。なお，男性は同性の表情から感情を読み取れるが，女性の表情から感情を読み取るのが苦手だとされる（女性の目を見ても相手の心を察する前帯状皮質が活動しない）[20]。男性が鈍感なのは万国共通なのだろう。

陳述記憶

　記憶力が良ければ暗記に要する膨大な労力と時間を節約できるため，一度見たものを忘れない脳に憧れたくなる。しかし，そういった能力をもつLuria症候群[*8]の者は「忘れられない」ことに苦痛を感じ，抽象化や暗喩の理解，全体像の把握ができず，論理性が欠如してしまう[21]。また下等な脳は写真的記憶が得意であり，チンパンジーはヒトよりも記憶力が高いとされる。矛盾するようだが，**ヒトは部分的に忘れることで抽象化・概念形成といった高度な情報処理を施し，教訓を得たり，創造性を発揮して知識を応用したりできるようになった**[22][*9]。

　陳述記憶は出来事（エピソード）や知識（意味）など，意識的に想起して言語化（陳述）できる記憶であり，内側側頭葉（海馬，歯状回，海馬台，海馬傍回皮質，嗅周皮質，嗅内皮質）が数日〜数年間関与しつつ，時間をかけて長期記憶として大脳皮質に保存される。短期記憶を長期記憶とするには繰り返し（リハーサル）が大事である。また，トラウマのように1回の刺激で長期間定着する記憶はフラッシュバルブ記憶（閃光記憶）と呼ばれ，感情に働きかける刺激で扁桃体が活動し，記憶の抑制に関与するCREB-2を抑制して成立する（**図2**）。

　陳述記憶の要素は，記銘（符号化），保持，想起の3つである[23][*10]。想起にはきっかけが必要なため，場所法[*11]や語呂合わせなどの記憶術が有効とされる。同様に記銘時と同じ状況を作ると想起を手助けし（記憶の文脈依存），水中で覚えたことは水中で思い出しやすく，陸上で覚えたことは陸上で思い出しやすい[24]。陽気なときにはポジティブな思い出が，陰気なときにはネガティブな思い出が浮かぶことも考慮すれば（気分一致効果，mood-congruent memory bias）[25]，試験や発表の準備をするなら**本番と同じ環境・心理状況を作り出して練習するのが望ましく**，すべきことを忘れたならば覚えていた場所に戻って同じ行動をすると良い。同様に考えると，**臨床能力を高めるには患者に相対した場面を常に意識して学習することが肝要**である。よって，最重視すべきはon the job trainingでの指導医のフィードバックであり，それを意識して本書も症例ベースで学習する形式を採用している（☞第3章参照）。

　想起は断片情報から全体像を組み立てて再構成するものであり，思い出すたびに変化する。よって同じ図形を見ても，眼鏡として覚えるか，ダンベルとして覚えるかで，後に想起したときに描く形が変わってしまう[26]。さらに記銘時の状況が同じでも，想起の仕方で記憶が大きく変わっ

[*8] モスクワ大学教授の神経心理学者アレキサンドル・ロマノヴィッチ・ルリアが，高度の記憶力をもつシェレシェフスキーについて報告した。

[*9] 統合失調症の危険遺伝子を有する人は創造性が高い傾向にある[22]。「天才と狂気は紙一重」であることが遺伝学的にも証明されつつある（☞第1章3①の「脳の分業」参照）。

[*10] 後述するように想起によって記憶が変化するため，記憶の再固定化を加えた4段階とする報告もある[23]。

[*11] 見慣れた景色を思い浮かべ，その各場所に覚える物事を関連付ける記憶法。Memory palace（記憶の宮殿）とも呼ばれる。

てしまう危険がある。たとえば自動車の事故映像を見たあとに「どれくらいのスピードで○○しましたか？」と質問された場合，○○の部分が「激突」だと「接触」と比較して14km/hrも速い回答が得られ，さらに1週間後には（実際には映像になかった）「割れたガラスを見た」とする回答が多かった[27]。これは質問の仕方で事故状況の記憶にアンカリングバイアスを発生させたためであり，**ヒトの陳述記憶の曖昧性を裏付ける重要な研究である。**

コラム　これからのヒトの記憶

　各種情報に容易にアクセスでき，人工知能（AI）が発達を続ける現代では暗記の必要性は減るだろう。個人的には，薬剤の禁忌・副作用・相互作用・価格，体格や腎機能に応じた投薬量，保険適用や該当する診療加算など，「単一の答え」に至るものには記憶力も労力も割きたくないと思っている。一方で，インターネット上には誤った情報が溢れており，専門誌でもハゲタカジャーナルの問題などがある。適切な査読を経て出版された論文でさえ必ずlimitationがあり，さらに疾患の存在・分類や診断・解釈・研究の方法論など議論の分かれる内容は多岐にわたるため，ヒトは情報の信頼性・妥当性を検証し決断する能力の向上が必要と考える。

　真実を見抜くには自己の信念と矛盾する証拠を積極的に探すしかないが[28〜30]，その基盤として，逆説的だが暗記を含めた記憶の重要性に着目したい。なぜなら，医学の基礎を学んだ研修医でさえガイドラインやスコアリングなどの医療情報を駆使しても適切な臨床判断が困難なように，**情報を的確に扱うには「核」となる知識とその理解が必要であり，その上に経験や思考訓練を積み上げて専門性を体得してゆく**からである。知能とは，問題の本質を見抜いて行動する能力であり[31]，正確すぎる学習は物事の同一性を認識できず[*12]，速すぎる学習は情報の本質に迫れない[32]。さらに書物を読んで知るだけでは識ることができず，自分が感じたこと・体験をもとに意味を考え続けて思想が形成される[33]。

　人間の脳は容易に手にした情報はすぐに忘れてしまうが（グーグル効果，Google effect[34]），負荷をかけると覚えられる項目が増え（項目数効果，List-length effect）[35][*13]，能動的に書いたり話したりした内容は記憶に残りやすいため（生成効果，Generation effect）[36]，結局努力が必要なことには変わりがない。**脳の本質は消去法での自己修正であり，失敗を重ねることで能力の向上と柔軟性を獲得できるため**[37]，**後悔ではなく反省をして教訓を得ていくのが望ましい**[38]。

*12
Luria症候群では電話越しの相手を特定できない。時間帯によって声の性質が多少変化するため，同一人物と認識できないそうだ。

*13
項目数効果：覚えるべき項目数が増えると覚えられる割合は減るが，その絶対数は増える[35]。

新たな時代に対応するには，暗記すべきこと，理解すべきこと，覚える必要のないことを整理してAIを活用する能力が必要であるが*14，昨今の各種試験内容を見ていると（部分的には進化しつつも）その流れを阻むものが少なくないように感じる。「試験のための試験問題」を排除するためには，思想やビジョンが不可欠であろう。

記憶と認知バイアス・疾患

知能には流動性知能（新たな学習と適切な情報処理で環境に適応する能力）と結晶性知能（蓄積した知識をもとに課題を処理する能力）があり，ともに70歳くらいまで向上する[39]。しかし年をとれば記憶力が低下すると信じられており，60〜74歳を対象に「心理テスト」と称して暗記の試験を行うと若年者と同等の正解率にもかかわらず，「暗記のテスト」と説明して同試験を行うと正解率が低下してしまう[40]。**思い込みが能力にブレーキをかけてしまう**ためであり[ステレオタイプ脅威（stereotype threat）][41]，同様に，答案用紙に「人種」を書かせると黒人の数学テストの点数が低くなる[42]，老人をイメージさせる単語を見ると歩行速度が遅くなる[43]といった報告もある。よって「本番で実力を発揮する」という単純かつ当然の目標達成は決して容易なことではなく，各領域のパイオニアは努力のみならず強靱な精神力で困難を打ち破った人物といえる。

一方で，自己の能力を過大評価する平均以上効果（過半数が自分は平均以上の能力だと思い込む）やDunning-Kruger効果（能力の低い人が自己を過大評価する）は基本的に残念な認知バイアスであるが，その**ポジティブな勘違いが新規課題に積極的に立ち向かう力を生み出す**という一面もある[44]。「頑張れ」という文字を目にするとより強い力を出せると報告されており[45]，格闘技選手が「俺は最強だ」と繰り返し公言するのは恐怖に打ち勝って自己の能力を発揮するための自己暗示の役割も果たしているのだろう。

記憶に関係する疾患といえば認知症である。しかし前述の暗記試験と同様に，認知症患者に複数の単語を示したあと，手がかりの文字をもとに「先ほどの単語を思い出してください」と質問すると健常者より成績が劣るが，「思い浮かぶ単語を作ってください」と促すと健常者と同等の成績を残す[46]。これは内側側頭葉を要しないプライミングで無意識の記憶が形成されたためであり（プライミング効果）（図1），認知症患者と握手

*14
検査やIT技術の発達により，世の中全体の診断技能は格段に向上している。しかし病歴は個別性・曖昧性が高いため，**問題点が明確化されずに**適切な問診・診察・検査が選択されない，あるいは検査の偽陽性・偽陰性やアヤシイ情報に振り回されてしまう事例は多く，**どんな技術も「活用」できないと十分な性能を発揮できない**。AIも同様と考えられ，AI研究者との議論を踏まえても，残念ながら診療のすべてを任せられる兆しはみられない。ただしproblem listや検査異常が明確化しやすい救急・重症症例では迅速な精査・診断・治療方針の決定に有用と思われ，救急専門医が不足する地域でも診療の質向上が期待できると考える。それ以外でもcommonのcommonの診断は当然のこと，commonのuncommonやuncommonの診断において特定の所見に対する鑑別や感度・特異度など臨床判断に必要な情報をリアルタイムで回答させる，関連文献をまとめて要約させるなどの働きが期待できる。すなわち，博学かつ勤勉で迅速に対応してくれる（しかし的確な指示が必要な）部下として重宝し，AIが「無意識（迅速かつ高度な情報処理）」，医師が「意識（≒指導医）」の役割に専念できるといいなと思う。特にAIが電子カルテに組み込まれれば作業効率が格段に向上するはずだが，種々の制約や診療報酬とコストの問題などにより，日本での普及は遠いような気がする。

をするときに電気刺激で痛みを与えれば，後にその事実を（意識的には）忘れていても同じ人から握手を求められると無意識に回避する。そこで患者に「なぜ握手してくれないのか」と尋ねると，「手が汚れているから」などの理由を述べる[47]。これは**Korsakoff症候群**でみられる作話と同様であるが，健常者でも真実でない理由をでっち上げることを既にみてきた（☞第１章３①の「分離脳」，第１章３③の「好みの女性の選択理由」参照）。想起は記憶の断片から全体像を再構成するものであるため（☞前述「陳述記憶」参照），握手を避けた事実を成立させるのに脳が妥当と判断した結果なのだろう。すると「思考を抜き取られた」，「電磁波を当てられた」，「警察に追われている」などの**妄想は，記憶や知覚をもとにした解釈の過程に問題があると考えられる**[48〜50]＊15。

＊15
妄想とは訂正不能な思い込みである。原因として，本来重要なものだけに注意を向けさせるドパミンの異常により，各種情報に過剰な意味をもたせてしまう可能性が考えられている（異常セイリエンス仮説）[48]。妄想の難しいところは「ゼロパーセントとは言えない」内容を主張し続けることにある。よって電磁波，毒物，陰謀などのように「実在はするが匿名で胡散臭い存在」を用いて「当たり前」や「普通」が通じなくなってしまう[49]。鑑別診断の検証で「〇〇は否定できない」と発した場合，その意味合いによっては，その発言自体が妄想である可能性を否定できない[50]。

● 文　献 ●

1) 藤井俊勝：記憶は脳のどこにあるのか？　臨床神経．2013；53(11)：1234-6．
2) ラリー・R・スクワイア，エリック・R・カンデル，著．小西史朗，桐野　豊，監修：記憶のしくみ〈下〉脳の記憶貯蔵のメカニズム．講談社，2013，p161-8．
3) ラリー・R・スクワイア，エリック・R・カンデル，著．小西史朗，桐野　豊，監修：記憶のしくみ〈上〉脳の認知と記憶システム，〈下〉脳の記憶貯蔵のメカニズム．講談社，2013．
4) ラリー・R・スクワイア，エリック・R・カンデル，著．小西史朗，桐野　豊，監修：記憶のしくみ〈下〉脳の記憶貯蔵のメカニズム．講談社，2013，p61-140．
5) ラリー・R・スクワイア，エリック・R・カンデル，著．小西史朗，桐野　豊，監修：記憶のしくみ〈下〉脳の記憶貯蔵のメカニズム．講談社，2013，p128-9．
6) van Praag H, Kempermann G, Gage FH：Neural consequences of environmental enrichment. Nat Rev Neurosci. 2000；1(3)：191-8. PMID：11257907
7) Krupa DJ, Wiest MC, Shuler MG, et al：Layer-specific somatosensory cortical activation during active tactile discrimination. Science. 2004；304(5679)：1989-92. PMID：15218154
8) Squire LR, Kandel ER：記憶のしくみ（下）．小西史朗，桐野　豊，監．講談社，2013，p233-40．
9) Eagleman D：脳の地図を書き換える　神経科学の冒険．梶山あゆみ，訳．早川書房，2022，p202-30．
10) Squire LR, Kandel ER：記憶のしくみ（上）．小西史朗，桐野　豊，監．講談社，2013，p129-80．
11) Massimini M, Tononi G：意識はいつ生まれるのか　脳の謎に挑む統合情報理論．花本知子，訳．亜紀書房，2015，p144-58．
12) 高橋宏知：メカ屋のための脳科学入門　脳をリバースエンジニアリングする．日刊工業新聞社，2016，p133-142．
13) Eagleman D：意識は傍観者である．大田直子，訳．早川書房，p99-103．
14) Squire LR, Kandel ER：記憶のしくみ（下）．小西史朗，桐野　豊，監．講談社，2013，p197-210．

15) Wan X, Nakatani H, Ueno K, et al：The neural basis of intuitive best next-move generation in board game experts. Science. 2011；331(6015)：341-6. PMID: 21252348

16) ほぼ日刊イトイ新聞．「やる気」と「脳」の話を，池谷裕二さんと。脳の気持ちになって考えてみてください。：第8回 脳の気持ちになって考えてみてください．．2010．
〔https://www.1101.com/ikegaya2010/2010-10-06.html〕(2025年1月17日閲覧)

17) Aviezer H, Trope Y, Todorov A：Body cues, not facial expressions, discriminate between intense positive and negative emotions. Science. 2012；338(6111)：1225-9. PMID: 23197536

18) 池谷裕二：脳はなにげに不公平 パテカトルの万能薬．朝日新聞出版，2019, p212-4.

19) Stark S, Stark C, Wong B, et al：Modulation of amygdala activity for emotional faces due to botulinum toxin type A injections that prevent frowning. Sci Rep. 2023；13(1)：3333. PMID: 36849797

20) 池谷裕二：脳はなにげに不公平 パテカトルの万能薬．朝日新聞出版，2019, p49-51.

21) Luriia AR：偉大な記憶力の物語 ある記憶術者の精神生活．天野 清，訳．岩波書店，2010.

22) Power RA, Steinberg S, Bjornsdottir G, et al：Polygenic risk scores for schizophrenia and bipolar disorder predict creativity. Nat Neurosci. 2015；18(7)：953-5. PMID: 26053403

23) Nader K, Schafe GE, Le Doux JE：Fear memories require protein synthesis in the amygdala for reconsolidation after retrieval. Nature. 2000；406(6797)：722-6. PMID: 10963596

24) Godden DR, Baddeley AD：Context-dependent memory in two natural environments：On land and underwater. Br J Psychol. 1975; 66(3)：325-31.

25) Faul L, LaBar KS：Mood-congruent memory revisited. Psychol Rev. 2023；130(6)：1421-56. PMID: 36201828

26) 市川伸一：勉強法の科学 心理学から学習を探る．岩波書店，2013, p13-6.

27) Genova L：Remember 記憶の科学 しっかり覚えて上手に忘れるための18章．小浜 杳，訳．白揚社，2023, p119-21.

28) Hawkins J：脳は世界をどう見ているのか 知能の謎を解く「1000の脳」理論．大田直子，訳．早川書房，2022, p221-35.

29) 池谷裕二：寝る脳は風邪をひかない．扶桑社，2022, p184-7.

30) 鈴木慎吾：続・外来診療の型 苦手な主訴にも同じ診断アプローチ！ メディカル・サイエンス・インターナショナル，2022, p9-21.

31) 池谷裕二：脳はすこぶる快楽主義 パテカトルの万脳薬．朝日新聞出版，2020, p166-9.

32) 池谷裕二：できない脳ほど自信過剰．朝日新聞出版，2021, p45-8.

33) 吉野源三郎，原作，羽賀翔一，漫画：漫画 君たちはどう生きるか．マガジンハウス，2017, p96-105.

34) Sparrow B, Liu J, Wegner DM：Google effects on memory：cognitive consequences of having information at our fingertips. Science. 2011；333(6043)：776-8. PMID: 21764755

35) Kinnell A, Dennis S：The list length effect in recognition memory：an analysis of potential confounds. Mem Cognit. 2011；39(2)：348-63. PMID: 21264573

36) Jacoby LL：On interpreting the effects of repetition：Solving a problem versus remembering a solution. J Verbal Learning Verbal Behav. 1978；17(6)：649-667.

37) Igata H, Sasaki T, Ikegaya Y:Early Failures Benefit Subsequent Task Performance. Sci Rep. 2016;6:21293. PMID: 26883387
38) 池谷裕二:受験脳の作り方　脳科学で考える効率的学習法. 新潮社, 2011, p144-8.
39) 池谷裕二, 監:脳と心のしくみ. 新星出版社, 2015, p138-9.
40) Thomas AK, Dubois SJ:Reducing the burden of stereotype threat eliminates age differences in memory distortion. Psychol Sci. 2011;22(12):1515-7. PMID: 22030349
41) クロード・スティール, 著, 藤原朝子, 訳:ステレオタイプの科学—「社会の刷り込み」は成果にどう影響し、わたしたちは何ができるのか. 英治出版, 2020.
42) Walton GM, Cohen GL:A brief social-belonging intervention improves academic and health outcomes of minority students. Science. 2011;331(6023):1447-51. PMID: 21415354
43) Bargh JA, Chen M, Burrows L:Automaticity of social behavior:direct effects of trait construct and stereotype-activation on action. J Pers Soc Psychol. 1996;71(2):230-44. PMID: 8765481
44) 池谷裕二:できない脳ほど自信過剰. 朝日新聞出版, 2021, p21-4.
45) Aarts H, Custers R, Marien H:Preparing and motivating behavior outside of awareness. Science. 2008;319(5870):1639. PMID: 18356517
46) Squire LR, Kandel ER:記憶の仕組み（下）. 小西史朗, 桐野　豊, 監. 講談社, 2013, p141-60.
47) 池谷裕二:単純な脳, 複雑な「私」. 朝日出版社, 2009, p171-3.
48) 村井俊哉:統合失調症. 岩波書店, 2019, p29-35.
49) 春日武彦:あなたの隣の精神疾患. 集英社インターナショナル, 2021, p151-223.
50) 鈴木慎吾:外来診療の型　同じ主訴には同じアプローチ！ メディカル・サイエンス・インターナショナル, 2020, p28-30.

3 | 脳の仕組みを元にした正常と器質疾患・精神疾患の考察
❺ 痛み

はじめに

　痛みは器質疾患・精神疾患ともに高頻度の愁訴であり，痛みを識ることで両者の相違点や関係性をみることができる．本項で重要なのは，「**痛みは特殊な感覚ではなく，他感覚と同様に情動や記憶をもとに知覚される**」ことである．詳細は『痛みと鎮痛の基礎知識』[1, 2]や『慢性痛のサイエンス』[3]などを参照いただくとして，本項ではここまでみてきた，脳の役割，感覚，情動，知覚，トップダウンとボトムアップ，意識・無意識，記憶・学習と関連させてみていきたい．

痛みの役割と感覚，情動

　痛みの存在意義は「身体の危険を知らせ（警告），逃避と安静・治癒を促す」ことである[*1]．進化的には**内側系〔＝内側脊髄視床路（旧脊髄視床路）〕**が古く存在し，末梢からの信号がこの経路を介して島皮質，帯状回，扁桃体などの広範な部位に投射され，局在がはっきりしない不快な感覚と情動を引き起こす（痛みの情動的評価）[4]．よって国際疼痛学会（International Association for the Study of Pain：IASP）の定義にあるように，痛みとは「**不快な感覚あるいは情動体験**」であり，後に障害部位に手当てが可能となった生物では痛みの部位・程度・質を分析するために**外側系〔＝外側脊髄視床路（新脊髄視床路）〕**を発達させた．末梢神経の分布を見ても，体表面には局在が明瞭で鋭く速い痛みを伝達するAδ線維が多いのに対して，手当てが困難な体深部には局在が不明瞭で鈍く遅い痛みを伝達するC線維が主である．また内臓由来の感覚神経と体表由来の感覚神経は脊髄で収束してともに脳に投射されるため，たとえば横隔膜（体深部）の障害が横隔神経の起始部である頸部〜肩（C3〜5領域の体表）の痛みと感じるように，内臓痛が遠隔部位への関連痛として自覚されうる（収束投射説）（図1）．

*1
痛みを感じない先天性無痛無汗症では，身体への侵襲にブレーキがかからないため平均寿命が短い．同様に不安は危険な状況から離れるために機能し，寒い季節や雨天時には気分が落ち込んで（抑うつ状態になって）活動を抑制する[5]．

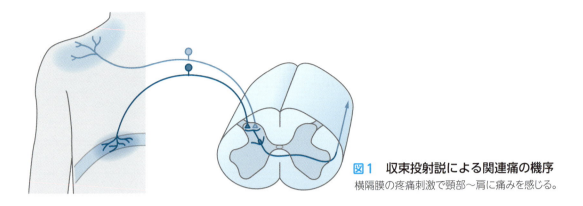

図1　収束投射説による関連痛の機序
横隔膜の疼痛刺激で頸部〜肩に痛みを感じる。

痛みの知覚とトップダウン・ボトムアップ

　末梢からの疼痛刺激に対して，トップダウンでの疼痛抑制機構の代表が**下行性疼痛抑制系**である。慢性疼痛治療薬としてSNRI（serotonin noradrenaline reuptake inhibitor：セロトニン・ノルアドレナリン再取り込み阻害薬）が使用されるようにセロトニンとノルアドレナリンの脊髄後角[*2]への作用が機序であり，この下行性疼痛抑制系はオピオイドを介して働く（**図2**）[5]。そして内因性オピオイドは報酬回路である中脳辺縁ドパミン系の働きによってもたらされるため，ドパミンが枯渇するParkinson病では下行性疼痛抑制系の作用が弱まり，発症早期の時点で約半数の患者が何らかの痛みを訴える[6][*3]。臨床的に重要なのは，**ドパミンが分泌される状態（例：楽しいとき，運動しているとき）では痛みを**

*2
脊髄後角は，痛みの伝導路である外側・内側脊髄視床路の中枢神経（二次ニューロン）と末梢神経（一次ニューロン）の接続部位。なお，二次ニューロンは視床で三次ニューロンに接続する。

*3
Parkinson病の痛みは中脳辺縁ドパミン系の問題だけでなく，他の中枢性要因や筋強剛などの末梢性要因が複合的に関与している。またParkinson病の主な障害部位は黒質線条体投射（A9神経）だが，腹側被蓋野から出力する中脳辺縁系投射（A10神経），さらにはセロトニンを分泌する縫線核，ノルアドレナリンを分泌する青斑核の変性を伴うことが少なくない。

図2　下行性疼痛抑制系
疼痛信号が伝達されると腹側被蓋野から側坐核，腹側淡蒼球，扁桃体，海馬，前帯状皮質などにドパミンが分泌され，側坐核の興奮はμ-オピオイドの活性化を介して中脳水道灰白質を興奮させ，下行性疼痛抑制系が働く。
DLPT：dorsolateral pontomesencephalic tegmentum（背外側橋中脳被蓋）
RVM：rostral ventromedial medulla（吻側延髄腹内側部）

（文献5より改変）

感じにくく，抑うつ・不安やストレス，身体への過度な意識向けが痛みを増幅しやすいということだ。これを「脊髄や脳における"門"がどれほど開いているかによって感じ方が異なる」と説明したのがgate control theory*4であり，心因性の要因が疼痛に影響することが理解できる(☞後述のコラム「プラセボ効果」参照)。

痛みは侵害受容性疼痛，神経障害性疼痛，痛覚変調性疼痛に分類され，心因性疼痛は痛覚変調性疼痛に含まれる。そして心因性疼痛を感じているときの脳活動は身体的疼痛と同様に，痛みの感情・認知・評価に関係する背側前帯状皮質と右腹側前頭前皮質が活動する[7]。つまり**心の問題はトップダウンの疼痛抑制を減弱させるだけでなく，それ自体が痛みを発生させており，「心が痛む」は比喩表現ではない**とわかる。すると内臓から体表に関連痛が生じるように，心因性疼痛から身体の痛みを訴えることは十分に理解できる。アセトアミノフェンが心因性疼痛を軽減したという報告もあり[8]，詳細不明な本剤の作用機序に一石を投じた面白い研究と思われる*5。

*4
島皮質には感覚だけでなく情動も伝達され，環境や情動に応じて下行性疼痛抑制系をコントロールし疼痛閾値を調整している[9]。

*5
身体症状症では鎮痛薬が効果を示さず，逆に「症状を悪化させた」，「副作用が生じた」と訴えることが多い[10]（☞コラム「ノセボ効果」，第2章4⑤コラム「A-MUPSスコア」参照）

コラム プラセボ効果 (Placebo effect)

プラセボ効果はポジティブな期待により望ましい効果が得られる現象で，内因性オピオイド，内因性カンナビノイド，ドパミン，オキシトシン，バゾプレッシンなどが関与して起こる[11]。よってオピオイドの拮抗薬であるナロキソンを投与する[12]，あるいは期待に関与する背外側前頭前野を経頭蓋磁気刺激で抑制する[13]とプラセボ効果は減弱する。意識的な期待だけでなく無意識の期待も関与するため「予測符号化」を用いた説明も提唱されており，これは末梢からの情報よりも内部モデル（脳の予測）を優先させ，「期待する体験」を引き起こす作用がプラセボ効果だとしている[14]。認知的不協和（☞第1章3③参照）を解消するための能動的な身体的反応とも考えられ，実際に動物実験ではプラセボ効果によって免疫系が働くことが確認されている[15]。これは大きなイベントが終わりホッとしたときに風邪をひきやすいことからも実感されるだろう。

期待の源となるのは説明による学習，社会的学習（他者の行動からの学習），連合学習であり，トップダウンの学習（説明による頭での学習）よりもボトムアップに由来する学習（反射的な連合学習）のほうが強力なプラセボ効果をもたらす[16]。つまり「精度の高い内部モデル」確立には過去の体験や実感が重要で，それを有すれば同じワインでも価格を高く伝

えられたほうが美味しく感じ[17, 18]，同じものを摂取しても「低カロリー」ではなく「高カロリー」と表示されたほうが満腹感を覚え[19]，同じ匂いでも「チェダーチーズ」ではなく「体臭」と説明されたほうが不快に感じ[20]，室内温度設定を下げると室温に変化がなくとも涼しく感じる[21]。医学的には痛み，吐き気，気管支喘息，恐怖症などに有意な効果があり[22]，プラセボ鎮痛を引き起こす要因として，「鎮痛薬を投与する」と伝える[23]，高価な薬を使う[24, 25]，パートナーが手を握る[26]＊6などが報告されている。ただし，過度な期待は信憑性がなくなり失望をもたらすため（期待のパラドックス），合理的な範囲内で希望に満ちたイメージをもつことが大切である。**医師は説明の様式（例：フレーミング，権威，儀式）や患者との関係（例：信頼，共感的な態度）を整えると治療効果を高めることができる**[27]。

＊6
妻が痛み刺激を受けて夫が手を握る場合，鎮痛効果は妻の夫への信頼度と相関するため[28]，鎮痛効果が乏しければ夫の心が痛んでしまう。

コラム ノセボ効果（Nocebo effect）

プラセボ効果とは逆に，**ネガティブな期待により有害事象を生じさせるのがノセボ効果**である。視床下部 - 下垂体 - 副腎系（HPA軸）やコレシストキニンが関与しているため，抗不安薬や（後者の拮抗薬である）プログルミドの投与でノセボ効果は減弱する[29]。ノセボ効果を起こしやすいのは不安が強い者，医学的に説明できない身体症状（medically unexplained physical symptoms：MUPS）を訴える者（☞第2章4⑤コラム「A-MUPSスコア」参照），精神的苦悩のある者であり[11]，患者に陰性感情を生じさせる医師の態度（例：共感の言葉がない，患者と目を合わせない，笑顔がない）も影響する[30]。

ノセボ効果で思い浮かぶ例がスタチンの処方である。投与開始時には，10万人に1人と稀な副作用ながら横紋筋融解症の説明が必要とされる。そして内服数日後に筋痛を訴える患者を散見するが，その場で血液検査を行ってもCK上昇を認めたことはない＊7。添付文書には「筋肉痛」自体も副作用として記載されているが筆者はノセボ効果としか思えなかったため，血液検査結果をもとに「何ともない」と保証すると（どうしても飲みたくないと拒否した不安症患者1例を除き）その後問題なく継続服用できている。2022年のメタ解析でスタチン内服者の筋肉痛は90％以上がスタチンによるものではない（＝ノセボ効果）だと報告されたが[31]，これを読んで思いを馳せたのが医師の説明責任だ。薬剤について何をどこまで説明すべきか確立された見解はなく，「十分な説明」とし

＊7
無症状でCK上昇や肝障害を認め，休薬が必要と判断することは時にある。

て添付文書をすべて読み上げていたら時間がかかりすぎ，患者は膨大な内容を理解できず，さらに危険な薬を出されていると誤解してノセボ効果を誘発してしまう。かといって患者の理解度や性格に合わせて説明を調整しても，説明を省いた稀な副作用が生じた場合にはセツメイブソクとされてしまう危険がある[32]。「重大な副作用」のほとんどはすべての薬剤に共通するもので，新規処方をするたびに説明するのは現実的でなく，診療の適正・不適正よりも運が悪ければ（患者の被害に加えて）処方医が糾弾されるというロシアンルーレットになってしまっている（個人的には「エンガチョ方式」と呼んでいる）。現在であれば二次元コードを提示するなどの方法で薬剤の説明動画を見てもらい*8，医療関係者は患者個人に合わせた追加の説明と質問への対応をするのが，効率的かつ医師・患者にとってwin-winの方法だと思う。医療界にはbullshit jobsだけでなく，bullshit responsibilitiesが溢れている*9。

　プラセボ効果とノセボ効果の延長として「他者への期待」について考えると，ポジティブな期待はその者の成績・能力を向上させ（ピグマリオン効果），ネガティブな期待がそれを阻害するとされている（ゴーレム効果）。実践するのは容易ではないが，**ポジティブな思考・発言・態度は自己だけでなく他者にも好ましい効果を与える**ことに留意しながら，日々の診療・指導にあたりたい。

慢性痛とその機序

　慢性痛は急性痛の延長ではなく，神経回路の変容により生じた生体警告の意味を成さない痛みである[36]。よって末梢からの信号は主因ではなく，痛みの弁別を担う外側脊髄視床路の視床や体性感覚野の活動はほとんどみられない[37]。痛みの持続による悪循環（**慢性痛サイクル**）*10だけでなく，不安・恐怖・怒りなどの感情が痛みへの過度の注意，過剰な服用，医療不信，治療拒否，ドクターショッピングといった精神疾患的思考・行動を引き起こし，さらに周囲が心配して優しくしてくれるため，痛みの存在がコミュニケーションや愛情を得る手段として機能するようになる[38]*11。つまり**当初の痛みが器質疾患・精神疾患どちらに由来しても，疼痛の持続で器質的要因と精神的要因の両者が症状を修飾して慢性化させる**。これを予防・治療にはトップダウンの疼痛抑制系の利用が不可欠であり，快情動の脳回路が優位となって健常化するか，負情動の脳

*8
各医療機関に独自の動画を作成させるのではなく，国または製薬会社が患者へのテキセツな説明を用意するのが良いと思う。人工知能（AI）を利用するならアヤシイ副作用を吟味・調整してからでないと，"garbage in, garbage out（ゴミを入れたらゴミしか出てこない）"で酷いモノになるのは言うまでもない。

*9
建設的でない訴訟の回避には患者・患者家族とのコミュニケーションが重要なのは確かだと思う。しかし一定の割合で理解不能なジケンがあり，福島県立大野病院事件はその代表といえる。妊婦の出血死であるためM&Mカンファレンスなどで十分な医学的検証が必要な事案ではあるが，少なくとも刑事裁判で起訴されるべきでなかった（筆者では民事裁判の妥当性については判断できない）。医師としてできる限りの対応をしながらも不当に逮捕・勾留され，99％以上が有罪になるような日本の刑事裁判で無罪判決を受けるのに多大な時間と労力を要しており[33]，本事件が医療関係者のリスク敬遠と産婦人科医不足を助長したのは間違いない。身近な例では入院患者の誤嚥・窒息[34]，転倒[35]に関する訴訟も同様である。稀かつ予防困難な不運を過剰に心配するのはプシコだが，稀であっても理不尽な仕打ちには気が滅入る。

*10
慢性痛サイクルとは，痛みによって身体を動かさない→廃用により関節の可動域制限と筋力低下が起こる→体動時痛が生じやすくなる→身体活動をより制限するようになる，という悪循環を示す。

*11
「病者の役割（sick role）」と呼ばれ，疾病利得と同義である[39]。症状の存在で利得が得られるため，表面的には治療を望むが，本心では治ることを拒否している[40]。

回路が優位となって慢性痛となるかの鍵を握るのが側坐核である[41]。生後間もない赤ちゃんは排尿や眠気を不快に感じて泣くものの，後天的に心地よいと学習していく。マゾヒスト，ランナーズハイ，ワーカホリック，苦味への嗜好（コーヒー，ビール）も本来不快に感じる刺激に対して快感のほうが強くなるよう学習した結果である[42]。よって**慢性痛の治療には認知行動療法が有用で，出来事に対して歪んだ認知（負の自動思考）が負の感情と身体反応を引き起こし，好ましくない行動につながるという一連の流れを理解させることが治療の第一歩となる**[43]。そしてカウンセリングでは言語化が重要であり，治療者は言語化の営みを促して励まし，時に主観による逸脱・回避を指摘しながらガイドすることで，患者自身が問題を理解して自ら解決するのを手助けする[44]。

神経学的には，痛みを感じたときに扁桃体が働き恐怖・不安感を伴った不快な情動として記憶されるため[45]，情動学習（☞第1章3④　図1参照）として痛みを記憶してしまう。ミクロな視点では自然免疫系細胞による慢性炎症，オピオイド受容体の減少，wind-up現象，脱髄と異所性興奮など様々な要因があるが[46]，ここでは中枢神経および末梢神経の感作に注目したい。神経の感作とは神経可塑性によるもので，主にNMDA受容体を介して起こるため，記憶・学習と同様の機序である（☞第1章3④参照）。つまり，**痛覚信号が繰り返し生じることで神経の機能変化から構造変化が生じ，情動学習も加わって「痛みの記憶」とも言える慢性痛をもたらす**。生物は，既存のシステムを使い回して運用しており[47]，非効率的かつ非合理的に構築されているため[48]，あくまで筆者の推測だが，慢性痛とは痛みの伝達様式を記憶・学習と同じ機構で使い回したことで生じたバグなのかもしれない。なお，同じく神経を介して情報伝達される嗅覚・視覚・聴覚・味覚・触覚は，同じ刺激が続くと意識に上らなくなる（脱感作）。連続刺激に対する方向性が真逆になるのは，痛覚が非陳述記憶における鋭敏化を採用し，他感覚が馴化を採用したためかもしれない。ただし，時計の秒針の音が気になると頭から離れないように，意識や情動が大きく関与するのは同様である。

● 文献 ●

1) 小山なつ：痛みと鎮痛の基礎知識（上）基礎編．技術評論社，2010．
2) 小山なつ：痛みと鎮痛の基礎知識（下）臨床編．技術評論社，2010．
3) 半場道子：慢性痛のサイエンス　脳からみた痛みの機序と治療戦略．医学書院，2018．
4) 小山なつ：痛みと鎮痛の基礎知識（上）基礎編．技術評論社，2010, p103-7．
5) 松崎朝樹：教養としての精神医学．KADOKAWA, 2023, p20-9．

6) Barone P, Antonini A, Colosimo C, et al: The PRIAMO study: A multicenter assessment of nonmotor symptoms and their impact on quality of life in Parkinson's disease. Mov Disord. 2009;24(11):1641-9. PMID: 19514014

7) Eisenberger NI, Lieberman MD, Williams KD:Does rejection hurt? An FMRI study of social exclusion. Science. 2003;302(5643):290-2. PMID: 14551436

8) Dewall CN, Macdonald G, Webster GD, et al:Acetaminophen reduces social pain: behavioral and neural evidence. Psychol Sci. 2010;21(7):931-7. PMID: 20548058

9) Jasmin L, Rabkin SD, Granato A, et al:Analgesia and hyperalgesia from GABA-mediated modulation of the cerebral cortex. Nature. 2003;424(6946):316-20. PMID: 12867983

10) 日本精神神経学会，監:DSM-5-TR™ 精神疾患の診断・統計マニュアル．髙橋三郎，大野　裕，監訳．医学書院，2023, p341-6.

11) Colloca L, Barsky AJ:Placebo and Nocebo Effects. N Engl J Med. 2020;382(6):554-61. PMID: 32023375

12) Dobrila-Dintinjana R, Nacinović-Duletić A: Placebo in the treatment of pain. Coll Antropol. 2011;35 Suppl 2:319-23. PMID: 22220463

13) Krummenacher P, Candia V, Folkers G, et al: Prefrontal cortex modulates placebo analgesia. Pain. 2010;148(3):368-74. PMID: 19875233

14) Jensen K:予測脳　Placebo Effect　最新科学が教える期待効果の力．中村冬美，訳．日経BP, 2023, p193-209.

15) Exton MS, von Auer AK, Buske-Kirschbaum A, et al: Pavlovian conditioning of immune function: animal investigation and the challenge of human application. Behav Brain Res. 2000;110(1-2):129-41. PMID: 10802310

16) Jensen K:予測脳　Placebo Effect　最新科学が教える期待効果の力．中村冬美，訳．日経BP, 2023, p145-66.

17) Plassmann H, O'Doherty J, Shiv B, et al:Marketing actions can modulate neural representations of experienced pleasantness. Proc Natl Acad Sci U S A. 2008;105(3):1050-4. PMID: 18195362

18) Schmidt L, Skvortsova V, Kullen C, et al: How context alters value: The brain's valuation and affective regulation system link price cues to experienced taste pleasantness. Sci Rep. 2017;7(1):8098. PMID: 28808246

19) Crum AJ, Corbin WR, Brownell KD, et al: Mind over milkshakes: mindsets, not just nutrients, determine ghrelin response. Health Psychol. 2011;30(4):424-9. PMID: 21574706

20) de Araujo IE, Rolls ET, Velazco MI, et al: Cognitive modulation of olfactory processing. Neuron. 2005;46(4):671-9. PMID: 15944134

21) CNN Style:Illusion of control: Why the world is full of buttons that don't work. 2018.
〔https://edition.cnn.com/style/article/placebo-buttons-design/index.html〕(2025年1月17日閲覧)

22) Hróbjartsson A, Gøtzsche PC:Placebo interventions for all clinical conditions. Cochrane Database Syst Rev. 2010;2010(1):CD003974. PMID: 20091554

23) Colloca L, Lopiano L, Lanotte M, et al: Overt versus covert treatment for pain, anxiety, and Parkinson's disease. Lancet Neurol. 2004;3(11):679-84. PMID: 15488461

24) Waber RL, Shiv B, Carmon Z, et al: Commercial features of placebo and therapeutic efficacy. JAMA. 2008;299(9):1016-7. PMID: 18319411
25) Geuter S, Eippert F, Hindi Attar C, et al: Cortical and subcortical responses to high and low effective placebo treatments. Neuroimage. 2013;67:227-36. PMID: 23201367
26) Goldstein P, Weissman-Fogel I, Dumas G, et al: Brain-to-brain coupling during handholding is associated with pain reduction. Proc Natl Acad Sci U S A. 2018;115(11):E2528-E2537. PMID: 29483250
27) Jensen K：予測脳　Placebo Effect　最新科学が教える期待効果の力．中村冬美，訳．日経BP, 2023.
28) 池谷裕二：単純な脳，複雑な「私」．朝日出版社, 2009, p41-3.
29) Benedetti F, Amanzio M, Vighetti S, et al: The biochemical and neuroendocrine bases of the hyperalgesic nocebo effect. J Neurosci. 2006;26(46):12014-22. PMID: 17108175
30) Daniali H, Flaten MA: A Qualitative Systematic Review of Effects of Provider Characteristics and Nonverbal Behavior on Pain, and Placebo and Nocebo Effects. Front Psychiatry. 2019;10:242. PMID: 31037059
31) Cholesterol Treatment Trialists' Collaboration: Effect of statin therapy on muscle symptoms: an individual participant data meta-analysis of large-scale, randomised, double-blind trials. Lancet. 2022;400(10355):832-45. PMID: 36049498
32) 鈴木邦彦：薬剤の副作用とその説明義務．医の倫理の基礎知識　2018年版．平成30年8月31日掲載．
　　〔https://www.med.or.jp/dl-med/doctor/member/kiso/g07.pdf〕(2025年1月17日閲覧)
33) 安福謙二：なぜ，無実の医師が逮捕されたのか　医療事故裁判の歴史を変えた大野病院裁判．方丈社. 2016.
34) 日経メディカル：ケースに学ぶトラブル対策講座　連載第77回　患者が誤嚥で死亡、病院の責任は？ 2007.
　　〔https://medical.nikkeibp.co.jp/leaf/mem/pub/series/hdla/200710/504389.html〕(2025年1月17日閲覧)
35) 神戸新聞NEXT：認知症患者の転倒負傷　訴訟判決に批判の声，ツイート噴出　夜間の職員配置など改善不可欠. 2011.
　　〔https://www.kobe-np.co.jp/news/sougou/202211/0015839576.shtml〕(2025年1月17日閲覧)
36) 半場道子：慢性痛のサイエンス　脳からみた痛みの機序と治療戦略．医学書院, 2018, p1-6.
37) 半場道子：慢性痛のサイエンス　脳からみた痛みの機序と治療戦略．医学書院, 2018, p36.
38) 小山なつ：痛みと鎮痛の基礎知識（上）基礎編．技術評論社, 2010.
39) 岡田宏基：MUSとFSS―身体愁訴に焦点を合わせた概念．こころの科学. 2013;167:75-80.
40) 春日武彦：あなたの隣の精神疾患．集英社インターナショナル, 2021, p226-8.
41) 半場道子：慢性痛のサイエンス　脳からみた痛みの機序と治療戦略．医学書院, 2018, p79-95.
42) 池谷裕二：できない脳ほど自信過剰．朝日新聞出版, 2021, p152-4.
43) 伊豫雅臣, 齋藤　繁, 清水栄司, 編：慢性疼痛の認知行動療法　"消えない痛み"へのアプローチ. 日本医事新報社, 2016.

44）春日武彦：あなたの隣の精神疾患．集英社インターナショナル，2021，p146-9．
45）LeDoux J：The emotional brain, fear, and the amygdala. Cell Mol Neurobiol. 2003;23(4-5):727-38. PMID: 14514027
46）半場道子：慢性痛のサイエンス　脳からみた痛みの機序と治療戦略．医学書院，2018，p52-95．
47）池谷裕二：単純な脳，複雑な「私」．朝日出版社，2009，p183-7．
48）Nurse P：WHAT IS LIFE？（ホワット・イズ・ライフ？）　生命とはなにか．竹内　薫，訳．ダイヤモンド社，2021，p185-9．

第2章

器質疾患と精神疾患の臨床像の相違点,および代表的な精神疾患の特徴

第2章　器質疾患と精神疾患の臨床像の相違点，および代表的な精神疾患の特徴

1　器質疾患と精神疾患の鑑別

　器質疾患と精神疾患の鑑別は難しく，特に両者が併存しているときには悩ましいことが少なくない。そこで両者の評価で核となる臨床像を設定した（表1）。必ずしも十分なエビデンスがあるわけではないが，下記解説と☞第3章の例題をもとに，それぞれの所見の意義と使い方を理解していただきたい。

表1　器質疾患と精神疾患の鑑別点

器質疾患を示唆する情報	精神疾患を示唆する情報
一般検査で異常所見がある	特徴的な解釈モデル，ストレスの存在
急性期，発作性・間欠性	年齢が若い，精神疾患の既往がある
増悪・寛解因子が明確	増悪・寛解因子が不明確
進行性（悪化傾向）	主訴が多い，症状が変化して慢性経過
生活への支障・対処法が理解可能	生活への支障・対処法が理解しがたい

両者の第2〜5項目より，問診における半構造的質問（OPQRST）のうちO，P，S，Tが特に重要と言える。

器質疾患を示唆する情報

一般検査で異常所見がある

　誰もが納得できるわかりやすい情報である。ただし，主訴とは関連しない異常の可能性，器質疾患と精神疾患の合併の可能性は検証を要する。血液・尿検査で最低限評価すべき項目を表2のように設定する（本書では「一般検査」と呼称する）。

　脳の構造異常は機能異常を引き起こすため（☞第1章3①の「感覚器官から脳へ」参照），脳腫瘍などが精神症状や人格変化の原因となりうる。**精神疾患を鑑別したときにCT・MRIによる頭蓋内精査をすべきか議論が分かれる**が，少なくとも治療経過が良好でなければ検査したほうが良いと考える。

表2 精神疾患を疑ったときに最低限確認する血液・尿検査項目(本書では「一般検査」と呼称する)

総蛋白	高γグロブリン血症，M蛋白	P	高・低リン血症
アルブミン		Mg※1	高・低マグネシウム血症
BUN	消化管出血，脱水	CRP	炎症性疾患
Cre	腎疾患	血糖	高血糖・低血糖
総ビリルビン		尿酸	
直接ビリルビン		CK	筋原性疾患
AST	肝胆膵疾患，(ALP異常で)骨疾患	TSH※2	甲状腺中毒症・甲状腺機能低下症
ALT		FT$_3$	
ALP		FT$_4$	
γ-GTP		WBC	感染症，血液疾患，(好酸球増多で)アレルギー性疾患
アミラーゼ/リパーゼ		白血球分画	
LDH	細胞破壊(例:溶血，悪性腫瘍)	RBC	貧血
Na	高・低ナトリウム血症	Hb	
K	高・低カリウム血症	血小板	
Cl		尿一般	尿路疾患
Ca	高・低カルシウム血症	尿沈渣	

濃い青色:必須項目，薄い青色:必要に応じて検討する項目
※1:Mg製剤内服者では高マグネシウム血症，アルコール多飲など低栄養患者および低カリウム血症や低カルシウム血症では低マグネシウム血症を疑いMg値も確認する。
※2:甲状腺機能異常症を強く疑う場合，あるいはTSHに異常があればFT$_3$とFT$_4$も確認する。

急性期，発作性・間欠性

精神症状であっても器質疾患のことが多い(外因性の精神症状)。発作性なら病態VINDICATE＋Pのうち，VAPEを考える(表3)。

増悪・寛解因子が明確

一貫性のある増悪・寛解因子は身体由来の信号を示唆する。 ただし曖昧な症状を呈する器質疾患として，VINDICATE＋Pのうち，V(心血管疾患)，I(感染症)，N(悪性腫瘍)，D(変性疾患)，I(中毒:主に薬剤性)，E〔電解質・代謝内分泌疾患(例:副腎皮質機能低下症)〕などがある*1。

*1 肝障害，腎障害，貧血，電解質異常，甲状腺機能異常症も同様だが，これらは一般検査でスクリーニングする。

進行性(悪化傾向)

病態VINDICATE＋Pのうち，主にI(感染症)，N(悪性腫瘍)，D(変性疾患)を原因とすることが多い。

➡P(精神疾患)では，身体症状症が悪化傾向と訴えることが多い。

表3 発作性の症状をきたす病態

VAPE	疾患・病態の例
Vascular （心血管疾患）	狭心症，不整脈，腸管アンギーナ，上腸間膜動脈症候群，正中弓状靱帯圧迫症候群，一過性脳虚血発作，顎跛行・間欠性跛行，鎖骨下動脈盗血症候群
Allergy/Autoimmune/ Autoinflammatory （アレルギー・自己免疫・自己炎症性疾患）	（食物などの）アレルギー，気管支喘息，蕁麻疹・血管性浮腫，痛風，偽痛風，周期性発熱症候群（例：家族性地中海熱），多発性硬化症
Psychogenic （精神疾患）	パニック症，変換症/解離症群
Electrolytes/Endocrine/Epilepsy （電解質異常/代謝内分泌疾患/てんかん）	低血糖，周期性四肢麻痺，褐色細胞腫，神経内分泌腫瘍，Fabry病，MELAS，CADASIL，ポルフィリン症，てんかん※

※てんかんに類似する疾患もセットで考慮する（例：片麻痺性片頭痛，前庭性片頭痛，周期性失調症，発作性運動誘発性ジスキネジア，一過性全健忘，睡眠関連疾患（例：ナルコレプシーの情動脱力発作）
CADASIL：cerebral autosomal dominant arteriopathy with subcortical infarcts and leukoencephalopathy, MELAS：mitochondrial myopathy, encephalopathy, lactic acidosis, and stroke-like episodes

生活への支障・対処法が理解可能

生物は保有する機能を駆使して環境に適応していく。**自分が同じ状態になったと想像して，生活への支障と対処法が理解可能であれば器質疾患を示唆する。**

精神疾患を示唆する情報

特徴的な解釈モデル，ストレスの存在

解釈モデルは不安，妄想，思考・感情の異常を捉えやすい。たとえば，「同様の症状を訴えた友人が癌だったから，癌が心配」なら（正常範囲内を含む）不安が関与しており，「電磁波を当てられたから」なら妄想症や統合失調症を示唆し，「絶対に体の病気」なら身体症状症を疑う。**身体的・精神的・社会的なストレスイベント（ポジティブな環境変化含む）は精神疾患の発症要因となりやすく**，診断を裏付ける情報となる。患者本人がストレスを否定しても，付き添い者が患者本人の変化を述べてくれることがあるため広く情報収集する。

➡ ストレスイベントは器質疾患の発症要因にもなるため（例：片頭痛，気管支喘息，蕁麻疹），その存在は「**器質疾患の可能性を下げる情報ではない**」ことに注意する。

年齢が若い，精神疾患の既往がある

どの精神疾患も**若年者に好発**し，**増悪・寛解を繰り返す**ことが多い。双極症や統合失調症などのように，家族歴（遺伝的素因）が有用な疾患もある。

➡問診票の既往歴，家族歴に記載されないことが多いため，特定の精神疾患を疑ったときにclosed questionで聴取する。

増悪・寛解因子が不明確

心因性疼痛では痛みの局在を分析する外側脊髄視床路が働かないため（☞第1章3⑤参照），**増悪・寛解因子は不明確**になりやすい。

➡ストレスが症状の増悪因子になりうる。
➡ただし咳嗽や悪心などのように，器質疾患でも増悪・寛解因子がないことの多い症候では判断基準になりにくい。

主訴が多い，症状が変化して慢性経過

主訴が多いほど精神疾患の可能性が高く[1]，症状は経時的に変化しながら間欠的または慢性経過を辿りやすい。

➡器質疾患のうち，V（心血管疾患），I（感染症），N（悪性腫瘍），D（変性疾患），I（中毒：主に薬剤性），E〔電解質・代謝内分泌疾患（例：副腎皮質機能低下症）〕は曖昧かつ多数の症状を訴えることも多い。

生活への支障・対処法が理解しがたい

不安症や強迫症では**過剰な対処**や**回避行動**が見られ，身体症状症や適応反応症では軽微な症状ながら学校や仕事を休むなど，適応しようとする**対処行動が見られない**といった特徴がある。

➡**他覚的所見と生活への支障の解離がポイント**だが，その判断基準は「文化的・宗教的」，「過剰」，「異常」，「意味のある障害」など主観的な要素が大きく，特に過重労働に耐えている医師は厳しく判断しがちなので注意を要する。
➡患者に対して**陰性感情が湧いたとき，それが生じた要因分析が役立つ**。ただし，「症状の原因がわからない現状」に対して陰性感情が生じることも多いので，冷静な分析が必要である。

コラム　機能性身体症候群（FSS）

　機能性身体症候群（functional somatic syndrome：FSS）は心理・社会的要因が関係する機能性疾患であり，過敏性腸症候群，機能性ディスペプシア，月経前症候群，慢性骨盤痛症候群，線維筋痛症，非心臓性胸痛，慢性疲労症候群，緊張型頭痛，顎関節症，非定型顔面痛などが含まれる[2]。**器質疾患と精神疾患の中間に位置する病態**と言え，筆者が痛みを訴える患者で後方視的に調査したところ，FSSの臨床像は身体症状症よりも器質疾患に近い結果であった[3]。よって厚生労働省の文書にあるように[4]，FSSは「原因に心理的要因があると断定するものではなく，その症状の原因・経過に心理・社会的要因が影響しているもの」として精神疾患とは区別したほうが良いだろう。

● 文献 ●

1) Kroenke K, Spitzer RL, Williams JB, et al：Physical symptoms in primary care. Predictors of psychiatric disorders and functional impairment. Arch Fam Med. 1994;3(9):774-9. PMID: 7987511

2) Wessely S, Nimnuan C, Sharpe M：Functional somatic syndromes: one or many? Lancet. 1999;354(9182):936-9. PMID: 10489969

3) Suzuki S, Ohira Y, Noda K, et al：A-MUPS score to differentiate patients with somatic symptom disorder from those with medical disease for complaints of non-acute pain. J Pain Res. 2017;10:1411-23. PMID: 28652807

4) 厚生労働省：心身の反応（機能性身体症状）について．
〔https://www.mhlw.go.jp/file/05-Shingikai-11121000-Iyakushokuhinkyoku-Soumuka/0000050414.pdf〕（2025年1月17日閲覧）

第2章 器質疾患と精神疾患の臨床像の相違点，および代表的な精神疾患の特徴

2 DSM-5-TRにおける精神疾患分類の概略

　DSM-5-TRの診断基準とコードは大きく22に分類されている。しかし内科外来で身体症状を訴え，かつ器質疾患との鑑別を要する精神疾患は限られるため，代表的な分類と疾患のみを掲載する（図1）。

統合失調スペクトラム症及び他の精神症群	双極症及び関連症群
統合失調症 妄想症 その他	双極症[※1] その他

抑うつ症群	不安症群
うつ病 その他	全般不安症 パニック症 その他

強迫症及び関連症群	心的外傷及びストレス因関連症群
強迫症 身体醜形症 抜毛症 皮膚むしり症 その他	適応反応症 急性ストレス症 心的外傷後ストレス症 その他

解離症群	身体症状症及び関連症群
離人感・現実感消失症 解離性同一症 解離性健忘 その他	身体症状症 病気不安症 変換症（機能性神経学的症状症）[※2] 作為症 その他

図1　内科医が識っておきたい精神疾患の概略
水色：内科外来で遭遇頻度が高い疾患
※1：双極症は躁・軽躁エピソードの程度によってI型とII型に分類され，躁・軽躁または抑うつエピソードの診断基準を満たさない場合には「気分循環症」の病名となる。
※2：「機能性神経学的症状症」は病態と症状を反映した病名であるが，表記が長く機能性身体症候群（FSS）とも混同しやすいため，本書では「変換症」に統一する。なお，以前の「転換性障害」は「てんかん」と混同されることがあった。

> **コラム** 過去に使われていた病名

DSM (Diagnostic and Statistical Manual of Mental Disorders) は改訂ごとに用語が変化し混乱しやすいため、簡単に説明を加える。

神経症

1968年に出版されたDSM-Ⅱでは、病因論をもとに内因性の「精神病」と心因性の「神経症」とに大別されていた。操作的診断法を取り入れたDSM-Ⅲ（1980年出版）から「神経症」の記載がなくなったが、性格や気質の評価、治療法の検討のために現在でも使われることが少なくない[1]。

➡ 下位分類の一例〔括弧内はDSM-5-TRで概念が近い病名〕
- 不安神経症、恐怖神経症（→不安症群）
- ヒステリー神経症（→変換症、解離症群）
- 強迫神経症（→強迫症）
- 抑うつ神経症（→適応反応症）

身体表現性障害

DSM-Ⅲから採用された病名で、DSM-IV-TR（2000年出版）では下記のような下位分類であった。DSM-5（2013年出版）で疾患概念が大幅に変更されたため、それに伴いDSM-5-TR（2022年出版）では「身体症状症及び関連症群」のカテゴリーとなっている。

➡ 下位分類の一例（括弧内はDSM-5-TRで概念が近い病名）
- 身体化障害（→身体症状症）
- 疼痛性障害（→身体症状症）
- 転換性障害（→変換症）
- 心気症（→身体症状症、病気不安症）*1

虚偽性障害

身体表現性障害とは独立した分類であったが、DSM-5から「身体症状症及び関連症群」の下位分類となり、「作為症」の病名となった。

適応障害

適応障害は「適応反応症」に名称変更された。「新型うつ病」は適応反応症と同義と考えて良いが[2]、本人が「うつ病」と思い込むと無意識に逃げ場・言い訳の手段として機能してしまうことがあるため[3]、筆者は「新型うつ病」の用語を使用しない。

*1 身体症状を訴えずに疾患の存在を過剰に心配するのが病気不安症。

● 文献 ●
1) 春日武彦：あなたの隣の精神疾患．集英社インターナショナル，2021, p125-50.
2) 東　徹：誰でもわかる精神医学入門．日経BP，2023, p139-47.
3) 春日武彦：あなたの隣の精神疾患．集英社インターナショナル，2021, p57-65.

3 本書での精神疾患スクリーニング法

　本書は内科外来を受診する患者が対象であるため，臨床所見に応じて考えるべき中核的な精神疾患を5つに限定し，類似する疾患をセットで検証する方式とした（図1）。特に**「発作性・間欠性」は器質疾患を示唆する情報かつ鑑別となる精神疾患が少ないため，最初に評価すべき項目に**設定している。同じ理由で☞第3章の例題は，「発作性・間欠性」と「持続性」に分けて用意した。

　➡ 精神疾患の併存はよくみられるが，少なくとも1つの精神疾患の特定を目標とする。

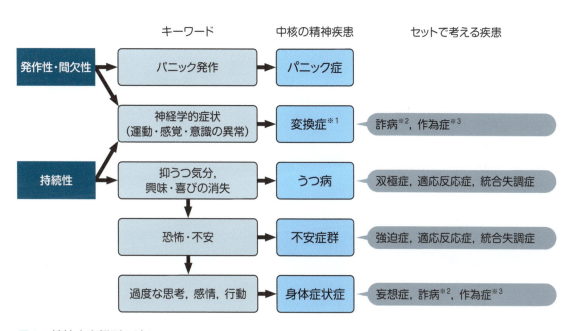

図1　精神疾患鑑別の流れ

※1：変換症では解離症群が鑑別であり，心因性非てんかん発作（psychogenic non-epileptic seizures：PNES）や意識障害は解離症に分類されることもあるが，**本書では神経学的症状を呈する精神疾患は「変換症」に統一する。**
※2：DSM-5-TRに詐病は含まれないが，器質疾患や精神疾患との鑑別を要するため，便宜的に精神疾患に含めた。
※3：作為症は，原因不明の器質的異常（例：貧血，菌血症，低血糖）でも鑑別する。皮膚に異常所見を認める場合には，抜毛症や皮膚むしり症（どちらも「強迫症及関連症群」に含まれる），心因性瘙痒（psychogenic pruritus）などの精神疾患も鑑別になる。

第2章　器質疾患と精神疾患の臨床像の相違点，および代表的な精神疾患の特徴

 精神疾患各論

①パニック症

キーワード

発作性（パニック発作）

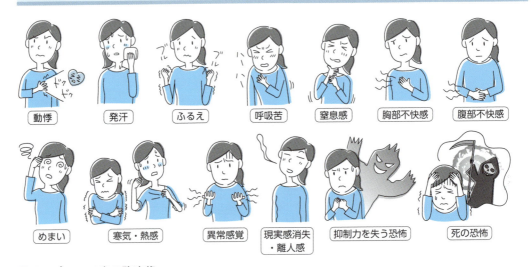

図1　パニック症の臨床像

主な身体症状

- 胸部症状：痛み・不快感，動悸，窒息感，呼吸苦
- 頭部症状：めまい，ふらつき，気が遠くなる・気を失いそうになる
- 消化器症状：悪心，腹痛
- 自律神経症状：発汗，ふるえ，ほてり・熱感，寒気
- その他：言葉で表現しがたい異常感覚・しびれ，現実感消失・離人感

特定法

- まずは発作性であることを十分確認し，続いて下記13の症状をclosed questionで聴取する[*1]。
  - **パニック症の13の症状**：動悸，発汗，ふるえ，呼吸苦，窒息感，胸部不快感，腹部不快感，めまい，寒気・熱感，異常感覚，現実感消失・離人感[*2]，抑制力を失う恐怖，死の恐怖。
- 発作が起こることへの持続的な心配（予期不安）と不適応変化（例：広場恐怖，回避行動）を確認する。
  - **広場恐怖，回避行動**：閉鎖空間（例：電車，バス，店舗）や人混み，あるいは1人でいるなど，逃げることが困難な状況で発作が起こることを恐れ（広場恐怖），意図的にそれらの場所を避ける（回避行動）。
- 発症の数カ月以内に，ストレスイベントが存在していることが多い。

[*1] 診断基準を満たすには4項目以上の該当が必要。

[*2] 離人感：自分が自分でないような，感覚や思考・感情などの実感が湧いてこない状態（☞第1章3①の「情動と知覚」参照）。

セットで考える精神疾患

- 社交不安症，限局性恐怖症，広場恐怖症，分離不安症
  - 本書では深入りしないが，パニック症の診断には「予期しないパニック発作」が必要である。特定の状況など「予期されるパニック発作」のみであれば上記診断になる。またパニック発作は，不安症群，抑うつ症群，双極症及び関連症群，食行動症及び摂食症群，強迫症及び関連症群などでも起こる。

②変換症

キーワード

神経学的症状(運動・感覚・意識の異常)

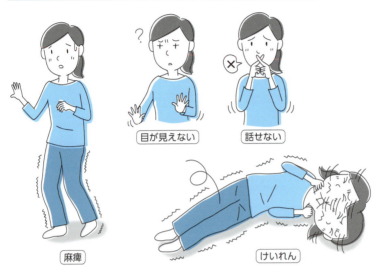

図2　変換症の臨床像

主な身体症状

- 運動障害：麻痺，発語・構音障害
- 感覚障害：温痛覚・触覚の異常（例：咽喉頭異常感症），視覚・嗅覚・味覚・聴覚の異常
- 意識障害：意識消失（痙攣様運動を伴うことあり[*1]）

[*1] 心因性非てんかん発作(psychogenic non-epileptic seizures：PNES)の特徴は，発作が高頻度，2分以上の持続，閉眼している，非典型的な運動（例：首を左右に振る，後弓反張），発作中や発作後に苦悩を述べる，発作後すぐに意識が清明になるなどである[1]。本書ではPNESを変換症に含めることについて他項で述べた(☞第2章3 図1注釈参照)。

特定法

- 器質疾患としての矛盾点を特定する。
  矛盾を導く方法の例[2]*2
  - ➡ **運動**：Hoover試験・Sonoo試験*3，Barré試験で上肢が回内せずに落下する*3
  - ➡ **感覚**：Bowlus-Currier試験*3，正常と異常感覚の境界が正中ど真ん中にある*3，視野検査で管状視野
  - ➡ **意識**：hand drop試験*4，Bell現象（検者が指で開眼させようとすると抵抗し，眼球が上転する）
- ストレス因子と疾病利得の評価：変換症の根底には無意識的な心の葛藤があるとされ，その症状により（部分的にでも）何かが免除されていることが多い。
  - ➡ ストレス・環境変化，解釈モデル，対処行動（生活への支障）の分析が有用*5。

セットで考える精神疾患

- **詐病**：休学・休職などの明確な目的・利得のために嘘の症状を訴え，診断書を要求することが多い。変換症と同じく神経学的の矛盾を特定する。
- **作為症**：周囲の関心を集めることが目的で，客観的利得のない嘘の症状を訴える。神経学的症状の場合，意図的な嘘か無意識の症状か判別するのは困難で，基本的に変換症の診断となる。他覚的に神経学的異常所見を生じさせる自傷行為はインスリンの自己注射くらいであろう*6。

● 文献 ●

1) Duncan R, Garcia P, Dashe J: Psychogenic nonepileptic seizures: Etiology, clinical features, and diagnosis. Garcia PA, ed. UpToDate. Dashe JF, UpToDate Inc.
   [https://www.uptodate.com]（2025年1月17日閲覧）
2) 園生雅弘：精神科との境界領域について：機能性神経障害を中心に．臨床神経学．2023;63(3):135-144.
   [https://www.neurology-jp.org/Journal/public_pdf/063030135.pdf]（2025年1月17日閲覧）
3) 春日武彦：あなたの隣の精神疾患．集英社インターナショナル，2021，p133-7.

---

*2 単一の所見では器質疾患見逃しの恐れがあるため，問診と身体所見（±検査）を組み合わせて判断する。また，てんかん患者でPNESの頻度が高いなど，器質疾患の併存にも留意する。

*3 医学事始．心因性と器質性疾患の鑑別．
[http://igakukotohajime.com/2021/07/08/%E5%BF%83%E5%9B%A0%E6%80%A7%E3%81%A8%E5%99%A8%E8%B3%AA%E6%80%A7%E7%96%BE%E6%82%A3%E3%81%AE%E9%91%91%E5%88%A5/]（2025年1月17日閲覧）

*4 仰臥位で患者自身の手を顔の上から落とすと，顔を避けて落下する。

*5 症状の存在が患者自身の心理的救済となるため，無意識に望ましい状態を作り出している可能性がある[3]。よって自己の症状やその影響を心配しない「美しき無関心（満ち足りた無関心，La belle indifférence）」を認めやすい（☞ 第1章3③参照）。本人にストレス・環境変化を聴取しても明示されないことは少なくないため，無理に確認する必要はない（ただし関係者からの情報も聴取できれば，客観的に疑わしい点が見えてくることも多い）。

*6 他者にヒ素などの毒物を盛られて神経症状をきたしている可能性はあるが（いわゆる代理Münchhausen症候群），それは他者の精神疾患で本人は器質疾患である。

③うつ病

キーワード

抑うつ気分, 興味・喜びの消失

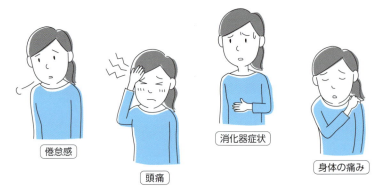

図3　うつ病の臨床像

主な身体症状

- 曖昧な症状（例：倦怠感，食思不振，頭重感，疼痛）

特定法

- 2質問法でスクリーニング

  Mood（抑うつ気分）：「この1カ月間，気分が沈んだり，憂うつな気持ちになったりすることがよくありましたか」

  Enjoyment（興味・喜び）：「この1カ月間，物事に対して興味が湧かない，あるいは心から楽しめない感じがよくありましたか」

  ➡ 2つとも"No"なら，いったん除外する[*1]。

  1つ以上"Yes"なら，MEASLESの他項目を確認。

  - Appetite（食欲）：低下（ときに亢進）
  - Sleep（睡眠）：入眠困難，中途覚醒，早朝覚醒，熟眠感欠如（ときに過眠）
  - Libido（性欲）：低下
  - Energy（気力）：低下
  - Suicide（希死念慮）：「あり」なら，具体的な方法の考案，実行の有無を確認する。
    ➡ いずれかがあれば，早急な精神科コンサルトを検討。

[*1] うつ病のcommon presentationではない。ただし高頻度疾患であるため，表情や態度，他者からの情報も判断材料とする（commonのuncommon）。

セットで考える精神疾患

- **適応反応症**：ストレスの特定が鍵。ストレスから予測される以上の苦痛・機能障害を呈し，ストレスから離れれば改善する。
- **双極症**：躁・軽躁エピソード[*2]を確認する。
  ➡ うつ病と双極症は治療法が異なるので鑑別が必要。
- **統合失調症**：半数で抑うつ症状を認める。陽性症状（幻覚・妄想）が出ていなければ，その時点での診断は困難。

[*2] 気分の高揚，開放的・易怒的，活動・活力の亢進（例：自尊心の肥大・誇大，観念奔逸，睡眠欲求の減少，過度な買い物）。

④不安症群*1

キーワード

恐怖，不安*2

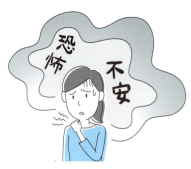

図4　不安症の臨床像

*1
本書では全般不安症に限定せず，大きな枠組みとして不安症と表記する（発作性のパニック症を除く）。

*2
恐怖とは現在の脅威に対する情動反応，不安とは将来の脅威に対する予期を示す。

主な身体症状

- 緊張・交感神経の興奮（例：動悸，発汗，悪心，下痢，筋緊張・筋肉痛・緊張型頭痛，動揺感）

特定法

- 解釈モデル（過剰な恐怖・不安），対処行動（生活への支障）
  緊張・興奮・疲労（例：易怒性，筋緊張，不眠，疲労）
  警戒行動，回避行動。
- 参考：不安の程度を評価するには，GAD（Generalized Anxiety Disorder）-7などの自己記入式質問票も有用。

セットで考える精神疾患

- **強迫症**：洗浄や規則的配列などの強迫観念（思考・衝動）と強迫行為（強迫観念の苦痛を和らげるための実行）がみられる。不安症やうつ病の併存が多い。
- **適応反応症**：ストレスの特定が鍵。ストレスから予測される以上の苦痛・機能障害を呈するが，ストレスから離れれば改善する。
- **統合失調症**：陽性症状（幻覚・妄想）が明確化する前に，不安症様の症状が出現することあり（特に若年者で鑑別）。

※病気不安症：身体症状症及び関連症群に含まれ，器質疾患の存在を過剰に心配する疾患。しかし身体症状を訴えないことが原則であり，本書では鑑別に含めていない。

⑤ 身体症状症

キーワード

過度な思考，感情，行動

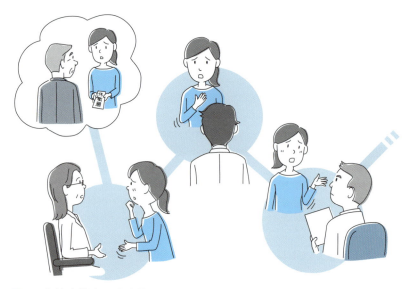

図5　身体症状症の臨床像

主な身体症状

- あらゆる身体症状（単一の症状なら痛みが多い）

特定法

- 解釈モデルと対処行動[*1]。

    過度な思考：通常の身体感覚を異常と捉えるなど
    過度な感情：病気への心配・恐怖など
    過度な行動：繰り返し身体を確認する，ドクターショッピング，行動制限・機能障害（生活への支障）など

- 精神科への紹介に納得しない・拒否することが多い。

[*1] 本疾患は疾患概念や診断基準が十分に確立されていないため，現行の診断基準を掲載する（表1）。

- 参考：痛みには後述のA-MUPSスコア（☞コラム「A-MUPSスコア」参照）

表1　身体症状症の診断基準

A. 1つまたはそれ以上の，苦痛を伴う，または日常生活に意味のある混乱を引き起こす身体症状
B. 身体症状，またはそれに伴う健康への懸念に関連した過度な思考，感情，または行動で，以下のうち少なくとも1つによって顕在化する。
　(1) 自分の症状の深刻さについての不釣り合いかつ持続する思考
　(2) 健康または症状についての持続する強い不安
　(3) これらの症状または健康への懸念に費やされる過度の時間と労力
C. 身体症状はどれひとつとして持続的に存在していないかもしれないが，症状のある状態は持続している（典型的には6か月以上）。
▶該当すれば特定せよ
　疼痛が主症状のもの（従来の疼痛性障害）：この特定用語は身体症状が主に痛みである人についてである。
▶該当すれば特定せよ
　持続性：持続的な経過が，重篤な症状，激しい機能障害，および長期にわたる持続期間（6カ月以上）によって特徴づけられる。
▶現在の重症度を特定せよ
　軽度：基準Bのうち1つのみを満たす。
　中等度：基準Bのうち2つ以上を満たす。
　重度：基準Bのうち2つ以上を満たし，かつ複数の身体愁訴（または1つの非常に重度な身体症状）が存在する。

〔日本精神神経学会（日本語版用語監修），髙橋 三郎・大野 裕（監訳）:DSM-5-TR 精神疾患の診断・統計マニュアル．p341，医学書院，2023より許諾を得て転載〕

セットで考える精神疾患

- **妄想症**：統合失調スペクトラム症に含まれ，症状に対する信念と行動が強固（妄想：訂正不能な思い込み）。奇異な症状（例：悪臭を放っている）や奇異な原因（例：電磁波，汚染物質）を訴えた場合，本症の可能性が高い。
- **詐病**：休学・休職などの明確な目的・利得のために嘘の症状を述べる。よって圧痛などを訴えるとしても再現性に乏しく，検査異常は認めず，診断書を要求することが多い。
- **作為症**：周囲の関心を集めることが目的で，客観的利得のない嘘の症状を訴える，あるいは器質的な異常が生じるように自傷行為（例：糞便を自己注射する，インスリンを打つ，瀉血する）を行う。よって原因不明の器質疾患を繰り返す場合，検査結果や治療経過が非典型的な場合などにも鑑別する[*2]。

*2
周囲の者が原因不明の器質疾患を繰り返す場合，あるいは周囲の複数名が類似する症状を呈している場合，毒を盛るなど危害を加えている可能性がある（いわゆる代理Münchhausen症候群）。

コラム A-MUPSスコア

身体症状症はDSM-5から導入された疾患名であり，DSM-IV-TRにおける身体表現性障害から名称や分類が大きく変更されたことからもわかるように，疾患概念や臨床像が定まっていない一群である。本症の診断に器質疾患の除外は不要だが*3，診断基準に含まれる「過度な思考・感情・行動」の判断は悩ましく，かつ器質疾患を疑わせる訴えが多いため的確な診断は難しい（診断基準では「典型的には6カ月以上の持続」という期間の制約もあり，早期に確定診断はできない）。

そこで，発症から4週間以上経過した非急性疼痛を訴える患者を対象に器質疾患と身体症状症の臨床像を比較検討したところ，下記のような特徴が抽出された[1]。なお，MUPSはmedically unexplained physical symptoms（医学的に説明できない身体症状）にかけており，Aはその冠詞として当てはめた。

> A-MUPSスコアに合致する項目が多いほど身体症状症の可能性が高い結果だったが（2項目以上で可能性が上がり，1項目以下で可能性が下がる），外的妥当性の検証は不十分なことに留意する[2]*4。

Analgesics ineffective：鎮痛薬が効かない

本研究ではアセトアミノフェンおよびNSAIDsを鎮痛薬と定義とした。**ごくわずかな改善もない，あるいは症状の悪化や副作用を訴えた場合に「効かない」と判断する**。身体からの疼痛信号がないだけでなく，プラセボ鎮痛が生じない（ノセボ効果が生じる）ためと考えられ（☞1章3⑤　コラム「プラセボ効果」，コラム「ノセボ効果」参照），症状によって何かが免除されているという背景がある〔疾病利得≒病者の役割（sick role）（☞1章3⑤の「慢性痛とその機序」参照）〕。よって，対処行動（生活への支障）の分析が診断に有用である。

Mental disorder history：精神疾患の既往あり

精神疾患の既往は身体症状症の大きなリスク因子である。

Unclear provocative/palliative factors：不明確な増悪・寛解因子

身体から痛み信号が生じていないため，増悪・寛解因子が不明確となる。

Persistence without cessation：絶え間なく持続

症状へのこだわりが強く繰り返し身体に意識を向けるため，絶え間ない痛みを訴えやすいと考えられる。筆者の印象では，発症早期の軽症例

*3　同じく「身体症状症及び関連症群」に含まれる変換症の診断には器質疾患の除外が要件のため，神経学的に矛盾する所見の特定が必要になる。

*4　これら5項目の臨床像は，DSM-5-TRで器質疾患と身体症状症を区別する要因として引用されている[2]。

では「何かに集中しているときには痛みを感じない」と述べ，本項目に合致しないことが多いように思う。

　なお，器質疾患を示唆する「痛みが悪化傾向」は身体症状症との鑑別点とはならなかった。この理由も，身体症状症は症状へのこだわりが強いためと考えられる。

Stress feelings/episodes：(発症・増悪前に)ストレス因子あり

　身体症状症の患者は**失感情症**(後述)を認めることが多く，本人がストレスを自覚していないことがよくある。よって，患者または周囲の者から聴取した生活環境の変化より，**客観的にストレスと思われる出来事があれば，「ストレスあり」とする**。

コラム　失感情症(Alexithymia)

　失感情症は自己の感情を認知・言語化することが困難な性質を示し，精神疾患患者でみられやすい。ストレスにも気づきにくいため，たとえば職場のトラブルをきっかけに緊張・不安が生じて動悸を認めながら，器質疾患を心配して受診する。そして生活背景を聴取しても「ストレスや環境変化はない」と回答しやすい。

● 文 献 ●

1) Suzuki S, Ohira Y, Noda K, et al：A-MUPS score to differentiate patients with somatic symptom disorder from those with medical disease for complaints of non-acute pain. J Pain Res. 2017；10：1411-23. PMID：28652807
2) 日本精神神経学会，監：DSM-5-TR™　精神疾患の診断・統計マニュアル．髙橋三郎，大野　裕，監訳．医学書院，2023，p345．

5 パーソナリティ症

　パーソナリティ症は，**柔軟性のない偏った認知・感情・対人関係パターン**により，本人または周囲が困るような性質である。**各種症状に対する直接的な診断とはならず，治療も困難**である。ではパーソナリティ症を特定する意義は何かというと，同じ「うつ病」でも同情すべき場合と叱咤激励すべき場合があるように[1]，その人の特性を把握して対応法を調整することにあるだろう。それは**患者の不安定化を回避するとともに医療者自身の身を守る**ことになり，また患者の訴えや精神疾患の素因を探ることにもなる。

　表1[1～5]のように3群10種に分類され，同一人物が複数のパーソナリティ症に合致することも少なくない。診断基準を読めばより具体的な像をイメージしやすいが，精神科医でなければ傾向を把握するだけでも十分かと思う。

　パーソナリティ症のうち，**医療機関でトラブルになる危険があるのはA群の猜疑性パーソナリティ症とB群の4種**（**表1**の青字）と思われるため，これらには説明を加える。なお，対応時のヒートアップを防ぐには，自ら演技性パーソナリティ症や離人症を作り出して「自分ではないナニカが対応している状態」にするのが一つの手段と考える[*1]。

▶ 猜疑性パーソナリティ症

- **特徴**：疑い深さから柔軟性に欠け，執念深く，表情や考え方が硬い。執着気質で嫉妬深く，裏切りを恐れて周囲を支配しようとする。その結果，ストーカー行為や暴力，監禁などに発展する。
- **疑うポイント**：秘密主義であるため，表情が硬く問診に対して明確な回答を避ける場合には疑う。
- **対応法**：親密になっても敵に回しても危険であり，訴訟問題に発展するリスクがあるため，余計な発言は避けて中立的な立場を維持する。

[*1] 漫画『暗殺教室』で，プライドの高いカルマが自分と仲間を守るために謝罪する場面では，殺せんせーの言葉「カルマ君，プライドの刃は捨てなくていい。一度足元に置くだけです。正しい志が宿った刃なら，地面でも煌々と誇らしく輝いているはずです」が印象的だった[6]。

表1 パーソナリティ症の分類

分類	特徴	対応法
A群（有病率3.6%）	変で奇矯	
猜疑性パーソナリティ症	疑い深い，執着傾向（統合失調症の陽性症状的） ➡周囲を管理・支配（例：ストーカー，独裁者）	距離を置いて余計な発言をしない
シゾイドパーソナリティ症	人や社会に無関心，勤勉（統合失調症の陰性症状的） ➡繊細だが感情が平坦にみえる（例：修行僧，ホームレス）	淡々と接する （近づくと不快を与えてしまう）
統合失調型パーソナリティ症	認知・知覚的歪曲，風変わりで独特（統合失調症の一歩手前） ➡奇異な外見，独特の直感（例：アーティスト，文学者）	本人のペースを尊重する
B群（有病率4.5%）	演技的・情緒的・移り気	
反社会性パーソナリティ症[※1]	自己の利益のために規範・法律を無視して他者を侵害 ➡自信家で無責任（例：詐欺師，ネグレクト）	挑発に乗らず，ニュートラルに対応 （否定的な対応を避ける）
ボーダーラインパーソナリティ症[※2]	不安定で衝動的。空虚で，見捨てられ不安 ➡各種精神疾患，自傷行為（例：クレーマー）	一貫した態度をとる （同情しない，ルールを設定する）
演技性パーソナリティ症	注目を集めたい ➡嘘，演技，各種精神疾患，自傷行為	嘘を暴かない （背景を考察する）
自己愛性パーソナリティ症	誇大性，称賛欲求，共感の欠如 ➡傲慢，自己を誇張・過大評価，虐待	不安，嫉妬心，功名心を利用する
C群（有病率2.8%）	不安・恐怖	
回避性パーソナリティ症	自尊心が低く，拒絶に対して過敏 ➡引っ込み思案，うつ病，不安症	主体性を尊重し，否定的な言動を避ける （押し付けず肯定的に接する）
依存性パーソナリティ症	受動的で援助・保証を求めて人に依存する，しがみつく ➡頼みを断れない，うつ病，不安症	自分で考えさせる，決めさせる
強迫性パーソナリティ症	完璧主義，秩序を堅持，融通が利かない ➡苦行のような努力，それを他者にも求める	限界や役割分担を設定する

青色：医師が身体的・精神的被害を受ける危険があるパーソナリティ症
※1：サイコパスと同義的。
※2：ボーダーラインの名称は，歴史的に神経症と統合失調症の「境界」と考えられたことに基づく。

（文献1〜5などより作成）

反社会性パーソナリティ症

- **特徴**：遺伝・環境要因が関与し，危険な状況を楽しんでしまう性質がある（情動学習で修正されにくい）。他者を信用せず，自己の利益のために復讐，裏切り，搾取を繰り返す。
- **疑うポイント**：犯罪歴や攻撃性があれば疑う。
- **対応法**：正面からぶつかると相手の土俵となってしまうため，退路を確保しつつ冷静かつニュートラルな対応が望ましい。

ボーダーラインパーソナリティ症

- **特徴**：自己否定感が強く，愛情飢餓と慢性的な空虚感から，見捨てられないように自傷行為[7]*2を含めた衝動的な行動を起こす。気分は最高か最低にあり，理想化した人物に依存するが，思い通りにならないと攻撃対象とする（All or Noneの思考パターン）。
- **疑うポイント**：自傷行為や薬物乱用，精神疾患があれば疑う。患者に対して同情心や陽性感情が湧いたときにも要注意（理想化されている危険がある）。
- **対応法**：一貫した態度が重要。同情や熱心な対応は要求をエスカレートさせ，叶わなくなったときに激しい敵対心を誘発して患者本人・医師ともに苦痛が生じる。できること・できないことを明確に伝えてルールを守らせる。

*2
自傷行為の意義として，身体の痛みが心の負荷を軽減する（心への麻酔），周囲が自分のために行動してくれる，などが挙げられる[7]。

演技性パーソナリティ症

- **特徴**：他者を魅了して注意を引くためには手段を選ばず，嘘をつく，情動的または誇張した役柄を演じる。愛情飢餓があるため，各種精神疾患にも罹患しやすい。
- **疑うポイント**：自傷行為や薬物乱用，精神疾患があれば疑う。セクシーな服装など目を引く印象があるとき，同情心が湧く被害者や病人のときにも要注意［例：心配してしまうような症状・出来事を話す（ただし詳細は曖昧），褒めてくる，贈り物の持参］。
- **対応法**：嘘や演技を指摘すると直接・間接的に攻撃されるため，その背景（主に愛情と注目の欲求）を考察しつつ対応する（例：休息させる場合，テレビ・スマホや外出を禁止するなど病人らしく行動させる）。

▶ 自己愛性パーソナリティ症

- **特徴**：自分は特別だと過大評価・誇張する。他者は自分のための道具とみなし，思い通りにしやすい弱者を虐待することもある。根源には矮小な自己への劣等感があり，他者から非難を受けると反発するが，自尊心は傷つきやすい。
- **疑うポイント**：身勝手さや尊大な態度があれば疑う。自分は特別な存在と思い込み取るに足りない症状を訴える，または自尊心を傷つけられて抑うつ症状で受診することもある。
- **対応法**：他者の忠告には耳を貸さないため，本人の心を刺激する方法が有効（例：「最初に禁煙できたら職場でヒーローですね」）。

●文 献●

1) 春日武彦：あなたの隣の精神疾患．集英社インターナショナル，2021，p37-67．
2) 日本精神神経学会，監：DSM-5-TR™ 精神疾患の診断・統計マニュアル．髙橋三郎，大野 裕，監訳．医学書院，2023，p345．
3) 岡田尊司：パーソナリティ障害 いかに接し，どう克服するか．PHP研究所，2004．
4) 東 徹：誰でもわかる精神医学入門．日経BP社，2023．
5) 松崎朝樹：教養としての精神医学．KADOKAWA，2023．
6) 松井優征：暗殺教室．19巻．集英社，2016．
7) 岡野憲一郎，他：もっと知りたい解離性障害．星和書店，2022，p91-112．

第3章

30症例の例題をもとに
on the job training

Part 1
発作性・間欠性

Part 2
持続性

Part 1

発作性・間欠性

第3章　Part 1　発作性・間欠性

58歳女性
主訴 顔が右を向く

問診票	
既往歴	高血圧症
内服薬	アムロジピン
家族歴	なし
生活歴	喫煙：なし 飲酒：なし
アレルギー歴	なし
妊娠歴・月経歴	52歳で閉経
バイタルサイン	体温36.6℃，血圧118/72mmHg，脈拍数70回/分（整），SpO₂ 98%，呼吸数14回/分

現病歴

2〜3カ月前から顔が右を向いてしまう。近医を受診したが原因不明とされたため紹介受診した。

Ⓞ（発症様式）	いつの間にか。
Ⓟ（増悪・寛解因子）	誘因なく起こる。意識的に元に戻すことができる。
Ⓠ（性状）	顔が右に向く。
Ⓡ（関連症状）	なし。
Ⓢ（強さ・重症度/部位）	他の部位は問題ない。特に困ったことはない。
Ⓣ（経過・日内変動）	横ばいの経過。1日に何回も起こる。持続時間はいろいろで決まっていない（数秒〜10分くらいだと思う）。

研修医（以下，研）：不思議な主訴です。発作性なのでVAPE（☞第2章1 表3参照）で鑑別を挙げようと思いますが，文献検索が必要な予感がします。

指導医(以下,指)：発作性は重要なキーワードだけど,先生自身が「不思議な主訴」と述べたように状況がよくわからないのだから,まずは「問題点の明確化」から始めたほうがいい。

研：忘れていました！ 確か,「**問題点が明確化されないと適切な疾患想起や情報収集ができない**」のでしたよね(☞第1章3④ コラム「これからのヒトの記憶」参照)。顔が右を向いてしまうなら不随意運動です。特定の姿勢になるので…,ジストニアでしょうか？

指：OK。ではジストニアとして検証してみよう。

研：反復性に生じるのは問題ありませんし,合致します。

指：その点はいいけど,「**rule inできると思った時点でrule outに意識を向けたほうがよい**」のだったね[1]。病態を考えつつOPQRSTを検証してみて。dystoniaという名称が示すように異常な(dys-)筋緊張(tonia)が生じるはずだよ。

研：あ！ 意図的に元に戻せるので不随意運動としては変です！ では精神疾患とすると,神経学的症状なので変換症でしょうか(☞第2章参照)？

指：そうだね。**変換症はcommon diseaseで,「器質疾患に矛盾する神経学的症状」と特定できれば合致する**。先ほどと同様にrule outすべき所見がないか検証してみよう。

研：うーん…。「特に困ったことはない」との回答で,生活への支障がないので,心理的葛藤の直接的な手がかりがありません。あまり精神疾患っぽくないように思います。

指：「特に困ったことはない」というこの回答は,重要なポイントだよ。**自分が同じ状況になったと想定してみて**。

研：自分がその状況になったら…。1日に何度も顔が右を向いてしまうなら,道路を歩くとき危ないです。怖くて自転車や自動車には乗れません。

指：そうだよね。だから**「生活に支障がない」というのは理解しがたい回答で,それは精神疾患を示唆する**わけだ。次に葛藤の理由を分析すると,顔を右に向けることで何を回避・免除できる？

研：顔を右に向ける…。何かから目を背けるのでしょうか？

指：他にはパッと思いつかないから,その線を意識して日常生活の場と人間関係を確認してみよう。**アドラー心理学で「人間の悩みはすべて対人関係の悩みである」とされているように**[2],家庭・職場・近所・友人関係が原因のことが多いからね。

精神疾患の問診（1）

- ストレス：特にない。
- 解釈モデル：よくわからない。
- 主婦で家にいる時間が多い。半年前に息子が大学に入学して一人暮らしを始めたので，現在は夫と二人暮らし。夫や子どもへの不満は特にない。近所付き合いに問題はなく，趣味もないので他者との交流は少ない。

研：家が主な生活の場ですから，夫との関係に問題がありそうです。でも，付き添いの夫に席を外してもらって再度聴取しましたが，返答は変わらず不満やストレスはないとのことでした。

指：夫へのストレスは無意識のものなのか，虐待などを恐れて意図的に隠しているのか，あるいは本当に問題がないのか。まずは夫が原因と仮定して，追加で確認することは？　ここからは想像力を働かせよう。

研：顔を背ける状況なので…。生活の場での位置関係を聞いてみたいです。正面か左に夫がいれば，顔が右に向くことで夫を視界から排除できます！

指：良い考察だ。あとは夫との関係の変化を確認してみよう。息子が家を出て二人暮らしになっているし，夫が退職して一緒に過ごす時間が増えて「**夫源病**」[*1] が生じるのはよくあるパターンだから。

精神疾患の問診（2）

- 食事を含めてダイニングルームで過ごすことが多く，夫は斜め左の席に座る。
- 夫は息子の一人暮らしと同時期から在宅勤務が増えた。

研：おお，仮説通りです！

指：裏付ける情報が揃ってきたね。あとは矛盾する所見がないかを意識しながら，念のため夫にも話を聞いてみよう。

精神疾患の問診（3）：夫への問診

- 在宅勤務で家にいるようになり，妻が日中怠けているのがわかった。掃除のやり方などを注意しても直す様子がなくストレス。
- 顔が右に向くせいで会話も続かず関係性が悪くなった。
- 変な病気のせいで家事もやらなくなってきたから，自分が病院に連れてきた。
- 現代は医学が発展しているのだから，検査で原因をはっきりさせて，さっさと治してほしい。

*1　正式な病名ではないが，石蔵文信医師が提唱した疾患概念。夫の言動や存在が妻のストレスとなり，様々な症状を引き起こす。

研：夫の在宅勤務により一緒に過ごさざるを得ないのに，夫からの小言が多くて会話をしたくない，顔を見たくないという葛藤がありありと見えてきます．客観的にはこんなにストレス因子が明確なのに，夫へのストレスはないと言うのですね．

指：こういうことが少なくないから，DSM-5-TRでも「**ストレス因や外傷体験が見つからなくても診断を保留するべきではない**」旨が記載されているよ[3]．受療行動も夫の勧めに基づいていて，本人は生活への支障がないとしているのは「**美しき無関心**」だ（☞第1章3③，第2章4②参照）*2．

研：検査すれば何でもわかるような発言もありますし，僕はかなり陰性感情が湧いてきましたよ（怒）！

指：フハハハハ！　そういった陰性感情の自覚と分析は診断にも有用だよ（☞第2章1参照）．この夫は口うるさく自分勝手な性格だから，一緒にいたらストレスなはずと考えるわけだ．自己愛性パーソナリティ症や強迫性パーソナリティ症があるかもね．身体診察でも矛盾する所見がないことを確認しておこう．

身体診察

- 診察中に顔が右を向く発作あり．筋緊張なし．促すと顔を元に戻す．

研：診察中に発作が出ました！　やはり筋緊張はありません．

指：努力を要さずに戻せるのに最大で10分間も持続するのは理解しがたいね．心因性非てんかん発作（psychogenic non-epileptic seizures：PNES）など精神疾患の発作は医療機関で生じやすいから，器質疾患に矛盾する所見を特定しやすい．「脳の機能的な問題」と説明して，経過をみるか精神科に紹介するか検討しよう．

研：夫には「あなたが原因です」と言わなくて良いですか？

指：ここは判断が分かれるところだね．何より夫のせいだと「確定」するのは困難で，それを伝えて解決するどころか問題を発生させてしまう危険もある．たとえば夫を外して診察したときに夫の悪口を言っていたと誤解を与えてしまうかもしれない．

研：確かにそうですね…．関係をより悪くしたら元も子もないです．

指：それと村上春樹氏の小説『1Q84』で，「説明しなくてはそれがわからんというのは，つまり，どれだけ説明してもわからんということだ」というセリフがある[4]．

*2
DSM-5-TRでは美しき無関心を根拠に診断しないよう記載されているが，筆者は状況・心情まで分析すれば有用な根拠になると考えている．変換症では自分の身体に問題がないことを無意識に理解しているため，神経症状があっても他者に促されて受診するなど，言葉通り「無関心」のことが多い．一方，器質疾患では（狭心症の）胸痛は自然に消失するから，癌と診断されるのが怖かったから，仕事が忙しくて受診できなかったからなど，共感できる背景や心理の存在があると感じる．

研：深みのある言葉ですね。

指：もちろん医師は説明内容や話し方を工夫して人事を尽くす必要はあるけど，聞き手に受け入れる姿勢がないと効果を得られない。そもそも変換症は防衛反応なのだから，**「症状をなくす」ことが治療の根本的な目標ではない。**

研：そうか！ 防御の鎧を無理やり剥ぎ取ったら，逃げ場を奪う行為になるのですね。

指：その通り。男女の関係は難しくて，たとえば「喧嘩するほど仲が良い」というように，外部から気の毒に見える状態が安定を生んでいることもある（☞第1章3③ コラム「恋愛・結婚・出産・子育て①」参照）。

研：いったい何が良い行為なのかわからなくなりました…。患者さんと夫には「脳の機能的な問題」と説明して精神科へ紹介する方針となりました。

指：夫に「原因としてストレスが考えられますが，何か思い当たることはありませんか？」と突いてみたけど，「ずっと家にいるのだから，そんなものはない！」と取り付く島もなかったね（苦笑）。

研：精神科から変換症で良いでしょうと返信をいただきましたが，夫の判断で通院をやめてしまったそうです。

指：解決が難しいケースだね[5]*3。

*3 その後も同様の症例で様々な対応法を模索しているが，筆者の中では一般化できる方法が見つかっていない。基本的な心構えとして，意見の対立があればより上位の抽象的な概念にチャンクアップし（例：皆が患者さんが良くなることを願っている），同じ方向を目指していることを確認してから具体的な方法などを相談するのが良い（チャンクダウン）[5]。

最終診断

変換症

器質疾患を示唆する情報	精神疾患を示唆する情報
一般検査で異常所見がある	特徴的な解釈モデル，ストレスの存在*4
急性期，発作性・間欠性	年齢が若い，精神疾患の既往がある
増悪・寛解因子が明確	増悪・寛解因子が不明確
進行性（悪化傾向）	主訴が多い，症状が変化して慢性経過
生活への支障・対処法が理解可能	生活への支障・対処法が理解しがたい

*4 客観的にストレスありと判断した（☞第2章4②「変換症」の*5参照）。

学習のPoint

- 精神疾患のうち，神経学的症状では変換症を疑う。
- 変換症の診断には，神経学的所見の矛盾が必須である。
- 自分が同じ状況になったとして考えると，生活への支障や対処行動の異常を捉えやすい。
- 変換症の原因は心理的葛藤とされるが，ストレス因子は本人が意識的・無意識的に述べないことが少なくないため，要因を特定できなくても除外しない。ただし，客観的な状況や他者からの情報をもとに考察すると，より確実な診断につながる。

●文 献●

1) 鈴木慎吾：続・外来診療の型 苦手な主訴にも同じ診断アプローチ！ メディカル・サイエンス・インターナショナル，2022，p9-11．
2) 岸見一郎：アドラー心理学入門―よりよい人間関係のために．KKベストセラーズ，1995，p44-7．
3) 日本精神神経学会，監：DSM-5-TR™ 精神疾患の診断・統計マニュアル．髙橋三郎，大野 裕，監訳．医学書院，2023，p351．
4) 村上春樹：1Q84〈BOOK2〉7月-9月．新潮社，2009，p181．
5) 岩田健太郎：コンサルテーション・スキル「選択肢」から「必然」のチーム医療へ．南江堂，2011，p94-8．

例題 2 35歳男性
[主訴] 右手がふるえる

問診票

既往歴	なし
内服薬	なし
家族歴	特記事項なし
生活歴	喫煙：なし 飲酒：なし
アレルギー歴	なし
妊娠歴・月経歴	
バイタルサイン	体温36.3℃，血圧126/78mmHg，脈拍数74回/分（整），SpO$_2$ 98％，呼吸数12回/分

現病歴

数カ月前から字を書くときに手がふるえるようになった。

- **O** 徐々に。
- **P** 小さい文字や直線を書くときに出現する。疲れたときに悪化しやすい。左手で右手の甲を触れると書きやすくなる。
- **Q** 右手がふるえる。
- **R** なし。
- **S** 右手のみ。他にふるえる部位はない。細かい字が書けず，読めない字になってしまう。それによって仕事に支障があるが，タイピングはできるので何とかなっている。
- **T** 横ばいの経過。

研修医（以下，研）：片側の手のふるえならParkinson病でしょうか？　字が書けないのも巧緻運動障害で説明できます。

指導医（以下，指）：大事な鑑別だけど，巧緻運動障害なのにタイピングは

できるのが変だね．まったく問題ないのかな？　それとも多少の支障はあるのかな？

研：追加で聞くとタイピングはまったく問題ないそうです．左手で右手の甲を触れると書けるのも意味不明ですし，神経学的な矛盾のある不随意運動として，☞例題1と同じく変換症を疑って心理的葛藤を探しにいきます！　精神疾患の見極め方がわかってきました(ドヤ顔)．

指：自信満々のところ残念だけど，大きな過ちを2つ犯しているよ．まず，**「明確な増悪・寛解因子」は器質疾患を示唆する情報**だ(☞第2章1　表1参照)．精神疾患の視点でも，左手を右手の甲に添えると書けるなら葛藤への心的防御が成立しないでしょ．☞例題1と違って，生活への支障は十分理解可能で，対処行動もとっている．

研：確かにそうです…．

指：もう1つの過ちだけど，☞例題1を経験してジストニアについて調べた？

研：いえ…．すぐに調査します！　筋肉の異常な緊張で異常な姿勢・運動を起こす疾患で，**常同性**，**動作特異性**，**感覚トリック**[*1]が特徴のようです[1)]．ん？　もしや左手で右手を触れると書けるのは感覚トリックですか？

指：その通り．ジストニアに特徴的な不思議な所見だよ．疾患の概要を把握するだけなら数分のインターネット検索でも得られるものがあるでしょ．眼瞼を主体とする頭頸部のジストニアはMeige症候群と呼ばれるけど，私が経験した患者さんは眼瞼の右脇にテープを貼ると治まる性質があって，診察室で剥がしてもらったら急にジストニアが生じて驚いたよ．

研：そんな対処法をどうやって見つけたのでしょうか！？

指：何かのきっかけで顔に触れたときに症状が改善したのだろうね．重症筋無力症の眼瞼下垂に対して，テープで瞼を挙上させていた患者さんもいるよ．☞例題1は診察時に発作を起こしてくれたから除外しやすかったけれど，「顔を戻せる」と聞いたときに，ジストニアを検証するなら「どうやって戻すか」を質問すべきだった．「首の辺りに手を触れると戻せる」などの返答ならジストニアの検討が必要になっていたよ．

研：器質疾患と精神疾患の境界を甘く見ていました…．今回は感覚トリックを知っていれば典型的なジストニア(書痙)と診断できたのですね．知識不足を実感しました．

指：それはそうだけれど，どれほど勉強しても世の中には知らない・わからないことのほうが多いのだから，**「知らないと診断できない」では未**

[*1] 感覚トリック：ある特定の部位を触れるなど，感覚刺激を与えることで症状が軽減する．

経験の症例に対応できない。だから「**明確な増悪・寛解因子は器質疾患を示唆する**」という**原則**から出発して，病態の考察やクリニカル・クエスチョンに対する文献調査をしていくのだよ。

研：そういうことですか…。不思議な特徴をもつ器質疾患もあるので，**各論を学習して「原則を扱える」ようにしていく**必要があるのですね。

指：その通り。そして**精神疾患を識ることで器質疾患をより正確に診断できるようになり，器質疾患を識ることで精神疾患をより正確に診断できるようになる**。器質疾患の患者さんに精神疾患の問診もしてみよう。

精神疾患の問診
- ストレスは仕事の忙しさ。字が書けなくなって手間が増えた。
- 解釈モデル：仕事の疲れが関係しているように思う。

検査
- 血液検査：異常なし。

研：この情報だけみたら精神的な症状だと思ってしまいそうです！

指：**ストレス因子の存在は精神疾患を示唆するけど，器質疾患の可能性を下げる情報ではない**ことに注意しよう。ちなみに遺伝性ジストニアは別として，文筆家の書痙，スポーツ選手のイップスなど，精神面やストレスの影響も関与するとされている。**器質疾患と精神疾患の境界は曖昧**なことが見て取れるね。

最終診断

ジストニア（書痙）

器質疾患を示唆する情報	精神疾患を示唆する情報
一般検査で異常所見がある	特徴的な解釈モデル，ストレスの存在
急性期，発作性・間欠性	年齢が若い，精神疾患の既往がある
増悪・寛解因子が明確	増悪・寛解因子が不明確
進行性（悪化傾向）	主訴が多い，症状が変化して慢性経過
生活への支障・対処法が理解可能	生活への支障・対処法が理解しがたい

学習のPoint

- 明確な増悪・寛解因子は器質疾患を示唆する。
- 器質疾患では,生活への支障に対して理解可能な対処行動をとる。
- ジストニアの特徴として,常同性,動作特異性,感覚トリックがある。
- ストレスの存在は器質疾患の可能性を下げる情報ではない(精神疾患の可能性を高める情報である)。

● 文 献 ●

1) 国立精神・神経医療研究センター病院:ジストニア.
〔https://www.ncnp.go.jp/hospital/patient/disease03.html〕(2025年1月17日閲覧)

第3章 Part 1 発作性・間欠性

例題 3　24歳女性
[主訴] 立っていると足の色が悪くなり痒くなる

問診票

既往歴	なし
内服薬	なし
家族歴	なし
生活歴	喫煙：なし 飲酒：なし
アレルギー歴	なし
妊娠歴・月経歴	11カ月前に出産（第一子）
バイタルサイン	体温36.6℃，血圧115/74mmHg，<u>脈拍数125回/分（整）</u>，SpO$_2$ 98％，呼吸数14回/分

現病歴

3カ月前から15分程度立っていると，両下肢が痒く，色が悪くなるようになった。その後数分の起立でも同様の症状を繰り返すようになり，近医心臓血管外科で下肢超音波検査を受けるも異常なく，皮膚科でも問題なしとされたため受診した。

- **O** 徐々に。
- **P** 立位になって2～3分すると出現する。立位以外で症状が出ることはない。座位・臥位になる，または歩行をすると数分以内に消失する。
- **Q** 痒く，ピリピリ，チクチクしたような感じもある。
- **R** 色が変色する。
- **S** 痒くなったまま立っていると我慢できなくなる。生後11カ月の子どもの育児に支障はないが，炊事のときに大変。
- **T** 悪化後横ばい（当初より症状が出るまでの時間が短くなった）。

研：これも不思議な主訴で精神疾患が最初に思い浮かびましたが，立位保持が明確な誘因なので，器質疾患を考えるべきでしょうか？

指：生活への支障も理解可能だし，ここまでの情報では器質疾患を疑うね。「問題点の明確化」のために実際に立ってもらって症状と変色を確認してみようか。他覚的に異常が出れば確定的，なくても器質疾患を考え続けるけど，そのときは妄想なども鑑別しよう。

身体診察（1）

◆ 立位になって2分後に，両下肢に瘙痒感，続いて両下腿に白色のhaloを伴うびまん性の紅斑が出現した（図1）。浸潤を触れず。座位になると速やかに消退した。

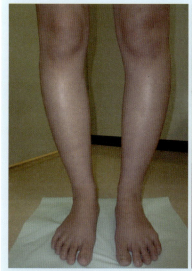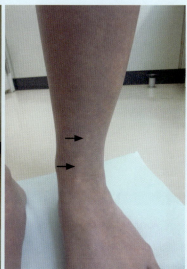

図1 立位保持で出現する皮疹
立位を保持し続けると，両下腿に白色のhalo（矢印）を伴うびまん性の紅斑を認めた。

研：本当に皮疹が出ました！ これで器質疾患が確定的ですが，思いつく疾患がありません…。

指：確かに有力な疾患を想起できないね。こういうときはSQ（semantic qualifier）（キーワード）を選定しよう。「立位（で誘発）」，「瘙痒（を伴う皮疹）」，「発作性」でどう？

研：わからないのでGoogleやPubMed，医中誌で検索しましたが，該当する疾患がありません…。

指：ではキーワードを減らしてみよう。「立位で誘発」が特異的だけど，これを入れると該当する疾患が見当たらない。では残り2つのキーワード「発作性に出現する瘙痒を伴う紅斑」といえば？

研：蕁麻疹です。でも持続時間が短すぎると思います。

指：確かに一般的な蕁麻疹とは違うけど，既にcommon diseaseのcommon presentation（commonのcommon）に収まる症候ではない。だからcommonのuncommon presentation（commonのuncommon）を検討して，立位で誘発されるような蕁麻疹がないか調べてみよう。

研：精神疾患を含むcommonのcommonが否定的なので，commonのuncommon，uncommonの順に考えるのですね（☞第1章1 図1参照）！ えーと…，蕁麻疹の原因・誘因には，食物，食品添加物，薬剤，植物・昆虫，感染症，物理的刺激，運動・発汗などがあるようです[1]。立位との関連はなさそうです。

指：座位・臥位，歩行で改善することを考えると？

研：歩行で消失するなら立位自体（体勢）が原因ではないので…，もしや静脈うっ滞ですか！？ すると物理的刺激（機械的擦過・圧迫，寒冷，日光，温熱，振動など）のうち圧迫でしょうか？

指：その可能性があるね。座位のまま下肢を駆血帯で縛って静脈血をうっ滞させてみよう。

身体診察（2）

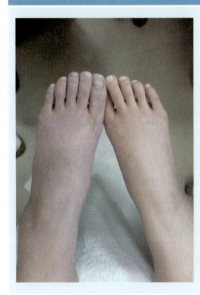

図2 静脈うっ血で出現する皮疹
駆血帯で左下腿を縛ると，静脈うっ血とともに，瘙痒感と図1と同様の皮疹が出現した。

研：うおー，縛った下肢にだけ同じ瘙痒と皮疹が誘発されました！！

指：いやー驚いたね。好酸球やIgEを含めて血液検査もみてみよう。

検査

◆ 血液検査:TSH＜0.003μU/mL↓, FT₃ 12.32pg/mL↑, FT₄ 2.61ng/dL↑（他検査項目に異常なし）。

研：好酸球，IgEともに基準値内ですが甲状腺中毒症があります！　そういえば脈拍数が高いですし，追加で聞いてみると軽い動悸を自覚することもあるようです。体重は妊娠前に43kgだったのが現在は高校生のときと同じ40kgにまで減少していました。

指：出産後は徐々に体重が戻るから，病的な体重減少とは思わなかったのだね。

研：身体診察では手指振戦があり，甲状腺超音波では狭部が4〜5mmと腫大し，血流亢進も認めました。追加したTRAbが4.2U/Lと高値でBasedow病の診断です。

指：OK。ということは？

研：…？　そうか，今は蕁麻疹について考えているところでした（笑）。うーん…，オッカムの剃刀で一元的に考えるのでしょうか？　文献調査してみると，慢性蕁麻疹[*1]は特発性が多いようですが，ときに感染症，自己免疫疾患，甲状腺疾患，腫瘍，薬剤によって起こることがあるようです[2]！　臨床は奥が深いです。

指：今回は頻脈や体重変化から甲状腺中毒症を積極的に疑うこともできたけど，大事なのは不思議な臨床像では甲状腺を含めた最低限の検査をしっかり行うことだ。確率的に2つのcommon diseaseの併存は時々あるけど，若い人ではそれらが関連して一元的に説明できることが多い。

研：**高齢者はヒッカムの格言で偶然に複数の疾患が存在している可能性**があっても，**オッカムの剃刀が基本**なのですね。今回は主訴をみたとき精神疾患を考えたくなりましたが，それは器質疾患が思い浮かばなかったからなのですね。

指：そうだね。「何となく精神疾患っぽい」というのは**典型的な抑うつや不安，ときに統合失調症**くらいだよ。

研：明確な誘因の大切さがより理解できましたし，キーワードから病態と疾患を考察して診断に至る過程も勉強になりました！

―――――――――― 時間経過 ――――――――――

研：チアマゾール（メルカゾール®）で治療すると，甲状腺機能の改善とともに蕁麻疹も消失しました。

指：本症例はBasedow病による圧蕁麻疹（pressure urticaria）と診断した

*1
慢性の定義は報告によって幅があるが，一般的に4〜6週間以上繰り返す場合に慢性蕁麻疹とされている。

けど，最近文献を調査し直したら2016年にbier anemic spots, cyanosis, and urticaria-like eruption（BASCULE）syndromeという疾患概念が提唱されていたよ[3]*2。同時期に立位で生じるコリン性蕁麻疹の報告もあったし[4]，postural urticariaと表記している論文もある[5]。

研：何かよくわからなくなってきました…。結局どれが正しいのでしょうか？

指：今のところ，どれも同じ疾患なのか異なる疾患なのかわからない。以前の入浴関連頭痛や潜水時頭痛などが可逆性脳血管攣縮症候群（reversible cerebral vasoconstriction syndrome：RCVS）にまとめられたように，今後の報告蓄積で疾患概念が確立されていくのだろうね。

*2
本症例は担当チームで2016年以前にCase Reportとして報告を試みたが，生検がされていないなどの理由で複数の英文雑誌にrejectされ，お蔵入りになっていた。2024年現在で自己抗体陽性の症例報告はあったが，甲状腺疾患との関連を記した報告はなかった。

最終診断

bier anemic spots, cyanosis, and urticaria-like eruption（BASCULE）syndrome

器質疾患を示唆する情報	精神疾患を示唆する情報
一般検査で異常所見がある	特徴的な解釈モデル，ストレスの存在
急性期，発作性・間欠性	年齢が若い，精神疾患の既往がある
増悪・寛解因子が明確	増悪・寛解因子が不明確
進行性（悪化傾向）	主訴が多い，症状が変化して慢性経過
生活への支障・対処法が理解可能	生活への支障・対処法が理解しがたい

学習のPoint

- 珍しい症状でも，発作性・間欠性では器質疾患のことが多い。
- SQ（semantic qualifier）（キーワード）を設定しても有力な疾患が浮かばない場合，キーワードを減らして再検討し，候補に挙がった疾患で残りのキーワードを説明できないか考察する。
- 2つ以上の疾患を発見した場合，特に若年者ではそれらを一元的に説明できることが多いため，関連性を調査する。
- 症例報告が集積することで，疾患概念が確立されていく。

●文献●

1) 日本皮膚科学会：皮膚科Ｑ＆Ａ．蕁麻疹（じんましん）．Q7 その他どんなことで起きるのでしょう？
[https://www.dermatol.or.jp/qa/qa9/q07.html]（2025年1月17日閲覧）

2) Lang DM：Chronic urticaria. N Engl J Med. 2022；387(9)：824-31. PMID：36053507

3) Bessis D, Jeziorski É, Rigau V, et al: Bier anaemic spots, cyanosis with urticaria-like eruption (BASCULE) syndrome: a new entity? Br J Dermatol. 2016；175(1)：218-20. PMID：27016170

4) Hirohata A, Yamaoka T, Hayashi M, et al：Unique case of postural cholinergic urticaria induced by a standing position. Clin Exp Dermatol. 2016；41(4)：439-40. PMID：26801200

5) Gabrielli S, Le M, Netchiporouk E, et al：Case of postural urticaria in a 14-year-old girl. BMJ Case Rep. 2021；14(10)：e246276. PMID：34711626

第3章　Part 1　発作性・間欠性

48歳男性
主訴 座ると肛門が痛い

問診票

既往歴	不眠症
内服薬	ゾルピデム
家族歴	なし
生活歴	なし
アレルギー歴	なし
妊娠歴・月経歴	
バイタルサイン	体温36.0℃, 血圧130/78mmHg, 脈拍数72回/分（整）, SpO₂ 98%, 呼吸数14回/分

現病歴

1年くらい前から座ったときに肛門周囲が痛くなる。肛門科や整形外科を受診するも異常なしとされたので当科を紹介受診した。

- **O** はっきりとした日は覚えていない。徐々にだと思う。
- **P** 座った瞬間から痛みが生じ, 数秒で横ばいになる。座位をやめると数秒で消失する。座位以外で痛みが出ることはない。鎮痛薬で1～2割改善する。
- **Q** キリキリするような, ズキズキするような痛み。
- **R** 排便に問題なし。
- **S** できないことはないが, テレビを観るときなどは座位を避ける（臥位か立位）。仕事はデスクワークで座らざるを得ない（我慢している）。
- **T** 横ばいの経過。

研修医（以下, 研）：排便痛はなく, 肛門科でも評価されているので肛門の疾患は否定的です。明確な誘因から器質疾患を考えたいですが, さすがに1年も持続しているので精神疾患でしょうか？

指導医（以下，指）：慢性経過のものは精神疾患（合併含む）のことが多いね。パニック症と変換症を検討してみるとどう（☞第2章3 図1参照）？

研：座るという明確な増悪因子かつ肛門痛なのでパニック発作は否定的で，同様に神経学的症状ではないので変換症も考えにくいです。仕事は我慢して続けていますし，家庭では臥位か立位で生活しているのも理解可能な対処法なので，精神疾患に合致しないです。

指：OK。では「明確な増悪・寛解因子」をもとに器質疾患を考えていこう。

研：はい。「座位でのみ生じる肛門痛」という問題点は確実なので，解剖学的に皮膚，肛門・直腸・その周囲の骨盤内（尿道，前立腺，神経，軟部組織など），睾丸，骨・関節が候補です。放散痛と考えると，座位での増悪から椎間板ヘルニアを考えます。

指：もし女性だったら，骨盤内うっ血症候群も候補だね。**椎間板内圧は立位よりも座位，さらに座位よりも立位の前傾姿勢で高くなる**から[1]，立位前傾で症状が誘発されれば椎間板ヘルニアの可能性が高まる。ちなみに，会陰部の局所圧迫が誘因かどうか確認するための問診は？

研：え！？ 診察でいろいろ押してみようと考えていましたが，問診は考えていませんでした…。

指：便座や正座でどうなるか聞いてみよう。やはり年単位で原因不明とされた「座ると左下腹部痛が生じる」患者さんで，慢性特発性睾丸痛を特定するきっかけとなった病歴だよ[2]。

研：患者さんに聞いてみたところ，「そういえばトイレでは症状が誘発されない」とのことです！ 正座は試していないようなので後に診察で確認します。

指：OK。それなら局所の圧迫で誘発できる可能性が高いから，想起した構造物を1つ1つ念入りに診察しよう。

> 身体診察
> - 立位前傾，正座では症状誘発されず。
> - 視診で肛門や会陰部に異常なし。
> - 陰茎や睾丸に圧痛なし。
> - <u>会陰部の圧迫と，前立腺の触診で肛門痛の誘発あり。</u>

研：前立腺が原因臓器でした！ 肛門への放散痛だったのですね。

指：自転車に乗るとPSA（前立腺特異抗原）が上昇するように，会陰部の圧迫は前立腺を刺激するからね。

検査

- 血液・尿検査：異常なし。
- 尿培養：陰性。

研：検査結果に加え，レボフロキサシン（LVFX）4週間の投与で症状の変化は認めないため慢性細菌性前立腺炎は否定的であり，慢性前立腺炎／慢性骨盤痛症候群の診断となりました。

指：機能性身体症候群（functional somatic syndrome：FSS）に含まれる疾患だ（☞第2章1 コラム「機能性身体症候群（FSS）」参照）。心理・環境要因が影響するから問診を追加してみよう。

精神疾患の問診

- MEASLES：気分の落ち込みは多少ある。子どもと遊ぶのは楽しい。食欲はあり美味しいと感じる。不眠については，子どもの夜泣きをきっかけに8年前から入眠困難があり，ゾルピデムを内服するようになった。1年前から3～4時間で中途覚醒し，再入眠困難になった。
- 環境：3年おきに異動がある職場で，異動後に仕事が忙しくなってしばらくしてから症状が出現した。職場が変わり座っている時間が長くなった。
- ストレス：仕事が忙しいこと。

研：異動で仕事が忙しくなった時期からストレスを自覚し，中途覚醒もみられます。泌尿器科でセルニチンポーレンエキス，タムスロシンを試すも改善なく，睡眠薬を処方されているメンタルクリニックでデュロキセチンが開始され，2～3割の症状改善が得られました。

指：FSSは持続するか再発を繰り返しやすいから症状と付き合っていく必要がある。特に1年間続いているなら，慢性疼痛の要素も出ているだろうね（☞第1章3⑤参照）。

研：今回は局所的な痛みだったので，解剖学的に考えて原因臓器を特定できました。

指：**肛門痛の訴えなのに肛門に異常がなく，放散痛・関連痛を考えてその周辺臓器を評価**できたね。

研：それと，具体的な精神疾患を検証して合致しないことを確認すれば，器質疾患に集中できることを理解できました（☞第1章1参照）。

指：「何となく精神疾患」と考えてしまうと，診断が難しい器質疾患の多くがそこに含まれてしまう。さらにその**症状が持続して精神疾患が合併**すると，よりいっそう診断・治療が難しくなるよ。

最終診断

慢性前立腺炎／慢性骨盤痛症候群（機能性身体症候群）

器質疾患を示唆する情報	精神疾患を示唆する情報
一般検査で異常所見がある	特徴的な解釈モデル，ストレスの存在
急性期，発作性・間欠性	年齢が若い，精神疾患の既往がある
増悪・寛解因子が明確	増悪・寛解因子が不明確
進行性（悪化傾向）	主訴が多い，症状が変化して慢性経過
生活への支障・対処法が理解可能	生活への支障・対処法が理解しがたい

学習のPoint

- 明確な誘因のある疼痛では，解剖学的に痛みの原因構造物を特定する。
- 痛みの部位に原因構造物が見つからない場合，放散痛・関連痛を考慮して周辺臓器を評価する。
- 機能性身体症候群では，心理・社会的要因が影響する。

●文 献●

1) Nachemson A:The lumbar spine an orthopaedic challenge. Spine. 1976;1(1):59-71.
2) Suzuki S, Hirota Y, Noda K, et al:Orchialgia presenting with lower quadrant pain in sitting. Am J Med. 2015;128(12):e27. PMID: 26302140

例題 5	44歳女性
	主訴 下腹部の痛み

問診票

既往歴	知的障害（発達遅滞），月経困難症
内服薬	ドロスピレノン・エチニルエストラジオールベータデクス（月経困難症治療薬）
家族歴	なし
生活歴	喫煙：なし 飲酒：なし
アレルギー歴	なし
妊娠歴・月経歴	月経困難症
バイタルサイン	体温36.6℃，血圧138/82mmHg，脈拍数72回/分（整），SpO_2 98％，呼吸数14回/分

現病歴

6年前から間欠的に下腹部痛がある。消化器内科や婦人科，泌尿器科を受診したが血液・尿検査，CTやMRIで特記異常なく，精神科受診を勧められた。しかし，かかりつけ医が内科での再評価を推奨したので紹介受診した。知的障害のため母親が付き添っている。

- **O** 覚えていない。
- **P** 長く(10〜60分)座っていると悪くなるように思う。起床時も痛いことが多い。
- **Q** 張るような，圧迫されるような感じ。
- **R** なし。
- **S** 下腹部の中央。できないことはない。
- **T** 横ばいの経過。1日に数回痛い時間帯がある。1回の持続時間はいろいろだが，1時間以上続くことはない。

研修医（以下，研）：また座位で悪化する年単位の症状です．でも座ってすぐに症状が出るわけではないようですし，知的障害があると問診の信頼性に不安があります．

指導医（以下，指）：問診の信頼性が十分でないときは身体診察や検査の比重を高くせざるを得ないけど，それらで特定できなければ，やはり問診で評価するしかない．母親にも状況を確認しつつ，客観的に確かな情報を特定していこう．腹痛の評価で大前提となる重要な情報は？

研：腹痛の部位です！　下腹部なので消化管，血管，膀胱，生殖器が候補です（図1）[1]．

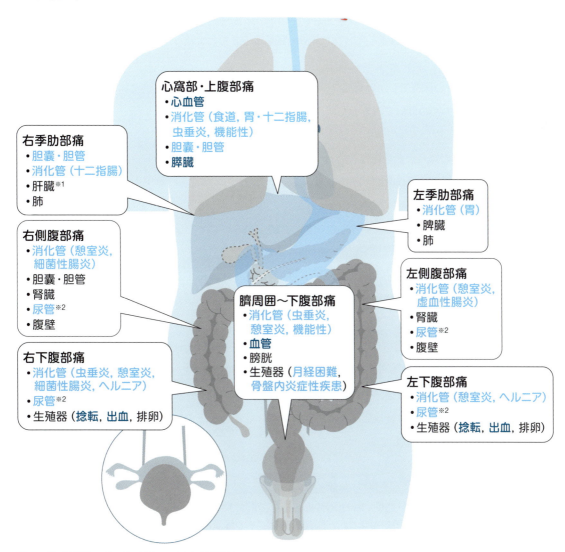

図1　腹痛部位に応じた考えるべき原因臓器
※1　女性ではFitz-Hugh-Curtis症候群を含める．
※2　尿路結石症を疑うときには大動脈（解離・瘤破裂），腎梗塞をセットで考える．
青色：緊急・重症疾患，**水色**：遭遇頻度が高い疾患

（文献1より転載）

指：その前提となる基本情報から確かめていくよ。部位と範囲を手で示してもらおう。ピンポイントの範囲で左右差があれば，「原因不明の腹痛」とされやすい腹壁神経痛を特定できたりする。

> 追加の問診（1）
> ◆恥骨から陰部の正中に手のひらくらいの範囲を示している。

研：想定していた部位と違いました…。ここは陰部ですよね？ 「問題点の明確化」は本当に重要です（☞例題1参照）。

指：**特に女性は陰部を「下腹部」と表現することがあるね**[2]。では解剖学的な原因臓器は☞例題4と同様として，次に増悪・寛解因子をもとに絞っていこう。

研：座位は10～60分の保持でしか出現しないので，便座・正座での評価が難しいです。念のため聞いてみましたが，そんなに長くトイレに入ったり正座したりしないようです。

指：「長く座って」痛むなら，血流のうっ滞（例：骨盤内うっ血症候群）などが怪しいけど，起床時は長時間臥位でいるはずだから合わないね。一応どんな体勢で眠っているのか聞いてみようか。

研：普通に臥位で寝ているようです。すると座位は誘因ではないのでしょうか？

指：座位以外では痛みは出現しないのかな？

研：再度聞いてみますと，座位でなくても出現するそうです。座っているときに多いそうです。

指：それなら真の誘因とは限らないから，いったんSQ（semantic qualifier）（キーワード）から外してみよう。解剖学的な構造物から鑑別を挙げて，closed questionと身体診察，それから前医で受けた検査結果で検証してみよう。パニック症や変換症は考えにくいから，症状を修飾する抑うつ・不安の有無も聴取しておこう。

> 追加の問診（2）・身体診察・（前医の）検査
> ◆消化器系：悪心・下痢・便秘・血便・タール便なし。食欲あり。体重変化なし。腹部圧痛なし。直腸診で異常なし。腹部〜骨盤CTで異常なし。
> ◆婦人科系（子宮・卵巣）：性交歴なし。月経痛は強い。その痛みとは異なり，月経の周期とも関連しない。骨盤MRIで異常なし。
> ◆泌尿器系：排尿時痛なし。<u>尿を出すと改善する</u>。尿検査で異常なし。
> ◆その他：恥骨・陰部・会陰部・肛門に視診で異常なし。圧痛なし。

> **精神疾患の問診**
> - 2質問法:抑うつ気分なし。楽しみはアニメ。
> - 解釈モデル:月経痛が関係しているように思うが,月経周期とは関係がなさそう。
> - 環境:変化なし。家族,友人,職場での問題なし。
> - ストレス:この症状がストレス[*1]。

*1 症状自体をストレスとする場合,「ストレスあり」には含めない。

研:増悪・寛解因子を聞いたときに,排尿で改善するなんて言ってなかったですよ!!

指:「言われて気づいた・思い出した」,「関係ないと思って言わなかった」というのはよくある話だよ(笑)。診断に至らないのは「患者が言わなかった」からではなく,「医師が聞かなかった」ためだ[3)]。

研:いやー,厳しいです…。排尿痛は膀胱炎に特徴的ですが,排尿で改善とはどういうことでしょうか?

指:ある疾患に特異的だね。こういった特徴的な病歴はインターネット検索などでもすぐ出てくるよ。

研:おお,間質性膀胱炎という疾患があるようです! 蓄尿や冷え,刺激物の摂取,精神的ストレスなどで悪化し,排尿で改善する。「**膀胱炎**」**なのに尿中白血球の上昇は認めないようです!**

指:病名から尿検査で特定できると思い込みやすいから要注意だね。では,この患者さんが述べた「長く座っていると悪化する」のはどうして?

研:うーん…,そうか! 時間経過で尿が溜まって痛みが誘発されるのですね!

指:きっとそうだね。だから普段は座位で過ごしている時間が多いと予想できるし,尿が溜まった起床時に痛みが出やすいことも説明できる。

研:確かに日中は座って作業をしているそうです。また母親に聴取すると,症状出現時からトイレに頻繁に行くようになったと話してくれました。

指:OK。蓄尿で悪化するから,尿が少量しか溜まっていなくてもトイレに行くようになる。すると常に座っているわけでもないし,10~60分で症状が出現するのも矛盾しないね。

研:真の誘因が判明すると話が一元的につながりました! 泌尿器科にコンサルトし,スプラタストトシル酸塩とアセトアミノフェンで治療開始となりました。経過に応じて膀胱鏡と水圧拡張術なども検討されるそうです。

指:膀胱鏡ではHunner(ハンナ)病変(正常な毛細血管構造のない発赤粘膜)が特徴的とされていて,Hunner病変なく膀胱拡張術で点状出血をきたせば非Hunner型の間質性膀胱炎,いずれも認めなければ膀胱痛症候群に分類されるね。

最終診断

間質性膀胱炎

器質疾患を示唆する情報	精神疾患を示唆する情報
一般検査で異常所見がある	特徴的な解釈モデル，ストレスの存在
急性期，発作性・間欠性	年齢が若い，精神疾患の既往がある
増悪・寛解因子が明確	増悪・寛解因子が不明確
進行性（悪化傾向）	主訴が多い，症状が変化して慢性経過
生活への支障・対処法が理解可能	生活への支障・対処法が理解しがたい

学習のPoint

- 患者が訴える誘因は真の誘因とは限らない。有意な対応関係（誘因あり→出現，誘因なし→出現しない）がなければ，いったんキーワードから外すことも検討する。
- 真の誘因と考えられるものを特定したら，それで患者の訴える増悪・寛解因子を説明できるか検証する。
- 痛みの部位は明確に示してもらう。解剖学的な考察には「問題点の明確化」が必須である。
- 女性は陰部を「下腹部」と表現することがある。
- 蓄尿で悪化する下腹部痛・陰部痛では間質性膀胱炎を疑う。

● 文献 ●

1) 鈴木慎吾：外来診療の型 同じ主訴には同じ診断アプローチ！ メディカル・サイエンス・インターナショナル，2020，p233．
2) 鈴木慎吾，舩越 拓，塚本知子，他：キーフレーズで読み解く外来診断学（第93回）両下肢と下腹部の違和感を訴えた62歳女性．医事新報．2015；4732：1-2．
3) 鈴木慎吾：外来診療の型 同じ主訴には同じ診断アプローチ！ メディカル・サイエンス・インターナショナル，2020，p15．

第3章　Part 1　発作性・間欠性

例題 6　82歳男性
主訴　歩行がフラフラする

問診票	
既往歴	高血圧症，脂質異常症，大腸ポリープ（内視鏡的切除）
内服薬	アムロジピン，アトルバスタチン
家族歴	なし
生活歴	喫煙：20～50歳まで20本/日 飲酒：ビール350mL/日
アレルギー歴	なし
妊娠歴・月経歴	
バイタルサイン	体温35.9℃，血圧144/76mmHg，脈拍数72回/分（整），SpO₂ 97%，呼吸数12回/分

現病歴

2カ月くらい前から歩行しづらくなってきた。他科で頭部MRIを撮像したが異常なく，当科を紹介受診した。

- O　徐々に。
- P　歩くときにフラフラする。立位・座位・臥位では何ともない。
- Q　バランスが取りづらい感じ。
- R　なし。
- S　段差のあるところで2回転んだ。平地では転倒していない。自転車には数年前から乗っていない。
- T　少し悪くなったように感じる。

研修医（以下，研）：歩行時だけなので器質疾患を考えます。

指導医（以下，指）：それが原則だけど，歩行時に限った症状は不安症や変換症といった精神疾患でもよくみられるよ[*1]。そして器質疾患だとしても多様な疾患が原因となりうる。すると最初にすることは？

[*1] 発作性・間欠性でありながら，パニック症ではなく不安症を疑う例外的な症状と言える。

研：問題点の明確化です！　どのような歩行か実際に歩いてもらいながら詳細を確認します。

指：OK。もし自転車に乗れればバランス感覚は良いと考えられるけど，今回のように高齢者では既に乗るのを控えていて評価できないことが多い。では，歩行の注目ポイントは？

研：失調（バランス，開脚歩行），錐体外路症状（小刻み歩行，腕振り）を見ます。

指：いいね。他にも歩行失行[*2]，不安症を示唆する過剰な怖がり・診察への抵抗，心因性歩行（例：歩行中に大げさによろけるも同系統の診察では異常なし）などにも注目だ。分回し歩行や引きずり歩行，はさみ足歩行（痙性歩行），鶏歩，動揺性歩行などは見逃さないだろうから省略するよ。では，これまでの情報でどれを予想する？

研：悪化傾向かつ2回転倒しているので，開脚歩行か小刻み歩行を予想します。

指：悪化と転倒に注目したのはいいね。何かにつまずいて転倒するのは健常者でも起こるから，その具体的な状況を聞いてみよう。ただし，心因性で症状をアピールするために怪我をしないように倒れることはよくあるから，外傷の有無も確認しておこう。

研：「生活への支障」である転倒の実際と，その対処法が理解可能かを評価するのですね！　10cmくらいの段差に気づいていたものの，着地時にバランスを崩して転び，擦り傷を作ったそうです。それ以降は段差があれば何かにつかまって降りるように気をつけていますが，普段は杖も使わず歩いているので理解可能な対処です。

*2
歩行失行：麻痺や失調，錐体路・錐体外路症状がないのに，開脚して小刻みに歩行する。前頭葉障害が原因とされ，他の前頭葉徴候〔例：把握反射，吸啜反射，Gegenhalten（診察時に筋緊張が亢進し，力を抜くことができない現象。筋強剛と異なり，同じ動作の繰り返しや注意をそらすことで緊張が緩む）〕を確認する。

身体診察(1)

◆ 歩行はややゆっくりだが，開脚や小刻み歩行はなく，腕振りも問題なし。

研：年齢相応にみえます。

指：そうだね。では歩行自体は問題ないのにふらつきを感じるのは，なんでだろう，なんでだろう？

研：なんでだ，なんでだろう？　…って，普通の若い人は知らないですよ！　心因性を第一に疑います。

指：普通の若者でなくて良かった（笑）。でも心因性を考える前に，まずは問題点の明確化に注力しよう。「ふらつき」のSQ（semantic qualifier）（キーワード）が「歩行障害」ではなさそうだから，どういった医学用語が

適切かな？

研：そうか！　めまいとして考えれば「持続的または慢性」なので，機能性・心因性，複合型感覚障害，頭蓋内疾患が鑑別です[1]。頭部MRIは他医で検査されているので，前二者のいずれかでしょうか？

指：進行性の経過だから，頭蓋内疾患のうち変性疾患は残るね（図1）。初期は身体診察の異常が不明確で，画像検査でも異常を認めない。それから画像に異常所見があったとしても，正常圧水頭症などは意識して読影しないと見逃しやすい。

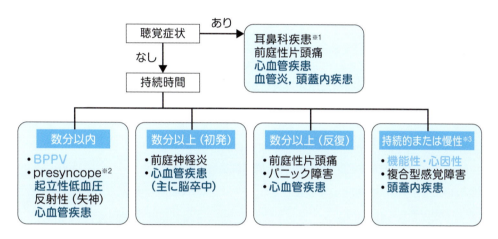

図1　聴覚症状と持続時間によるめまいの鑑別
※1　主な耳鼻科疾患として，突発性難聴，Ménière病，中耳炎，内耳炎（迷路炎），外リンパ瘻がある。
※2　失神寸前の状態。
※3　一般的に「慢性」は3カ月以上続くめまいを指すが，急性疾患で説明できず数週間以上の経過であれば慢性の鑑別を検討する。
青色：緊急・重症疾患，水色：遭遇頻度が高い疾患
BPPV：良性発作性頭位めまい

（文献1より転載）

研：はい。小脳や脳室を意識して再度読影しても異常は認めませんでした。機能性・心因性として持続性知覚性姿勢誘発めまい（persistent postural-perceptual dizziness：PPPD）[*3]や抑うつ・不安，複合型感覚障害[*4]として目，耳，神経，そして頭蓋内疾患として小脳と自律神経の評価を行います。

指：OK。PPPDは急性の強いめまいをきっかけに発症しやすいから，発症時の状況を確認しよう。

*3
PPPD：何らかの器質疾患による強いめまいを経験後に発症しやすい機能性の疾患で，立位や動作，視覚刺激で増悪する特徴がある。

*4
複合型感覚障害：平衡感覚に関係する目，耳，神経の機能低下により，（主に高齢者が）起立・歩行中のめまいを訴える。「複合感覚」という用語もあるが，これは立体認知（触れたものの大きさや形の認識），2点識別覚など，刺激が何を意味するのかを理解する知覚であり，大脳皮質病変で障害される。複合型感覚障害とは別物である。

追加の問診・身体診察（2）

- 発症時：覚えていない。いつの間にか何となくふらつくようになった。
- 両眼とも白内障を指摘されているが，手術するほどではないと言われている。
- 難聴の自覚はなく，診察でも難聴なし。
- 膀胱直腸障害や自律神経障害（動悸，発汗異常，血圧変化）なし。
- <u>片足立ち：不可</u>
- 手回内回外試験，指鼻試験：異常なし。<u>膝踵試験：両側やや拙劣</u>。
- Romberg試験：<u>軽度のふらつき増強あり</u>（転倒なし）
- 下肢温痛覚・触覚障害なし。<u>振動覚：6秒/6秒</u>。位置覚に異常なし。
- 四肢腱反射：<u>両膝蓋腱反射亢進</u>。Babinski反射陰性。

精神疾患の問診

- 2質問法：抑うつ気分なし。囲碁のテレビを見るのが楽しみ。
- 解釈モデル：歳のせいかと思う。頭の検査が大丈夫だったので安心した。
- ストレス：特にない。

研：Romberg試験弱陽性，膝踵試験陽性，振動覚低下，膝蓋腱反射亢進から脊髄病変を疑います！　精神疾患として検証しても，抑うつはなく，解釈モデルでも不安は感じられません。

指：変換症としても高齢男性の新規発症は稀だし，他覚的にわかりづらい軽微な症状では心的防御を達成できない。年齢相応の身体所見なら複合型感覚障害の診断に至ることが多いけど，器質疾患を示唆する異常がはっきり出たね。もしRomberg試験で判断に迷ったら，バランス負荷がより強いMann試験を確認しよう[*5]。

研：はい。では頸椎・胸椎MRIをオーダーします！

指：頸髄症はMRIだけでは確定・除外できないから，関係する身体診察も追加しよう[2]。

身体診察（3）

- Grip and release試験：25回。
- Finger escape徴候：陰性。
- <u>Hoffmann反射：左右とも陽性</u>。

[*5]

Mann試験は，よりバランス能力を要する継足（tandem）の状態で閉眼させて評価する。基本原理は，何とかバランスを保てる程度の姿勢にして閉眼による変化を感度良く捉えることであるため，患者に応じて立たせ方を適宜調整する。よって筆者は若年者にこの診察を行う場合，片足立ちで閉眼させることもある。いずれの姿勢でも，視覚の遮断（閉眼）でふらつきが増強すれば陽性であり，脊髄後索・末梢神経 and/or 前庭の障害を示唆する。

検査

- 血液・尿検査：異常なし。
- 頸胸髄MRI（図2）

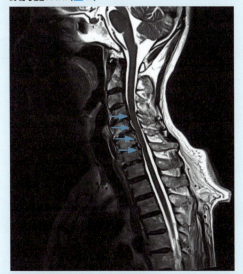

図2　頸胸椎MRI（T2強調像）
C4～7に脊髄圧排像を認める。

研：Hoffmann反射陽性です！　でもMRIで脊髄内に輝度変化は認めません…。

指：髄内輝度変化は脊髄の変性を示すとされていて，それが明瞭化する前に手術したほうが予後が良いという報告もある[3]。つまり輝度変化なしは除外根拠にならない。

研：頸椎症性脊髄症の診断ってメチャクチャ難しいです！！

・・・・・・・・・・・・・・・・・・・・・・・・・・・ 時間経過 ・・・・・・・・・・・・・・・・・・・・・・・・・・・

研：後にふらつきの増強と箸が使いづらいなど巧緻運動障害が出現しましたが，椎弓形成術を施行して症状は改善しました。

指：OK。ふらつきの主訴で頭部MRIに異常がないと，気のせいだと思ってしまいがちでしょ。

研：危ないところでした（汗）。歩行やバランス感覚が他覚的には正常とも言える程度だったので，キーワードを「歩行障害」から「めまい」に変更し，全体像と鑑別を明確化して検証する流れを体験できました。

最終診断

頸椎症性脊髄症

器質疾患を示唆する情報	精神疾患を示唆する情報
一般検査で異常所見がある[*6]	特徴的な解釈モデル，ストレスの存在
急性期，発作性・間欠性	年齢が若い，精神疾患の既往がある
増悪・寛解因子が明確	増悪・寛解因子が不明確
進行性（悪化傾向）	主訴が多い，症状が変化して慢性経過
生活への支障・対処法が理解可能	生活への支障・対処法が理解しがたい

[*6] 頸髄MRIは器質疾患の評価に基づいて施行した特殊検査であるため，合致する所見に含めない。

学習のPoint

- 歩行時のふらつきを訴える場合，「歩行障害」だけでなく「めまい」をキーワードに鑑別する。
- 有意な転倒歴があれば器質疾患を疑う。なくても急性発症や進行性なら器質疾患を検討する。
- 頸髄症はふらつきや手指の巧緻運動障害など曖昧な症状を訴えるため見逃しやすい。感度が十分な身体所見や検査がないため，各種身体診察とMRIで評価する。

● 文 献 ●

1) 鈴木慎吾：続・外来診療の型 苦手な主訴にも同じ診断アプローチ！ メディカル・サイエンス・インターナショナル，2022，p34-6．
2) 鈴木慎吾：続・外来診療の型 苦手な主訴にも同じ診断アプローチ！ メディカル・サイエンス・インターナショナル，2022，p174．
3) 町野正明，今釜史郎：頸椎症性脊髄症における術後MRI上髄内輝度変化の消退が術後成績へ及ぼす影響．臨床雑誌整形外科．2020；71(7)：827-31．

例題 7　18歳女性

主訴 激しい頭痛，動悸，足がしびれ重い，めまい，ふらつき，胸から背中の痛み，吐き気，顔面蒼白，発汗

問診票

既往歴	なし
内服薬	ロキソニン（頓服）
家族歴	なし
生活歴	喫煙：なし 飲酒：なし
アレルギー歴	なし
妊娠歴・月経歴	問題なし
バイタルサイン	体温36.2℃，血圧112/73mmHg，脈拍数69回/分（整），SpO_2 99%，呼吸数14回/分

現病歴

1カ月前からのたうち回るほどの激しい頭痛を繰り返している。頭部CTで異常なく，片頭痛として5種類以上の薬を試すもまったく改善しなかったため紹介受診した。

- **O** 急に。
- **P** なし。
- **Q** 脈を打つような痛み。
- **R** （主訴にあるような症状）。頭痛なしで随伴症状のみが短時間生じることもある。
- **S** 部位は後頭部。右側頭部のこともある。
- **T** 30分程度持続し，速やかに消失する。間欠期は1時間〜数日。

研修医（以下，研）：発作性の症状なのでVAPEで鑑別します（☞第2章1 表3参照）。

指導医（以下，指）：OK。ここまでの情報で，精神疾患と器質疾患どちらを

疑う？

研：発作性に動悸，しびれ，めまい，胸部症状，悪心，発汗といったパニック症の13の症状のうち6つがあり，年齢が若いので精神疾患のパニック症を疑います（☞第2章4①参照）！

指：では検証してみよう。

> **精神疾患の問診（1）**
> ◆ パニック症の13の症状（☞第2章4①参照）：動悸，しびれ（異常感覚），めまい，胸痛，吐き気（腹部不快感），発汗の6項目該当（診断基準≧4）
> ◆ 予期不安，回避行動：鎮痛薬を内服してから登校する。頭痛が激しいと学校に行けない。
> ◆ ストレス：学校の試験勉強は大変だが，それは以前から変わらない。友人や家族との問題は特にない

研：パニック症でよさそうです！

指：合わないところは？

研：rule outに意識を向けることをまた忘れていました…。疫学は若年女性で良いですし，OPQRSTもパニック症に矛盾しないように思います。

指：いや，2つ気になるところがある。まず**パニック症は13もの症状が対象なのに，そこに頭痛は含まれていない**ね。それに，のたうち回るほどの強い痛みなら，パニック症でなくても過換気になってしびれやめまいが生じうるよ。

研：発作の経過を聞いてみると，基本的に頭痛から始まって，呼吸が荒くなってから口周りや四肢がしびれるようです！ 激しい頭痛に随伴した過換気症候群かもしれません。

指：うん。もう1つは予期不安と回避行動。パニック症は不安症の一種だから，過剰な不安によって行動を回避するわけだ。鎮痛薬は頻度や程度によっては理解可能な予防的行為かもしれない。それに「頭痛が激しいと学校に行けない」ということは，頭痛がなければ学校に行けるのでは？

> **精神疾患の問診（2）**
> ◆ 頭痛がない日はバスや電車に乗って通学している。移動中に発作が起こったら不安なので，鎮痛薬を予防的に飲んでいる。効果はあまり感じないので続けるべきか悩んでいる。

研：予期不安は多少ありそうですが，頭痛がなければ行動制限がなさそうです。

指：少なくとも典型的なパニック症とは言えないね。頭を解剖学的にイメージしながらVAPEで頭痛の鑑別を挙げて，追加の問診を加えて検証してみよう[1]。

鑑別診断と検証

V[*1]
- △ 片頭痛：持続時間が短いが，悪心と生活への支障という全体像に合致しており，commonのuncommonの可能性を検討。
- × 三叉神経・自律神経性頭痛（持続時間から群発頭痛または発作性片側頭痛）：発汗は片側顔面に限局しておらず，鼻汁・鼻閉や流涙などの自律神経症状がないため合致しない。
- △ 可逆性血管攣縮症候群（RCVS）：頭痛の発症様式や程度は合致するが，入浴，労作，Valsalva手技などの誘因がなく，短時間で完全に消失するのは非典型的。
- × 緑内障：若年者では稀であり，発作時に視力変化がない，短時間で完全に消失するのは非典型的。発作時に診察できれば，充血・対光反射消失がないことを確認したい。

A：該当なし
P：（パニック症，変換症）
E
- △ 甲状腺機能異常症：発作性は合わないが，commonのuncommonも除外するため血液検査で確認する。
- △ 褐色細胞腫：発作性の頭痛と自律神経症状（動悸，悪心，顔面蒼白，発汗）が合致する。ただし稀な疾患なので確率を高く見積もりすぎないようにする。
- △ 低血糖：頭痛や自律神経症状は起こるが，通常激しい頭痛にはならない。

[*1] 便宜的に一次性頭痛や周囲の構造物も含めている。

研：最も疑わしいのは褐色細胞腫でしょうか？

指：褐色細胞腫を疑う状況でも，確率的な問題から他疾患のことが多いね。ただし片頭痛の治療薬で改善なく，他に有力な鑑別がないから相対的に精査すべき段階だ。積極的に疑うなら酸性蓄尿で24時間の尿中メタネフリン・ノルメタネフリンを測定しよう[*2]。

検査

- ◆ 血液・尿検査：蓄尿のメタネフリン1.05mg/日↑（基準値：0.04〜0.20mg/日），ノルメタネフリン3.28mg/日↑（基準値：0.09〜0.28mg/日）（他一般項目に異常なし）。
- ◆ 腹部超音波で左副腎腫瘤あり。
  → 腹部単純CT追加：左副腎に42mm大の腫瘤あり。

[*2] 褐色細胞腫のスクリーニング検査では，感度の高い血中遊離メタネフリン分画（遊離メタネフリン・ノルメタネフリン）が推奨されている（2019年から保険収載）。20分以上安静臥床後に採血する。

研：メタネフリンとノルメタネフリンが高値で，腹部超音波とCTでは褐色細胞腫を疑う腫瘍を認めました！　内分泌内科に紹介します。

指：OK。褐色細胞腫では造影剤の注射で発作（血圧上昇，頻脈，不整脈など）を誘発することがあるから，これ以上の精査は専門科にお願いしよう。

研：内分泌科ではMIBGシンチグラフィーを行い，左副腎に集積亢進がありました。若年発症なので遺伝性疾患が疑われ，甲状腺，副甲状腺，下垂体，膵臓などの精査と*RET*遺伝子変異より，多発性内分泌腫瘍症（multiple endocrine neoplasia：MEN）2Aの最終診断でした。いやー，稀な疾患もしっかり勉強して鑑別しないといけないのですね。

指：それも間違いではないけど，今回の**ポイントは最初に想起すべき「片頭痛やパニック症に合致しない」と検証したこと**だよ。「精神疾患ではない」と判断できれば，commonのuncommonやuncommon（rare）に集中することができる（☞第1章1 図1参照）。だから最初に片頭痛の治療が試されていたのは理解できるし，治療経過が合わないとして診断を考え直す基本姿勢が大事だ。

研：**最初からすべてを考え尽くすのではなく，疾患頻度と重症度・緊急性を含めて判断し，治療経過で再検証する**のですね。では典型的なパニック症では，画像精査や特殊な血液・尿検査は不要ですか？

指：意見が分かれるところだけど，褐色細胞腫の頻度は年間10万人に0.1〜0.2人と稀だから，個人的には一般的スクリーニング検査（☞第2章1参照）まででいいと思う。パラガングリオーマ（副腎外の褐色細胞腫）は10％程度しかないことを考慮して，腹部超音波で副腎腫瘍がないことを確認してもいいね。

研：**有症状の褐色細胞腫では，その多くが副腎に3cm以上の腫瘍を認める**ので，有用なスクリーニング検査になるのですね？

指：その通り。ただし同じ副腎の疾患でも，原発性アルドステロン症は微小腺腫（microadenoma）が結構あって，画像検査での腫瘍の有無は参考所見と考えたほうが良い。むしろ，非機能性の副腎腫瘍（incidentaloma）を発見して，実際の病変は画像上"正常"なその対側だったということも少なくない。

研：メチャクチャわかりづらいです！　疑う疾患によって除外・確定のための検査や判断基準が異なるのですね。

指：話を戻すと，動悸や呼吸苦が主症状のパニック症では不整脈などが鑑別になるから，発作時の脈拍数やリズムを本人に確認してもらったり，Holter心電図を施行したりして，他疾患をできるだけ除外する努力は

しよう。

研：発作時の診察が有用で，それが難しい場合には問診で評価する。十分除外できなければ客観的な所見を集めるのですね。

指：今のスマートウォッチは血圧，脈拍，呼吸数，体温，SpO_2，心電図などを計測できる機種があるから，不整脈などの検出に有用という論文もあるよ[2]。

最終診断

褐色細胞腫→MEN2A

器質疾患を示唆する情報	精神疾患を示唆する情報
一般検査で異常所見がある	特徴的な解釈モデル，ストレスの存在
急性期，発作性・間欠性	年齢が若い，精神疾患の既往がある
増悪・寛解因子が明確	増悪・寛解因子が不明確
進行性（悪化傾向）	主訴が多い，症状が変化して慢性経過
生活への支障・対処法が理解可能[*3]	生活への支障・対処法が理解しがたい

*3 境界領域で判定保留とした。

学習のPoint

- パニック発作の診断基準に頭痛は含まれない。
- パニック症では，過度な不安による予期不安と行動制限が特徴的である。
- パニック症を想起するような発作性の頭痛では褐色細胞腫を鑑別する。
- 褐色細胞腫のスクリーニングは，血中遊離メタネフリン分画の感度が高い。積極的に疑う場合には，24時間蓄尿で尿中メタネフリン・ノルメタネフリンをオーダーする。また，症状を呈する褐色細胞腫の多くは3cm以上なので，画像検査も有用である。
- 代謝・内分泌疾患では，精神疾患を思わせる症状を訴えることが多い。

●文献●

1) 鈴木慎吾：外来診療の型 同じ主訴には同じ診断アプローチ！ メディカル・サイエンス・インターナショナル，2020，p124-6.
2) Spatz E, Ginsburg GS, Rumsfeld JS, et al: Wearable digital health technologies for monitoring in cardiovascular medicine. N Engl J Med. 2024;390(4):346-56. PMID: 38265646

第3章　Part 1　発作性・間欠性

例題 8　32歳男性
[主訴] 意識が遠のきそうになる

問診票	
既往歴	なし
内服薬	なし
家族歴	なし
生活歴	喫煙：20本/日 飲酒：日本酒1合/日
アレルギー歴	なし
妊娠歴・月経歴	
バイタルサイン	体温36.6℃，血圧126/78mmHg，脈拍数75回/分（整），SpO₂ 98%，呼吸数14回/分

現病歴

10日前から気が遠くなるような，体の力が抜けるような感じを繰り返している。

- ⓞ 徐々に。
- ⓟ 車の運転中に多いように思う。車のエアコンをかけて冷やすと少し良いかも。
- ⓠ 気絶してしまいそうだが，実際に気を失ったことはない。
- ⓡ 動悸も感じる。
- ⓢ 運転を控えるようにしている。
- ⓣ 1日1〜3回くらい起こる。1回20〜30分くらい続き，その後徐々に改善していく。

研修医（以下，研）：車の運転が関係する疾患は考えにくいです。誘因とは思えないので外して考えて良いでしょうか？

指導医（以下，指）：たとえば，**てんかん発作**では「光過敏性てんかん」[1]，

「読書てんかん」[2)]などいろいろな刺激が誘因になるよ。ちなみに「冷やすと少し良い」についても，**狭心症はストレスや温熱（食事，入浴）など様々なものが誘因になる**[3)]。

研：common diseaseは何でもありでした…。明確な増悪・寛解因子か判断するには，もう少し状況の詳細が必要ということですね。

指：その通り。まずは問題点の明確化だよ。

> **追加の問診**
> ◆ 最初の数回は運転中に起こった。それで車の運転を控えたが，同じような症状を繰り返している。光や音など，他の誘因は思い当たらない。運動時や安静時にも起こる。

研：少なくとも自動車の運転以外でも発作が頻回に起こっており，明確な誘因ではなさそうです。VAPE（☞第2章1 表3参照）で以下の鑑別を挙げました。1日20本の喫煙歴もあり，心血管疾患を一番に疑います！

指：今回は前失神を疑う主訴だから，失神に準じた評価だね（**図1**）[4)]。動悸を伴うなら心血管疾患に注意が必要だけど，若年者だと不整脈のほうが確率的に高いかな。

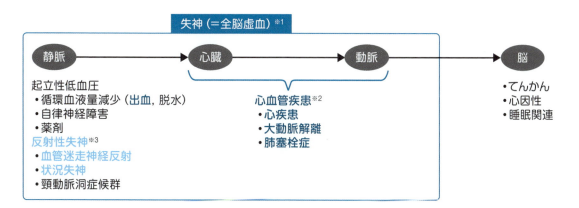

図1　一過性意識障害の診断の全体像
※1　文献によっては全脳虚血以外による一過性意識障害も失神に含めているが，本書では「失神＝全脳虚血」と定義する。
※2　一般的には"cardiogenic（心原性）"と分類されることが多い。本書では大動脈解離や肺塞栓を漏らさぬよう"心血管疾患"と表記する。
※3　徐脈を起こすこともあり心臓が関与しうるが，便宜的に位置づけた。
青色：緊急・重症疾患，水色：遭遇頻度が高い疾患

（文献4より転載）

鑑別診断と検証

V
- △ 狭心症：若年者での発症は非典型的であるが，家族性高コレステロール血症や糖尿病はスクリーニングしておく。30分前後の持続時間で，安静時を含めて1日に何度も発作を起こしているなら不安定狭心症（急性冠症候群）であり，心電図変化や心筋逸脱酵素の上昇がないことも確認しておく。
- △ 不整脈：発作の終わりが緩徐なのは非典型的。発作時の脈拍は確認したい。

A
- × アナフィラキシー：食物などの誘因なく何度も繰り返し，前失神（血圧低下による脳虚血）を起こすほどの発作が短時間で自然寛解するのは考えにくい。
- × 喘息発作：気管支喘息の既往や咳・呼吸苦・喘鳴はなく，短時間で自然軽快するため否定的。

P：(パニック症，変換症)

E
- △ てんかん：意識が保たれるので単純部分発作となるが，30分以上発作が治まらず，さらに全般化せずに持続するのは稀。common diseaseなので，他に合致する疾患がなければ再検証。
- △ 低血糖：糖尿病治療薬の内服や胃切除歴はないが，他に合致する疾患がなければ発作時の血糖値を確認する。
- × 周期性四肢麻痺：脱力感の原因となるが，意識が遠のく感じを説明しがたい。
- × 褐色細胞腫：稀かつ感度の高い頭痛がないので否定的。

研：血液検査と心電図をオーダーし，パニック発作の検証もしてみます。

検査（1）
- ◆ 心電図，血液検査（一般検査に心筋トロポニン，脂質関連，HbA1c追加）：異常なし。

精神疾患の問診
- ◆ パニック症の13の症状：動悸，めまい感，死の恐怖，四肢しびれ，悪心，体の熱感の6項目該当（診断基準≧4）。
- ◆ 予期不安，回避行動：発作が不安で自動車の運転を控え，ここ1週間は仕事を休んでいる。本日の受診は奥さんに運転してもらった。電車やバスには1人で乗れないと思う。発作が起こると困るので，人が多いところに行くのも避けたい。
- ◆ ストレス：職場で1カ月前から新人教育を任されたが，態度が悪い者がいてどうしていいかわからない。
- ◆ 解釈モデル：頭の病気が心配。

研：パニック症はあまり考えていませんでしたが，典型的な症状が揃っています！　確かに☞例題7と違って不安による回避行動が過剰に思えます。

指：**パニック症はclosed questionで随伴症状を聞き出せるかが大きな鍵**だ。**主訴だけで話を進めるとミスリードされるから**，発作性の症状で他に確定的な診断がなければ，必ず検証しよう。今回のように，発症前に何らかの環境変化やストレス因子を有することも多いね。

研：はい。世の中のパニック症がたくさん見逃されていることを実感できました。では精神科に紹介状を書きます。

指：他にやることはない？

研：えーと…，除外を意識して再検証でしょうか？　疫学やOPQRST，検査結果も問題ないので，まずは治療経過をみたいと思います。

指：**「急性期」は器質疾患を示唆する情報**だからもう少し検証しよう。☞例題7と同じく意見が分かれるところだけど，特に狭心症や不整脈は高頻度かつ突然死を起こしうる疾患で，さらに除外が難しいから慎重に検証したほうがいい。**てんかん患者で変換症が多いように**（☞第2章4②参照），**器質疾患が原因でパニック発作を合併することもある**。

研：心血管疾患は除外が難しく，合併も考慮しないといけないのですか…。毎日のように発作が起こっているのでHolter心電図でどうでしょうか？

指：それがいいね。発作時の心電図が得られれば不整脈はしっかりrule outできる。可能なら発作時の血圧も計ってもらおう。上肢の血圧低下がなければ不整脈による脳虚血（心拍出量低下）は否定できる。あとはパニック発作に対してどうする？

研：えーと…，この発作で命に関わることはないと説明するのが良いと聞いたことがあります。

指：安心感を与えるのだね。それと対処法として呼吸法を指導しよう[*1]。重症筋無力症や閉塞隅角緑内障がなければ，発作時用に短時間作用型のベンゾジアゼピン系抗不安薬［例：アルプラゾラム（ソラナックス®）］を処方してもいいよ。

研：え！？　ベンゾジアゼピン系抗不安薬は依存性が問題視されていますが処方していいのですか？　症状をマスクするので精神科の先生に嫌がられないですか？

指：だから発作時に短時間作用型を頓服なのだよ。メインの治療薬は選択的セロトニン再取り込み阻害薬（SSRI）だけど，少量から開始して，漸増して効果を発揮するまで数週間かかる。そのため初期にはベンゾジ

[*1] 様々な方法が提唱されているが，基本的には呼吸にのみ意識を集中させる。自然に腹式呼吸となるよう前かがみになり，ゆっくり息を吐ききり，自然に軽く息を吸うことを繰り返す。

アゼピン系抗不安薬を併用することが多い。その場合は1カ月以内に終了することをあらかじめ説明しておくのが基本だ。

研：ベンゾジアゼピン系は長期の漫然投与が問題で，短期間でやめることを前提にしておけば良いのですね。

指：もし自分で治療するときには，SSRIの初期に悪心などの消化器症状が出やすいこと，開始や増量時にセロトニン症候群の危険があること，ときにQT延長などをきたすから定期的な心電図確認が望ましいことなどを押さえておこう。増量のタイミングだけでなく，減量や中止のタイミングも知っておかないとね。

研：いろいろ考えることがあって大変です…。

検査(2)
- Holter心電図：異常なし。

研：検査中に発作がありましたが，そのときの心電図に異常はありませんでした！ 精神科ではパニック症の診断でパロキセチンが開始されました。

最終診断

パニック症

器質疾患を示唆する情報	精神疾患を示唆する情報
一般検査で異常所見がある	特徴的な解釈モデル，ストレスの存在
急性期，発作性・間欠性	年齢が若い，精神疾患の既往がある
増悪・寛解因子が明確	増悪・寛解因子が不明確
進行性(悪化傾向)	主訴が多い，症状が変化して慢性経過
生活への支障・対処法が理解可能	生活への支障・対処法が理解しがたい

学習のPoint

- 発作性の症状ではパニック発作が有力な鑑別である．主訴は少なくても，closed questionで多数の随伴症状が聞き出せる．
- パニック症は不安症群に含まれ，予期不安と行動制限が特徴．
- 症状がパニック症に類似する器質疾患は多く，併存を含めてVAPEで鑑別する．特に心血管疾患の除外は慎重に行う．

● 文 献 ●

1) Padmanaban V, Inati S, Ksendzovsky A, et al：Clinical advances in photosensitive epilepsy. Brain Res. 2019；1703：18-25. PMID: 30076791
2) Miller S, Razvi S, Russell A：Reading epilepsy. Pract Neurol. 2010；10(5)：278-81. PMID: 20858629
3) 鈴木慎吾：外来診療の型 同じ主訴には同じ診断アプローチ！ メディカル・サイエンス・インターナショナル，2020，p187.
4) 鈴木慎吾：続・外来診療の型 苦手な主訴にも同じ診断アプローチ！ メディカル・サイエンス・インターナショナル，2022，p72-4.

例題 9　34歳男性
主訴　急に意識が薄れることがある

問診票

既往歴	なし
内服薬	なし
家族歴	なし
生活歴	なし
アレルギー歴	なし
妊娠歴・月経歴	
バイタルサイン	体温36.2℃, 血圧110/65mmHg, 脈拍数71回/分(整), SpO₂ 98%, 呼吸数12回/分

現病歴

1年前の仕事中, 眠気に続き足に違和感が生じて奇声を発した。同僚の声がけで次第に意識がはっきりしたが, 床に寝転んで自分の体を叩いていたと言われた。その後も同様のエピソードがあるため受診した。

- **O** 急に。
- **P** 夕方以降に起こりやすい。疲れが溜まっている時期に起こりやすいかもしれない。
- **Q** ボーッとする感じと異常行動。行動は覚えているものと覚えていないものがある。
- **R** 眠気と下肢の違和感, イライラ感や落ち着かない感じを伴う。足首を回すなどで処置している。運動障害なし。
- **S** 症状のないときは仕事・日常生活に支障なし。
- **T** 数分で治まる。1〜2カ月に1回くらいの頻度。

研修医（以下, 研）：さすがに精神疾患だと思いますが, まずは問題点を明確化し, 器質疾患を鑑別しようと思います。意識障害なのでAIUEOTIPS

を鑑別します。

指導医（以下，指）：今回の問題点は一過性意識障害だよ。**意識障害とは鑑別疾患が異なるからしっかり区別**しよう。

研：すみません，そうでした！　一過性意識障害なら失神とそれ以外の発作に二分されるので，まず失神に合致するかを確認します[1]（☞例題8 図1参照）。失神は「一過性の意識消失発作の結果，姿勢が保持できなくなり，かつ自然に，また完全に意識の回復がみられること」ですが，この患者さんは意識が完全に消失していないときがあり，脱力もありません。

指：そうだね。前失神としても異常行動は説明しづらいから，まずは失神以外を考えたほうがよさそうだ。すると鑑別は？

研：てんかん，心因性，睡眠関連です（☞例題8 図1参照）[*1]！　稀な原因では低血糖，低酸素血症，一酸化炭素中毒，（睡眠関連に含まれる）ナルコレプシーです[2]。基礎疾患はなく，だいたいが職場（大勢の職員と共同の場）で起こっているので，低酸素血症や一酸化炭素中毒は否定的です。

指：OK。**てんかんを疑うときは心血管疾患もセットで考える**よ。

研：はい。各疾患に関連する情報をclosed questionで追加聴取しながら検証します（☞第1章1 図1参照）。

[*1] VAPEで考えても同様。

鑑別診断と検証

V[*2]
- △ 心血管疾患：短時間での繰り返しなので肺塞栓症は否定的。狭心症[*2]や不整脈で下肢症状は非典型的だが，common diseaseなので他疾患で説明できなければ再検証する。

A：該当なし

P：（パニック症，変換症）

E
- △ てんかん：異常行動を覚えているのは非典型的。ただしcommon diseaseかつ臨床像のバリエーションに富むので，他疾患で説明できなければ再検証する。
- △ 睡眠関連：睡眠時無呼吸症候群やナルコレプシーとして眠気は合致するが，床に寝転んで自分の体を叩いていた行動は説明できない。ただし睡眠関連疾患は多種多様なので，他疾患で説明できなければ再検証する。
- ○ 低血糖：稀な原因だがclosed questionで確認すると，夕方の発作時には空腹のことが多かった。ここ1年で7kg体重増加しており，臨床像は合致する。

[*2] 特に冠攣縮性狭心症は失神を起こしやすい。

> **精神疾患の問診**
> - パニック症の13の症状：「気が遠くなる感じ」が近いが，他症状なし。予期不安・行動制限なく，周囲からは休むよう言われているが仕事を続けており回避行動がみられない。
> - ストレス：仕事が忙しいときはストレス。家庭や友人とのトラブルはない。
> - 2質問法：抑うつ気分なし。趣味として，野球など運動をしている。楽しい。
> - 解釈モデル：うつ病かと思ったが違うような気がする。ストレスや睡眠不足が関係しているかもしれない。

研：最初は精神疾患だと思いましたが，パニック症，変換症どちらにも合いません。体重増加は食欲亢進によるそうで，低血糖の可能性を高めます。でも，奇声を発するなど異常行動を起こしたりするのでしょうか？ 同僚の声がけで自然軽快しているのも合わないように思います。

指：代謝・内分泌疾患の臨床像は多彩だよ。**低血糖は片麻痺，けいれん，交感神経症状（四肢のしびれ・ふるえ，動悸，発汗），睡眠中（空腹時）の異常行動など，脳卒中，てんかん，パニック発作を思わせる症状を引き起こす**。それと，低血糖では交感神経が興奮して，アドレナリンやグルカゴンを介して血糖値が上昇するから自然軽快も珍しくないね。

研：難しいです…。

指：てんかん発作も，**特に高齢者に多い非けいれん性てんかん重積状態（nonconvulsive status epilepticus：NCSE）では混乱，無気力，奇異行動，不安・興奮など精神疾患のように思える症状を起こす**。だからこれらの疾患は，何らかの原因が特定できるまで常に頭の片隅に置いておく必要があるよ。脂質やHbA1cを加えた一般検査をしてみよう。

> **検査**
> - 血液検査：血糖値51mg/dL（HbA1c 4.9mg/dL）（他一般項目に異常なし）。

研：診察中は意識清明だったのに明らかな低血糖です！

指：慢性的な低血糖で体が慣れてしまったのだろうね。今回は低血糖を特定できたから話が早いけど，発作時にしか低血糖を確認できないこともある。

研：発作時の診察・検査が大事とはわかっていても，実際は難しいです。

指：ナルコレプシーのカタプレキシー（情動脱力発作）が疑われた症例で，発作時に医師が腱反射を確認しつつ，心電図，筋電図，脳波で各種疾患を除外している動画がある[3]。発作性の疾患を特定するには，これほどの気合いが必要なのだよ！

研：これは背景を想像すると準備が大変だったと思います！　その努力には敬服しますが，端から見ていると何度も腱反射を確認している姿がちょっと面白いです（笑）。

指：確かにね（笑）。ちなみに**急性の低血糖をみたら，まずは敗血症，副腎不全，薬剤性（糖尿病治療薬）を原因として疑う**よ。迅速な対処が必要だからね。慢性かつそれら疾患が否定的なら，どんな原因を考える？

研：食事は十分摂取しているので，インスリノーマでしょうか？　もし胃切除歴があればダンピング症候群も考えます。

指：うん。インスリノーマとセットで考える疾患として，インスリン値が著明高値ならインスリン自己免疫症候群を示唆するよ。内分泌科にコンサルトしつつ，外注検査，画像検査を施行しよう。

……………………………………………… 時間経過 ………………………………………………

研：空腹時（低血糖時）のインスリン値は $37.3\,\mu U/mL$，Cペプチド$4.35\,ng/mL$ と共に高値で，造影CTで膵尾部に13mm大の造影効果に富む腫瘤を認め，カルシウム動注試験によりインスリノーマの診断が確定しました。手術が予定されています。

指：**インスリノーマは2cm以下の大きさが多くて，CTの感度はそんなに高くない**ことに注意しよう[4]。だから今回は非発作時に低血糖を，CTで腫瘤を特定できたわかりやすい症例だ。低血糖では一般的に自律神経症状と中枢神経症状がみられるけど，発作時の自律神経症状が不明確なのは非典型的だったね。

研：スクリーニング検査で異常がなかったら精神疾患と思ってしまう臨床像ですし，腫瘍なのにCTの感度が高くないのは医者泣かせです（泣）。なお，インスリノーマの好発年齢は40代でこの患者さんはやや若いですが，他スクリーニングで基礎疾患は否定的でした。

最終診断

インスリノーマ

器質疾患を示唆する情報	精神疾患を示唆する情報
一般検査で異常所見がある	特徴的な解釈モデル，ストレスの存在
急性期，発作性・間欠性	年齢が若い，精神疾患の既往がある
増悪・寛解因子が明確*3	増悪・寛解因子が不明確
進行性（悪化傾向）	主訴が多い，症状が変化して慢性経過
生活への支障・対処法が理解可能	生活への支障・対処法が理解しがたい

*3 空腹との関連性は弱い相関なので，判定保留とした。

学習のPoint

- 意識障害と一過性意識障害では鑑別が異なる。
- 一過性意識障害では，まず失神か否かを考える。失神に合致しなければ，てんかん，心因性，睡眠関連を疑い，稀な原因として低血糖，低酸素血症，一酸化炭素中毒を考慮する。
- 代謝・内分泌疾患は精神症状を引き起こす。
- 発作性の症状では，発作時にしか異常所見を確認できないこともあるため，非発作時の臨床所見の解釈には注意する。

● 文 献 ●

1) 鈴木慎吾：続・外来診療の型 苦手な主訴にも同じ診断アプローチ！ メディカル・サイエンス・インターナショナル，2022，p73．
2) 鈴木慎吾：続・外来診療の型 苦手な主訴にも同じ診断アプローチ！ メディカル・サイエンス・インターナショナル，2022，p72-4．
3) Pizza F, Vandi S, Poli F, et al:Narcolepsy with cataplexy mimicry: the strange case of two sisters. J Clin Sleep Med. 2013;9(6):611-2. PMID: 23772196
   →Supplemental Materialに動画がある。
4) Joseph AJ, Kapoor N, Simon EG, et al: Endoscopic ultrasonography--a sensitive tool in the preoperative localization of insulinoma. Endocr Pract. 2013;19(4):602-8. PMID: 23425640

第3章　Part 1　発作性・間欠性

例題 10　16歳男性
[主訴] 呼吸が深呼吸のようになる

問診票

既往歴	なし
内服薬	なし
家族歴	なし
生活歴	喫煙：なし 飲酒：なし
アレルギー歴	なし
妊娠歴・月経歴	
バイタルサイン	体温36.6℃，血圧119/68mmHg，脈拍数66回/分（整），SpO₂ 98％，呼吸数14回/分

現病歴

サッカーの部活中に大きく息を吸うようになった。ダッシュなど労作で起こっていたが，その後は軽い運動でも生じるようになった。循環器内科で胸部X線・Holter心電図・心臓超音波を行うも異常を認めないため，当科を紹介受診した。

- ⓞ 急に。
- ⓟ 運動時に出やすい。1〜2回大きく息を吸うと元に戻る。自分で気づかないときに深呼吸をして，他者に言われて気づくこともある。
- ⓠ 大きな呼吸になる。
- ⓡ なし。
- ⓢ 部活が十分にできなくなった。
- ⓣ 1日に数回から10回くらい，だいたい毎日ある。

研修医（以下，研）：心血管，肺，血液（貧血）を鑑別します[1]。軽労作でも呼吸苦が出るようになったので進行性と考えます。

指導医（以下，指）：SQ（semantic qualifier）（キーワード）を「労作時息

切れ」や「易疲労」として鑑別を挙げたのだね。
研：はい。Holter心電図検査中に症状が出ていたそうなので，不整脈は否定的です。心臓超音波から弁膜症や心房・心室中隔欠損症などはなさそうです。血液検査も受けていて，貧血はありません。
指：いろいろ調べて不明なときは肺高血圧症も考慮するけど，心臓超音波の肺動脈圧推定値も問題ないね。ではどうする？
研：まずは問題点の明確化ですが，どう進めていいやら…。
指：OK。そもそも主訴が「呼吸が深呼吸のようになる」で，苦しくて呼吸が乱れるのとは違うよね。それに低酸素なら深呼吸を1〜2回するだけで回復するのも早すぎる。
指：言われてみると確かにそうです。詳細を聞き直して診察も追加してみます。

追加の問診（1）
- 肺に空気が入ってこないような感じがすると呼吸が大きくなる。激しい運動をしても起こらないときがある。運動以外では，緊張したときに誘発されることもある。深呼吸しないと苦しく感じるが，我慢はできる。そのうち耐えられなくなって深呼吸する。

身体診察
- 診察室で軽い運動をすると息苦しいように感じ，それを我慢しているときのSpO_2は98%で変化なし。複数回は普通の呼吸で我慢したが，後に1回大きな呼吸をして元の状態に戻った。

研：苦しく感じたときに低酸素はありませんでした。激しい運動でも出現しないことがあり，心血管，肺，血液（貧血）は否定的です。緊張も誘因とわかったので，精神疾患を疑います。
指：緊張で悪化する器質疾患もあるけど，想起したならパニック症と変換症を検証してみよう。

精神疾患の問診（1）
- パニック症の13の症状：なし。回避行動：部活（サッカー）を控えている。
- 神経症状：なし。
- 解釈モデル：テレビ番組で腎臓の病気で呼吸が苦しくなったという人をみたので，それが心配。
- ストレス：他者に大きな呼吸を指摘されるのがストレス。

研：うーん…，パニック症としては回避行動が合致しますが，随伴症状がないこと，1~2回の深呼吸（秒単位）で改善することが合いません。変換症を示唆する神経症状もないです。

指：そうだね。この患者さんの問題点はみえてきた？

研：呼吸が苦しいという「不安」だと思います。

指：確かに不安症では呼吸苦をよく訴えるけど，通常は持続的かパニック症のように発作性の強い症状になる。深呼吸をすると速やかに改善するなら，深呼吸をしたい「衝動」が問題ではないかな。すると鑑別は？

研：衝動…。もしや，強迫症ですか！？

指：強迫症は「強迫観念」に基づいて「強迫行為」をしてしまう疾患だ。そして行動が過剰で不合理的と理解しながらも，強迫行為をしないと苦痛を感じる。何度も手洗いをしたり，戸締まりや元栓を確認したり，物の位置や並べ方にこだわったりしていないか聞いてみよう。

> 精神疾患の問診（2）
> - 大きな呼吸は「してしまう」という感覚はあるけど，それが不要かはわからない。自分では気づかずに大きな呼吸をして周囲に指摘されることもあるので，体の病気だと嫌だなと思った。大丈夫と言われれば安心だが，ではなぜだろうとは思う。
> - 神経質とは言われるが，過剰な行動はしていないと思う。

研：合致しません…。無意識にも深呼吸しているので，単なる癖ではないですか？　こう言っちゃ何ですが，どうでもいい症状のように思えます。

指：そういった感覚は大事だよ。何でもかんでも共感して，稀な疾患を含めて精査し続けて，患者さんを病気にしてしまうのが最悪だ。だから漫画『NARUTO-ナルト-』で，はたけカカシが桃地再不斬の立場で考えてタズナへの攻撃を阻止したように[2]，**なぜこの症状を訴えるのか，その人になりきって分析する**。無意識，衝動的，癖（のように思える）といえば？

研：写輪眼を使って先生の思考法をコピーします…。もしかしてチックですか？　でも無意識だけでなく，意識的にも深呼吸していますよ？

指：確かに**チックは不随意運動に分類されるけど，抗しがたい衝動に続く運動であって，短時間なら意識的に抑制できる**。「肺に空気が入ってこないような感じ」が衝動の表現であって，意識的に抑制しなければ「呼吸が深呼吸のようになる」のではないかな？

研：確かに主訴は「深呼吸のようになる」と表現しています。我慢したときは「深呼吸する」と言っていますが他者に指摘されて気づくこともあり

ますし，不随意に呼吸をしてもその呼吸に気づけば「自分で呼吸した」ようように感じてしまうと思います。

指：意識と無意識は連続的だからね（☞第1章3③参照）。全体像はチックで良いと思うけど，呼吸は典型的症状でないからもう少し検証しよう。通常チックは小児期から始まるから，強くまばたきする，顔をしかめる，声を出すなどの既往がなかったか聞いてみよう。それに部活を控えるという回避行動は説明できないから理由を掘ってみよう。

> **追加の問診（2）**
> - 小学校低学年のときに「ん，ん」など声を出し，発声チックと言われたことがある。
> - サッカーの練習試合で大きなミスをしてから大きな呼吸が出るようになった。心臓の病気だったら危ないと思って運動を控えた。また失敗するのではという不安な気持ちもあり，退部を考えている。

研：練習試合での失敗が不安とストレス要因となり，チックが再発したということでしょうか？

指：その可能性が高いね。チックを有する患者さんは，強迫症や不安症を合併する頻度が高いとされるから，これらの疾患は共通する基盤があるのだろうね。音声チックと運動チックがあればTourette症候群と診断されるけど，具体的なイメージをつかむには『火星の人類学者 脳神経科医と7人の奇妙な患者』[3]がリアルだよ。

──────── 時間経過 ────────

研：この患者さんは経過観察を希望され，部活をやめてから症状がいつの間にか消失したそうです。症状改善は良かったですが，部活の復帰は目指さなくて良いでしょうか？

指：それは本人が決めることだよ。部活に復帰したいなら必要に応じてアドバイスするし，復帰を望まなければ無理に介入しなくていい。

研：でも，ストレスから逃げるだけでは成長しません。

指：確かにビールやわさびの美味しさは経験によって獲得していくように（☞第1章3⑤参照），苦手なことに繰り返し挑戦した結果，ようやくその先にある楽しさを理解できることもある。

研：自分も最初にビールを飲んだときには苦くて不味いと思いましたが，部活の先輩のスパルタ教育のおかげで今は大好物です！

指：でも逆に，休息したり離れたりしたほうが良いときもある。実際にはすごく難しいことだけど，医師がすべきことは何なのかを考えて行動しよう。

最終診断

チック

器質疾患を示唆する情報	精神疾患を示唆する情報
一般検査で異常所見がある	特徴的な解釈モデル，ストレスの存在
急性期，発作性・間欠性	年齢が若い，精神疾患の既往がある
増悪・寛解因子が明確	増悪・寛解因子が不明確
進行性（悪化傾向）	主訴が多い，症状が変化して慢性経過
生活への支障・対処法が理解可能	生活への支障・対処法が理解しがたい

学習のPoint

- よくわからない症状では，とにかく問題点の明確化が重要である。
- 病気とは思えない症状では，想像力を働かせてその患者になりきって考える。解釈モデルや生活背景から疾患や状況が浮かんでくることが多い。
- 発症年齢が合致しないときには，過去に同様の症状がなかったかclosed questionで確認する。

●文献●

1) 鈴木慎吾：続・外来診療の型 苦手な主訴にも同じ診断アプローチ！ メディカル・サイエンス・インターナショナル, 2022, p126.
2) 岸本斉史：NARUTO -ナルト-. 3巻. 集英社.
3) オリヴァー・サックス：火星の人類学者―脳神経科医と7人の奇妙な患者. 吉田利子, 訳. 早川書房, 2001.

Part 2

持続性

例題 11　44歳男性
主訴 吐き気，腹痛

問診票

既往歴	なし
内服薬	なし
家族歴	なし
生活歴	喫煙：なし 飲酒：機会飲酒
アレルギー歴	なし
妊娠歴・月経歴	
バイタルサイン	体温36.3℃，血圧138/90mmHg，脈拍数72回/分（整），SpO$_2$ 99%，呼吸数14回/分

現病歴

2週間前の起床時から悪心が出現し，軽度だが腹痛を伴うことがある。症状が改善せず体重も減ってきたため受診した。

- ⓞ 徐々に。
- Ⓟ 食後に悪化する。
- Ⓠ 悪心。
- Ⓡ ときに上腹部に痛みがある。波があり重苦しい感じ。血便・タール便なし。
- Ⓢ 食事量は普段の半分程度で，体重は2kg減った（身長170cm，体重65kg→63kg）。仕事には行っているが，上司に受診を勧められた。
- Ⓣ 横ばいの経過。悪心は常にあるが，午前中に強い。

研修医（以下，研）：持続的な悪心で食後に増悪し，疝痛様の腹痛を伴うため，胃・十二指腸潰瘍などの消化管疾患を疑います。

指導医（以下，指）：うん。2週間の持続で体重が減少し始めたなら有意な

所見だ。肝胆膵疾患や心疾患はどう？

研：忘れていました…。解剖学的に上腹部周辺の臓器を検討します[1]（☞ **例題5 図1参照**）。胆石発作では持続する悪心が合わず，急性の胆嚢炎・胆管炎・膵炎や心筋梗塞が2週間横ばいで続いているなら元気すぎます。

指：OK。**最初は型通りに鑑別を挙げて，それぞれを除外する根拠を述べるクセをつけよう**。common diseaseのuncommon presentation（commonのuncommon）の可能性，肝炎や電解質異常，消化管出血による貧血の合併などは血液検査でスクリーニングするよ。

研：はい！ 身体診察で他疾患を示唆する所見がなければ検査をオーダーします。

身体診察
- 胸部：心・肺雑音なし。
- 腹部：平坦，軟。蠕動音正常。圧痛なし。腫瘤なし。

検査（1）
- 血液検査：異常なし。

研：特記異常がなかったので上部内視鏡検査を推奨したところ，患者さんから「胃カメラで異常がなかったらどんな原因がありますか？」と質問がありました。鑑別診断を十分考えているか試されたのでしょうか？

指：そういう人もいるけど，不安または心当たりがあることが多いよ。何を確認すればいい？

研：そうか，解釈モデルです！ 追加で聞いてみます。

精神疾患の問診（1）
- 解釈モデル：疲れの影響はあると思う。機械を扱う仕事の管理職で，2～3カ月前から仕事が忙しくてつらい。

研：仕事のストレスがありました！ 症状への関与がありそうです。

指：今回は患者さんがヒントをくれたけど，器質疾患を特定できないときや器質疾患単体で説明しがたいとき，精神疾患のスクリーニングは積極的に確認する必要がある。**患者さんは聞かれたら答えられるのに，医師が質問しないから「原因不明」とされてしまうことが多い**[2]。

研：そうか。診断に至らないのは「患者が言わなかった」からではなく「医師が聞かなかった」からなのですね[3]。

指：ただし全例で最初から精神疾患のスクリーニングをする必要はないよ。

強く疑う器質疾患があれば通常の診療をして，異常がなかったときにスクリーニングすればいい（☞第1章1参照）。今回は既にストレス因子を聴取できたから，MEASLES（うつ病）と不安の問診も加えよう。

精神疾患の問診（2）

- ◆MEASLES：1カ月以上前から気分の落ち込みあり。もともと趣味はなく，同時期からテレビを見ても面白いと感じない。内容が頭に入ってこない。寝付きが悪く，中途覚醒，熟眠感の欠如あり。性欲なし。気力なし。希死念慮はない。
- ◆不安：仕事を続けていけるかが不安。

研：うつ病を疑いますが，希死念慮がないので緊急性はなさそうです。精神科に紹介で良いでしょうか？

指：精神科は基本的に予約が必要だから，患者さんが早めの受診を希望すれば診療情報提供書を作成して予約をとってもらおう。同時に上部内視鏡検査をオーダーして，こちらも再診予約をとるよ。

研：はい。仕事のストレスが関与しているので，紹介状の疑い病名は適応反応症のほうが良いでしょうか？

指：誘因がなければうつ病を考えるけど，環境要因がうつ病のきっかけになることも少なくない。大雑把に言えば，**エネルギーが枯渇して休養だけでは十分に回復できないのがうつ病，相対的なストレス過多によって心身が疲れているのが適応反応症**だね[4]。だから**適応反応症はストレスから離れると速やかに回復する**のが基本だ。

研：内因性，外因性，心因性という分類に基づけば，うつ病が内因性で，適応反応症が心因性でした（☞第1章3①参照）。この患者さんは休養だけでは回復しなさそうなので，どちらかと言えばうつ病でしょうか？

指：この状態でも仕事は休まずに出勤して"過剰適応"気味だし，その暫定診断としておこう。ただし，同じうつ病でも様々なタイプがあって，それぞれ対処の仕方が異なる[5]。また，うつ病と同様の臨床像でも**双極症は治療法が異なる**から，自分で治療まで行うなら十分な鑑別が必要だよ。

研：うつ病を疑ったら双極症が鑑別で，躁病エピソードの確認が必要でした（☞第2章4③参照）。頭部の画像検査は行いますか（☞第2章1の「一般検査で異常所見がある」参照）？

指：ここまで環境要因と発症時期が明確なら必須ではないと思うけど，紹介先の精神科医師によっても意見が分かれるところだね。頭痛など頭蓋内疾患を積極的に疑う所見もないし，今後の経過に応じて必要があれば

追加しよう。

検査(2)

- 上部内視鏡検査：特記異常なし。

研：精神科でうつ病の診断となり，休職と投薬治療で徐々に改善して食事量も戻りました！

指：OK。もし改善しなかったら考える器質疾患は？

研：悪心の鑑別は頭，内臓，化学刺激なので（図1）[1]，頭蓋内疾患を考えて頭部CTかMRI，内臓として腹部の超音波かCT，化学刺激では内服薬なく男性なので妊娠もありえません。

指：あとは**副腎皮質機能低下症**だ。検査で**低ナトリウム血症や好酸球上昇があれば積極的に疑うけど，それらがなくても除外根拠にならない**。体重が減少する悪心なら必ず考えよう。

研：低ナトリウム血症を認めないこともあるのですか!?　いつも考え忘れる難しい疾患です…。そういえば，今回は精神疾患を示唆する情報が「ストレスの存在」しかありません。

指：うつ病ではあまり合致しないことも多い。だからclosed questionでMEASLESを聴取しないと見逃しやすいね。

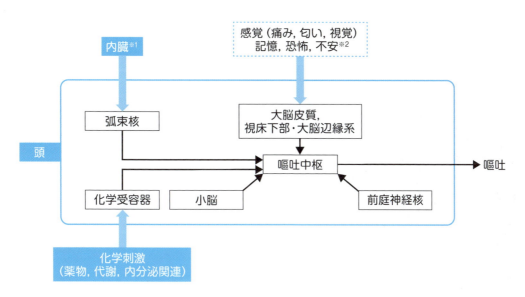

図1　嘔吐のメカニズムにもとづく悪心・嘔吐の鑑別
※1　内臓疾患による悪心・嘔吐は必ずしも弧束核が関係するわけではないが，概要の簡略化を優先して上記のように分類した。
※2　記憶，恐怖，不安は脳内の問題だが，外部刺激がきっかけになるため「頭」の外に位置している。
（本田寛和，藤田善幸：嘔気・嘔吐. 産と婦. 2017;6:670-5を改変した文献1より転載）

最終診断

うつ病

器質疾患を示唆する情報	精神疾患を示唆する情報
一般検査で異常所見がある	特徴的な解釈モデル，ストレスの存在
急性期，発作性・間欠性	年齢が若い，精神疾患の既往がある
増悪・寛解因子が明確	増悪・寛解因子が不明確
進行性（悪化傾向）	主訴が多い，症状が変化して慢性経過
生活への支障・対処法が理解可能	生活への支障・対処法が理解しがたい

学習のPoint

- 消化器症状は器質疾患，機能性疾患，精神疾患いずれでも類似する症状を訴える。よって器質疾患として精査・治療を検討しつつ，原因が不明確な場合や治療効果が乏しい場合には精神疾患のスクリーニングをする。
- 患者は心理・社会的要因を有していても，自ら述べないことが多い。精神疾患の質問を積極的に聴取する必要がある。
- うつ病のスクリーニングは「抑うつ気分」と「興味・喜びの消失」であり，本症例のように「精神疾患を示唆する情報」には該当しないことも多い。
- 抑うつをきたす精神疾患の代表はうつ病だが，適応反応症や双極症など治療法の異なる他疾患をセットで鑑別する（☞第2章3 図1参照）。

● 文 献 ●

1) 鈴木慎吾：外来診療の型 同じ主訴には同じ診断アプローチ！ メディカル・サイエンス・インターナショナル，2020, p233.
2) Nijrolder I, van der Windt D, de Vries H, et al: Diagnoses during follow-up of patients presenting with fatigue in primary care. CMAJ. 2009;181(10):683-7. PMID: 19858240
3) 鈴木慎吾：外来診療の型 同じ主訴には同じ診断アプローチ！ メディカル・サイエンス・インターナショナル，2020, p15.
4) 鈴木慎吾：続・外来診療の型 苦手な主訴にも同じ診断アプローチ！ メディカル・サイエンス・インターナショナル，2022, p127.
5) 春日武彦：あなたの隣の精神疾患．集英社インターナショナル，2021, p37-67.

第3章　Part 2 持続性

例題 12　77歳女性
[主訴] 食思不振

問診票

既往歴	高血圧症, 脂質異常症
内服薬	アジルサルタン, ロスバスタチン
家族歴	なし
生活歴	喫煙：なし 飲酒：なし
アレルギー歴	なし
妊娠歴・月経歴	（記載なし）
バイタルサイン	体温35.8℃, 血圧130/64mmHg, 脈拍数66回/分（整）, SpO₂ 97％, 呼吸数12回/分

現病歴

4カ月前から食欲がなくなり体重が減ってきた。心配した家族が病院受診を勧め, 消化器内科で血液検査, 上部内視鏡検査, 腹部単純CTを施行するも異常がなかったため当科を紹介受診した。

- **O** 徐々に。
- **P** なし。食物をみると気持ち悪くなる。
- **Q** 食べたいと思えない。
- **R** 食後に吐き気を感じるが嘔吐はしていない。血便・タール便, 便秘や下痢はない。腹痛もない。体重はこの3カ月で5kg減った（身長156cm, 体重56kg→51kg）。
- **S** 食事量は元の2割程度。水分摂取も少なめで複数回点滴を受けた。
- **T** ここ1カ月は横ばいの経過。

研修医（以下, 研）：胃カメラとCTで異常がないと困ります…。
指導医（以下, 指）：食欲があるのに食べられない場合には消化管疾患が多いけど, 悪心や食思不振は何でもありで, 頭・内臓・化学刺激に分けて

135

考えよう（☞例題11 図1参照）¹⁾。腹痛や腹部圧痛がまったくない胃・十二指腸病変もあるけど，今回は既に十分精査されているね。

研：悪心は鑑別が多すぎるので，まずはフォルダ式に系統を分ける²⁾*¹のですね。内臓では心疾患を除外すれば残るは機能性胃腸症ですが，5kgの体重減少が非典型的です。化学刺激では，年齢から妊娠はありえません。電解質や甲状腺は既に確認されています。

指：OK。**高カルシウム血症は（検査されない，または低アルブミン血症が考慮されず）見逃されていることが多い**けど，今回は問題ないね。同時に精神疾患もスクリーニングしてみよう。

*1 フォルダ式思考法とは，マクロな視点とミクロな視点を併用するためにMacintoshのフォルダ表示をイメージして考える方法²⁾。悪心では頭，内臓，化学刺激の3つの上位フォルダを用意し，内臓のフォルダ内に心，肝胆膵，泌尿・生殖器，消化器などの下位フォルダを含める。そして，臨床所見から各臓器に合致する具体的な疾患（さらに下位のフォルダ）を想起・検証する。

追加の問診・身体診察

- 頭痛なし。視覚変化なし。目の充血や瞳孔の左右差なし。対光反射正常。
- 胸部：心・肺雑音なし。
- 腹部：圧痛なし。腫瘤なし。
- 新規薬剤なし。サプリメントも摂取していない。

精神疾患の問診

- MEASLES：気分の落ち込みあり。興味・喜びの消失あり（もともと趣味はないが，よく見ていたテレビ番組が面白く感じない。見たいと思わない）。不眠あり（入眠困難と中途覚醒），気力の低下あり，希死念慮あり（いずれも食欲低下と同時期から。具体的な方法の考案なし）。躁・軽躁エピソードなし。
- 解釈モデル：夫が亡くなった影響かもしれない。
- 環境変化：食欲が落ちる前に夫が亡くなった。元気だったのに，心筋梗塞で急だった。

研：うつ病に典型的な回答でした！　自らは述べなくても，ストレスや環境変化を聴取するとこんなに情報が出てくるのですね。

指：☞例題11と同じだね。1カ月以内の不調だったら急性ストレス症として治療せずに経過をみるのが基本だけど，長期間ならうつ病として介入したほうが良い。

研：頭の画像検査や副腎皮質機能の確認は不要ですか？

指：夫との死別がきっかけのうつ病で確定的だけど，4カ月の持続で体重減少もあるから検査しておこう。ところで，食事がほとんど摂取できていない結果生じる器質疾患は？

研：うーん…。栄養失調とサルコペニアでしょうか？

指：そうだね。特に短期間で欠乏する重要な微量元素は？

研：ビタミンB₁です！　数日で欠乏することもあると聞きました。

指：OK。**血液検査でビタミンB₁濃度を測定するけど，体内貯蔵量を反映しているわけではないから解釈は難しい**[3]。つまり**ビタミンB₁が基準値内でも欠乏症のことがある**からアリナミン®（フルスルチアミン）を投与しよう。そして精神科に紹介しつつ，頭部MRIと早朝採血を予定しよう。

研：はい。微量元素の血中濃度の評価は難しいのでした。

検査（1）

- 血液検査（早朝採血）：Hb 10.8g/dL（MCV 97fL），ビタミンB₁ 29ng/mL（基準値24〜66），ビタミンB₁₂ 733pg/mL，葉酸 8.7ng/mL，ACTH 15.5pg/mL，コルチゾール13.6μg/dL，フェリチン102ng/mL（他の一般項目に異常なし）*2。
- 頭部MRI：異常なし。

研：頭部MRIは問題なく，精神科ではうつ病の診断で投薬が開始されました。正球性貧血がありますが，鉄欠乏やビタミンB₁₂・葉酸の欠乏はありません*3。コルチゾールは境界領域です。迅速ACTH負荷試験が必要ですか？

指：まず**血清ビタミンB₁₂は基準値内（ときに高値）でも欠乏症の可能性が残る**けど[4]，胃切除歴や萎縮性胃炎などの吸収障害や貧血以外の臨床所見がないから，いったんは問題なしと判断しよう*4。コルチゾールは4μg/dL未満なら副腎不全が確定的で，18μg/dL以上なら除外できる。今回はそれらの間で迅速ACTH負荷試験が原則だけど，実際には問題ないことが多いから，精神科の治療経過をみつつ必要に応じて再検証が妥当だと思う。貧血はもう少し精査してもいいね。

研：貧血で他の原因ですか？　腎機能障害はないので腎性貧血は考えにくいです…。血液疾患でしょうか？

指：白血球と血小板に異常がないから，目安としてHb＜10g/dLにまで進行すれば赤芽球癆などの血液疾患は鑑別だ。でもまずは微量元素の**銅（Cu）**[*5]**と亜鉛（Zn）**をみてみよう。commonではないから最初から考える必要はないけど，食事が摂れていないなら鑑別したほうが良い。

検査（2）

- 血液検査：Cu 79μg/dL，セルロプラスミン20mg/dL，Zn 70μg/dL。

---

*2
鉄関連，ビタミンB₁₂と葉酸はHb値をもとに追加した。

*3
小球性貧血なら鉄欠乏性貧血から考えるが，**正球性貧血では小球性貧血と大球性貧血の両方の原因を考える**（大球性貧血の原因は正球性貧血を呈することが少なくない。また，小球性貧血と大球性貧血が混在して正球性貧血に見えることも多い）。なお，**急性の貧血ではMCV値に関わらず出血の有無から検討する**。

*4
ビタミンB₁₂欠乏症を疑う臨床所見として，正球性〜大球性貧血（汎血球減少，無効造血による溶血性貧血様の所見を含む），末梢神経障害（四肢の感覚・運動障害のほか，舌のピリピリ感なども多い），中枢神経障害（例：亜急性連合性脊髄変性症，認知症）などがある。総ホモシステイン値の上昇があればビタミンB₁₂欠乏症を示唆するが，保険適用の問題もあるため，筆者は補充して臨床所見の改善の有無をみることが多い。

*5
血清銅は銅を運搬するタンパクであるセルロプラスミンとともに低値の場合，欠乏症を示唆する。

研：亜鉛が低めです！

指：**亜鉛は60μg/dL未満で欠乏症，60〜80μg/dLなら潜在性亜鉛欠乏**と考える[5]。味覚障害や皮膚炎，今回のような貧血があれば，補充を試してみよう。

.... 時間経過 ....

研：おお！ 亜鉛投薬で貧血が改善しました！ 食事量も精神科での治療開始後から少しずつ増えてきているようです。

指：OK。この経過なら副腎皮質機能低下症も否定的だ。**亜鉛投与は銅欠乏のリスクになる**から[6]，治療経過をフォローするときはCuとセルロプラスミンもセットでみていこう。

研：微量元素の補充が他の微量元素低下の原因になるなんて…。

指：今回は貧血のみだったけど，2系統以上の血球減少で骨髄異形成症候群を疑う場合には，ビタミンB_{12}と葉酸，銅の欠乏症が主な鑑別だよ[7]。

最終診断

うつ病 ＋ 亜鉛欠乏症による貧血

器質疾患を示唆する情報	精神疾患を示唆する情報
一般検査で異常所見がある	特徴的な解釈モデル，ストレスの存在
急性期，発作性・間欠性	年齢が若い，精神疾患の既往がある
増悪・寛解因子が明確	増悪・寛解因子が不明確
進行性（悪化傾向）	主訴が多い，症状が変化して慢性経過
生活への支障・対処法が理解可能	生活への支障・対処法が理解しがたい

学習のPoint

- ストレスや環境変化は，積極的に聴取すると明らかになることが多い。
- 精神疾患は器質疾患の原因になり，器質疾患は精神疾患の原因になる。精神疾患を特定しても説明できない所見があれば，別の原因を検索する。
- 貧血が一般的原因で説明できない場合，銅欠乏症や亜鉛欠乏症を検討する。
- 食思不振や偏食，吸収障害で栄養素欠乏症が起こる。検査値が基準値内でも欠乏の可能性があるため，臨床像に合致すれば補充を検討する。

●文献●

1) 鈴木慎吾：外来診療の型 同じ主訴には同じ診断アプローチ！ メディカル・サイエンス・インターナショナル, 2020, p200-2.
2) 鈴木慎吾：外来診療の型 同じ主訴には同じ診断アプローチ！ メディカル・サイエンス・インターナショナル, 2020, p11-2.
3) DiNicolantonio JJ, Niazi AK, Lavie CJ, et al：Thiamine supplementation for the treatment of heart failure: a review of the literature. Congest Heart Fail. 2013;19(4):214-22. PMID: 23910704
4) 鈴木慎吾：続・外来診療の型 苦手な主訴にも同じ診断アプローチ！ メディカル・サイエンス・インターナショナル, 2022, p203-11.
5) 日本臨床栄養学会：亜鉛欠乏症の診療指針2018.
〔http://jscn.gr.jp/pdf/aen2018.pdf〕(2025年1月17日閲覧)
6) Saly DL, Brewster UC, Sze GK, et al：An element of unsteadiness. N Engl J Med. 2017;377(14):1379-85. PMID: 28976866
7) Gurnari C, Rogers HJ：Copper deficiency. N Engl J Med. 2021;385(7):640. PMID: 34358421

| 例題 13 | 16歳女性　[主訴] 倦怠感，めまい |

問診票

既往歴	なし
内服薬	なし
家族歴	なし
生活歴	喫煙：なし 飲酒：なし
アレルギー歴	なし
妊娠歴・月経歴	普通
バイタルサイン	体温36.8℃，血圧106/60mmHg，脈拍数66回/分（整），SpO₂ 98%，呼吸数14回/分

現病歴

2週間前から倦怠感とめまいがある。近医を受診したが原因不明とされ，母親とともに紹介受診した。

- ○ 徐々に。
- P めまいは下を向くと悪化する。
- Q ふわふわした感じ。
- R 耳鳴・難聴なし。臥位で少し楽。吐き気は少しある。嘔吐はしていない。
- S 転倒なし。学校に行けない。
- T 1日中ある。横ばいの経過。

研修医（以下，研）：倦怠感は非特異的なので，めまいについて考えます。持続性で2週間の経過なので「持続的または慢性」のめまいで，機能性・心因性，複合型感覚障害，頭蓋内疾患を鑑別します[1]（☞例題6 図1 参照）。

指導医（以下，指）：OK。この年齢で複合型感覚障害は考えにくいから，感

覚・運動障害がないことを確認して除外しよう。頭蓋内疾患は神経学的所見があれば話が早いけど，なくても十分な除外根拠にはならない。

研：**前頭葉の脳腫瘍など，神経学的異常を認めない頭蓋内疾患もあるので**した。MRIを撮像しておけば安心ですね。

指：基本的には安心だけど，たとえば**全身性エリテマトーデス（systemic lupus erythematosus：SLE）脳症の42％は頭部MRIで異常所見を呈さない**[2]。だから**問診・身体所見・画像所見の一貫性が重要**だよ。

研：画像だけで話が終わらないのですか…。機能性・心因性についても評価します。

追加の問診
- 四肢しびれ・感覚障害なし。運動障害なし。

身体診察
- 脳神経・運動・感覚の異常なし。眼振なし。手回内・回外試験，指鼻試験，膝踵試験の異常なし。歩行障害なし。片足立ち試験異常なし。Romberg試験陰性。Horner徴候なし。心雑音・頸動脈雑音なし。

精神疾患の問診（1）
- MEASLES：気分の落ち込みあり。興味・喜びの消失は特にないが，テレビは普段通り観ている。楽しいと思うこともある。食欲低下で普段の7割くらいの食事量。眠っているが熟眠感がない。（性欲聴取せず）。気力は低下。希死念慮なし。
- 不安：なし。
- 解釈モデル：わからない。心配な病気はない。
- ストレス・環境変化：高校2年生になって1.5カ月で発症。クラス替えはあったが，きっかけになるような出来事はない。

研：器質疾患を示唆する所見はなく，抑うつがありそうです！ 頭部MRIの予約と採血をしつつ，精神科紹介で良いでしょうか？

指：大まかには良いけど，3つ気にかけるべき点がある。1つ目は精神疾患を疑う症状で食思不振を伴うときに考えるべき疾患，2つ目は学校に行けない理由（生活への支障），3つ目は「下を向くと悪化する」という増悪・寛解因子。

研：そうか！ 1つ目については副腎皮質機能低下症の鑑別が必要です。2つ目は…，学校がストレス因子ということでしょうか？ もう一度詳

しく聞いてみます。

指：学校へ行かずにどのように生活しているのかも確認しよう。

> **精神疾患の問診（2）**
> ◆ 学校に行けない理由は朝起きられないから。
> ◆ （遅刻しての登校を推奨すると）下を向くとめまいが悪化するからノートがとれない。
> ◆ 朝は呼ばれても起きず，10時頃まで寝ている。就寝は22時30分頃で睡眠時間は以前より少し増えた。日中は家でソファに座って本を読んで過ごしている時間が多いが，外を散歩するようにもしている。

研：どう解釈すれば良いでしょうか？

指：では仮に器質疾患として考えてみて。たとえば前庭神経炎によるめまいがあったらどう？

研：めまいが高度で常につらくて，歩行するとフラフラして危ないので座位か臥位で過ごします。そう考えると，この患者さんは家で休日のように普通に過ごしています。

指：そうだよね。客観的に学校へ行けない理由が見当たらない。

研：でも先生の3つ目の疑問，「下を向くと悪化する」という増悪・寛解因子が関係しているようです。明確な増悪・寛解因子として器質疾患を考えるべきでしょうか？

指：まずは「明確な」増悪因子かを検証しよう。家でどのように過ごしているのか，患者さんの話をもとに頭の中で映像化して考えてみて。

研：うーん…。ソファに座って本を読んだり散歩したりしているので，座って授業を受けることはできそうです。

指：テレビも楽しめているのだから，少なくとも授業を聞くことはできるはずだ。ノートは友人のものを借りるなど，下を向かずに工夫したらどうか提案してみよう。

研：提案してみましたが，無言で微笑むだけで回答がありません…。どうすれば良いでしょうか？

指：**非言語情報は，相手の表情・間・文脈などから解釈しよう。**

研：すると…，「やろうとすればできるかもしれないけど，やろうとは思わない」と解釈して良いでしょうか？　これ以上詳細を聞いてほしくないという雰囲気もあります。

指：そうだね。**心因性では症状と生活への支障に解離を認めることが多い。**今回は「明確な増悪・寛解因子がない」と判断して良さそうだ。もし「本

を読むときは目線より高い位置にしている」など**理解可能な対処行動をしていれば明確な増悪・寛解因子の可能性がある。**

研：そういうことですか。確かに，映像化すればいろいろな疑問点が湧いてきます。

指：ただし，こういった内容は尋問的に聴取すると殻に閉じこもって有効な回答が得られなくなることがあるし[3]*1，決めつけずに他の情報との整合性を考えていこう。

研：**文脈を考えるためにも，特定の疾患を想起しておくことは重要**なのでした[4]。今は問題点が学校にあると推測しているので，適応反応症とうつ病が鑑別です。

指：双極症と統合失調症もセットで考えよう。特に若年者は，後に陽性症状（幻覚・妄想）が出現して統合失調症の診断になることがある。もし意図的な嘘をついているなら詐病の診断だけど，今は心を開いて話してくれる状況ではないから，環境変化の問診にとどめておこう。

*1
たとえば解離症の発症には小児期の虐待が関与していることがあり，そういった患者の中には他者の質問にうまく答えられない人がいる[3]。

精神疾患の問診（3）

- クラス替えをして仲の良い友人と離れてしまったが，新しいクラスには特にストレスを感じない。友人との関係に問題はない。彼氏はいない。
- 部活には入っていない。
- 家族（親や兄弟）とも問題はない。

研：原因になるような話は聴取できません。

指：すると原因がない，原因があっても話したくない，原因があっても自分で気づいていない（無意識）のいずれかだね（☞第1章3③参照）。母親にも話を聞いてみよう。

精神疾患の問診（4）：母親への問診

- 1年前に人間関係の問題で学校を休んでいた時期がある。今は解決していて，新たな問題が起こったとは聞いていない。

研：適応反応症を疑う既往があるので，より疑わしいです！

指：そうだね。ストレスの質問は1回否定されても，検査結果に異常なしと説明した後に再聴取するといろいろ語ってくれることが多い。最初から環境・精神的な話を出すと，身体を調べてもらえないと心配する患者さんもいるから。

研：では，「見立て通りなら検査に異常がないはず」と説明して，血液検査と頭部MRIの予約をします。

指：OK。「除外のための検査」という目的を先に伝えておくと，症状の固定化(somatic fixation)を予防しつつ話をスムーズに進めやすいね。

> **検査**
> - 頭部MRI：異常所見なし。
> - 血液検査(早朝採血)：ACTH 30.4pg/mL，コルチゾール13.4μg/dL(その他項目に異常なし)。

研：検査結果を説明するとき，母親は真剣に聞いていますが，本人はモニターも見ずに下を向いています。母親には席を外してもらってから生活変化，ストレスを再聴取しましたが，前回と同じ回答でした。

指：体に異常のないことは本人がわかっている様子だから，これ以上は無理に聞かないほうが良いね。めまいが悪化するはずの下を向いているし(苦笑)。

研：確かに下を向いても何ともなさそうです！　コルチゾールはまた境界領域の結果ですが，適応反応症の暫定診断で良いでしょうか？

指：そうだね。繰り返すけど本人の言う通り環境要因がまったくないならば，うつ病，双極症，統合失調症などの可能性があるから精神科にコンサルトしよう。こちらも経過フォローのために再診予約をとって，改善がなければ迅速ACTH負荷試験も考慮するよ。

.... 時間経過 ....

研：精神科では適応反応症の診断で，カウンセリングが開始されました。カウンセラーと話をする中で，本人自身が気づいていなかった新しいクラスでのストレスを，少しずつ自覚できるようになってきたようです。

最終診断

適応反応症

器質疾患を示唆する情報	精神疾患を示唆する情報
一般検査で異常所見がある	特徴的な解釈モデル，ストレスの存在 [*2]
急性期，発作性・間欠性	年齢が若い，精神疾患の既往がある
増悪・寛解因子が明確	増悪・寛解因子が不明確
進行性（悪化傾向）	主訴が多い，症状が変化して慢性経過
生活への支障・対処法が理解可能	生活への支障・対処法が理解しがたい

*2 本人は否定するが，客観的にストレスありと判断した（☞第2章4⑤ コラム「失感情症」参照）。

学習のPoint

- 増悪・寛解因子がある場合，その妥当性を検証する（問題点の明確化）。
- 生活への支障・対処法の分析は，精神疾患の重要な評価項目となる。
- 本人がストレスを自覚していなくても，客観的にストレスの有無を判定する。
- 本人の様子・環境変化を捉えるには，家族や付き添い者から有用な情報が得られることがある。
- 抑うつをきたす精神疾患として，うつ病以外にも双極症，適応反応症，統合失調症などがある。特に若年者ではこれらの鑑別が必要なので専門医紹介を検討する。

● 文 献 ●

1) 鈴木慎吾：続・外来診療の型 苦手な主訴にも同じ診断アプローチ！ メディカル・サイエンス・インターナショナル，2022，p34．
2) Luyendijk J, Steens SCA, Ouwendijk WJN, et al：Neuropsychiatric systemic lupus erythematosus：lessons learned from magnetic resonance imaging. Arthritis Rheum. 2011；63(3)：722-32. PMID：21360502
3) 植原亮太：ルポ 虐待サバイバー．集英社，2022．
4) 鈴木慎吾：外来診療の型 同じ主訴には同じ診断アプローチ！ メディカル・サイエンス・インターナショナル，2020，p4-6．

例題 14　76歳男性
[主訴] 上腹部痛

問診票

既往歴	Parkinson病，胆囊摘出術
内服薬	レボドパ，酸化マグネシウム，オキセサゼイン（ストロカイン®），消化酵素複合剤など
家族歴	なし
生活歴	喫煙：20～30歳まで10本/日 飲酒：なし
アレルギー歴	なし
妊娠歴・月経歴	
バイタルサイン	体温36.0℃，血圧118/68mmHg，脈拍数84回/分（整），SpO₂ 97%，呼吸数12回/分

現病歴

5カ月前から腹痛がある。上部内視鏡やCTで異常なく，投薬治療でも改善しないため当科を紹介受診した。

- **O** 5カ月前に胆囊摘出術を受けた頃から徐々に始まった。
- **P** 食後5～30分くらいで増悪し，1時間くらいかけて元に戻る。背中を丸めて四つん這いになると2割程度にまで楽になる。側臥位では4割くらい。立位，仰臥位はつらい。水分では悪化しにくい。
- **Q** 腹部が張るような，つねられるような感じ。
- **R** 吐き気を伴うことがあり，ときに嘔吐する。下痢なし。便秘はもともと。
- **S** 上腹部。症状が強いときには右季肋部や背部にも痛みが広がる。食べる量が減って7カ月で体重が減っている（胆石発作前の体重 58kg→48kg，身長165cm）。
- **T** 多少の痛みは常にある。徐々に悪化してきている。

研修医（以下，研）：食後の悪化なら胃・十二指腸病変を疑いますが，内視鏡で異常がないので否定的です．機能性胃腸症を第一に疑い，鑑別として肝胆膵疾患を考えます．胆嚢は摘出されており，CTでも胆道に異常を認めません．

指導医（以下，指）：状況判断になるけど，胆道ジスキネジア（機能性胆嚢・Oddi乳頭括約筋障害）や胆嚢摘出術後症候群などの機能性疾患もあるね．

研：確かに胆嚢摘出術の頃に発症しているので考えられます！　他の可能性として，背中を丸めて改善するので慢性膵炎はどうでしょうか？

指：CTでは特異的な膵石は認めないけど，増悪・寛解因子を説明できる鑑別だね．飲酒量と膵炎の既往を聞いてみよう．ちなみに**問診票には「飲酒なし」と記載されているけど，「今は飲んでいない．ただし，症状が出るまでは大量に飲んでいた」という事実が隠されていることがよくある．**

追加の問診
- 飲酒：機会飲酒で，もともと月1回くらい．腹痛が出てからまったく飲んでいない．
- 胆嚢炎や膵炎は起こしていない．7カ月前に胆石発作が何度かあったので手術を決断した．

研：機会飲酒かつ急性膵炎の既往がないので慢性膵炎は考えにくいです．自己免疫性膵炎を示唆するような膵腫大もないので機能性疾患で良さそうですが…．腹部所見は非特異的です．

指：体重減少を認めるときには，機能性と診断しないのが原則だ．仮に機能性疾患で説明するなら何を確認する？

研：そうか，精神疾患の合併ですね！　まずは抑うつと不安のスクリーニングをしてみます．

指：OK．痛みの訴えも強いし，精神疾患による疼痛閾値の低下を検討してみよう．

精神疾患の問診
- MEASLES：気分が落ち込むことはある．趣味の囲碁をやりたいという気が起きない．テレビも面白く感じない．食欲は低下している．眠ってはいるが熟眠感がない．性欲はもともとない．気力は低下している．希死念慮なし．
- 解釈モデル：手術が関係しているように思う．
- 環境：対人関係，生活での変化なし．
- ストレス：この症状がストレス．

研：抑うつがありました！ Parkinson病なので，うつ病の合併も説明できます。疼痛閾値が低下して，機能性の症状を強く感じているのだと思います。精神科に紹介します！

指：確かに抑うつはありそうだね。でも抑うつ状態では説明しがたい所見があるよ。

研：本当ですか！？ 疫学は問題ないですし，MEASLESでの検証，上部内視鏡とCTを含めた精査も十分ですが…。

指：うつ病で気力の低下している人が，食後に四つん這いの姿勢を保持しているのはどう？ **動くのがしんどいはずなのに労力をかけているのだから，これは明確な寛解因子であって，器質疾患を示唆する情報**だよ。

研：確かに，その姿勢を続けるのは一苦労です！「食後の増悪」に注目すると…，SMA（上腸間膜動脈）症候群と慢性腸管虚血も鑑別で，「仰臥位で増悪」さらに「胸膝位で改善」は膵炎とSMA症候群の特徴です[1]。すると，SMA症候群ですか！？

指：胆石発作から術後までに体重が減って，それがSMA症候群の誘因になった。そしてSMA症候群による食後の腹痛で食事量・体重が減って，悪循環に至っているという一元的説明ができる。

研：本当です！ 明確な増悪・寛解因子は客観的な判断材料としてメチャクチャ大事ですね。造影CTを予定します。

検査

- 血液検査：Hb 12.5 g/dL（MCV 94），Alb 3.8 g/dL。
- CT（図1）

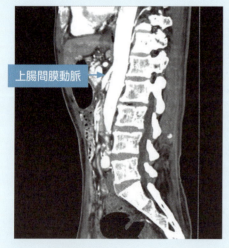

図1　腹部造影CT
上腸間膜動脈と腹部大動脈の角度が20°である。

研：上腸間膜動脈と大動脈の角度が22°以下をカットオフとすると感度43％・特異度100％で，十二指腸が両者に挟まれる距離が8mm以下をカットオフとすれば感度・特異度ともに100％で診断できるようです[2]。前者が20°(図1)，後者が6mmでどちらも満たすので確定です！

指：100％という数字を見たら疑ってかからないと。論文を読むとサンプル数の問題や，比較対象の設定など方法論に議論の余地があるから参考所見にしておこう。

研：鵜呑みにしてしまいました…。確かに痩せている人なら無症状でも基準に引っかかりそうです。

指：今回は臨床像が合致して，画像所見も矛盾しないから診断確定として治療経過をみていこう。Parkinson病と抑うつで疼痛閾値が低下して症状をより強く感じているだろうから（☞第1章3⑤の「痛みの知覚とトップダウン・ボトムアップ」参照），精神科にもコンサルトしよう。

研：はい！　うつ病の診断で抗うつ薬が開始となり，2～3カ月かけて徐々に気分が安定しました。少量頻回の食事と経腸栄養剤で体重が5kg増加し，症状が軽減して食事量も増やせています！

最終診断

上腸間膜動脈症候群 + うつ病

器質疾患を示唆する情報	精神疾患を示唆する情報
一般検査で異常所見がある	特徴的な解釈モデル，ストレスの存在
急性期，発作性・間欠性	年齢が若い，精神疾患の既往がある
増悪・寛解因子が明確	増悪・寛解因子が不明確
進行性（悪化傾向）	主訴が多い，症状が変化して慢性経過
生活への支障・対処法が理解可能	生活への支障・対処法が理解しがたい

学習のPoint

- 増悪・寛解因子が不可解なものであっても,一貫性があれば器質疾患を疑い解剖・生理学的に考察する(問題点の明確化)。
- うつ病では増悪・寛解因子が不明確なことが多いが,器質疾患の合併があれば明確になりやすい。
- 抑うつは症状の閾値を低下させ,比較的軽微な症状でも強い苦痛を感じる。
- 消化器症状で体重減少を伴う場合,機能性疾患以外(器質疾患の存在,または精神疾患の合併)を検証する。

●文 献●

1) 鈴木慎吾:外来診療の型 同じ主訴には同じ診断アプローチ! メディカル・サイエンス・インターナショナル, 2020, p234.
2) Unal B, Aktaş A, Kemal G, et al:Superior mesenteric artery syndrome: CT and ultrasonography findings. Diagn Interv Radiol. 2005;11(2):90-5. PMID: 15957095

第3章　Part 2　持続性

例題 15　43歳男性
[主訴] 体がだるい，疲れがとれない

問診票	
既往歴	なし
内服薬	なし
家族歴	なし
生活歴	喫煙：20本/日 飲酒：日本酒2合/日
アレルギー歴	なし
妊娠歴,月経歴	
バイタルサイン	体温36.1℃，血圧144/86mmHg，脈拍数81回/分（整），SpO₂ 98%，呼吸数14回/分

現病歴

半年前から倦怠感があり，様子をみても改善しないため受診した。

- **O** 徐々に。
- **P** なし。
- **Q** 体がだるい。
- **R** 時々頭痛がある。
- **S** 体全体。仕事は続けているが効率が落ちているように思う。
- **T** 1日中感じるが，午後のほうが強い。

研修医（以下，研）：倦怠感は苦手な主訴です。

指導医（以下，指）：非特異的で多数の疾患が原因になりうるから難しいね。一方で2004年の文部科学研究班の調査では，日本人の56％が倦怠感を自覚していた。つまり，**病気ではなく正常範囲内のことも多くて，だいたいは睡眠不足などの生活習慣由来**と考えられる。ではどうアプローチする？

研：倦怠感の「部位」，続いて「期間」と「日常生活への影響と問題点」です[1]！部位は体全体で，期間は月単位なので精神疾患・社会的問題が鑑別上位です。生活に関して喫煙と飲酒がありますが，他も追加聴取します。

指：OK。倦怠感の全体像（図1）[2]をイメージしながら，型に沿って進めていこう[2]。

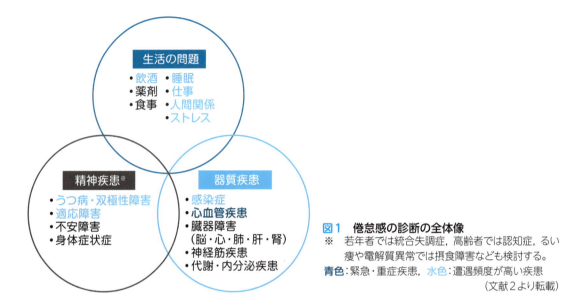

図1 倦怠感の診断の全体像
※ 若年者では統合失調症，高齢者では認知症，るい痩や電解質異常では摂食障害なども検討する。
青色：緊急・重症疾患，**水色**：遭遇頻度が高い疾患
(文献2より転載)

追加の問診（1）・精神疾患の問診

- 睡眠時間は7時間くらい。休日は10時間くらい。昼寝はしない。一人暮らしなので，いびきはわからない。日中の眠気はないがボーッとする。
- 仕事は2年前から独立して忙しい。デスクワークが多い。
- 食事量は増えて，ここ1年で5kg太った（身長165cm，体重62kg→67kg）。
- 運動はほとんどしない。
- 休日は残った仕事をする。余裕があればテレビを見て過ごすことが多い。
- 対人関係：一人暮らしで気楽。交際している人はいない。職場では部下に大きな不満はない。近所付き合いはほとんどない。
- 日常生活への支障：仕事の進みが悪い。長時間の仕事ができなくなった。
- 2質問法：気分の落ち込み，楽しみの消失はない。
- ストレス：仕事。
- 解釈モデル：原因は仕事のストレスかと思う。
- 不安：仕事が続けられるか心配。

研：仕事関係の話が多く，抑うつ状態はないので過労が疑わしいです。休日の睡眠時間は平日より2時間以上長いので慢性的な睡眠不足と考えられます。さらに休日も仕事をして過ごすため悪循環で，食べすぎと運動不足による体重増加は易疲労を招きます。

指：生活習慣の改善は必要だけど，倦怠感の原因は複数存在することもある。他に考えられるものは？

研：他ですか…。疲労と体重増加なら甲状腺機能低下症でしょうか？

指：確かに甲状腺疾患はcommon diseaseで候補だけど，型通りに血液検査をすれば発見できる疾患だから無理に考えなくていいよ。**倦怠感のような膨大な鑑別がある症候なら，問診と身体診察は検査で特定できない疾患・原因に集中したほうが良い。**

研：不安については十分理解可能な範囲で生活への支障もないですし…，他疾患を考えるような随伴症状もありません。

指：型で聞いているのは生活状況で，朝起きてからの食事，運動，仕事または休暇の過ごし方，対人関係，睡眠だ。そこに精神状態を加えている。もう一度検証してみて。

研：対人関係は問題なさそうです。生活は仕事と食事，運動には問題がありますが，倦怠感の原因になるかというと…。

指：確かに直接的な原因になるほどの問題とは思えない。睡眠についてはどう？　さっき慢性的な睡眠不足の可能性を示唆してくれたけど。

研：うーん…。個人差もありますが，普段7時間眠っているのに休日に10時間はちょっと長いでしょうか？　抑うつ状態では不眠でなく過眠になることもあったと思います。

指：発症前後で「変化」があるか確認してみよう。あとは睡眠の質低下について考えると？

研：質ということは…，睡眠時無呼吸症候群ですか！？

指：その通り。これはcommon diseaseだし，飲酒量や体重の増加をきっかけに顕在化することが多い。ナルコレプシーは若年時からの居眠りが典型像だけど，発症時期は35歳くらいにも小さなピークがあるから「変化」があれば要検討だ[3]。

研：睡眠の変化とEpworth Sleepiness Scale（ESS）を確認してみます！

> **追加の問診（2）**
> - 以前は6時間睡眠で休日に8時間くらい寝ていたが，倦怠感が出てから睡眠時間が増えた．睡眠時間が増えても十分に眠った感じがしない．
> - ESS：10点．

研：睡眠状態の変化はありましたが，ESSは11点未満で有意ではありません．

指：体重増加，睡眠時間増加，熟眠感の低下という睡眠時無呼吸症候群に合致する所見が揃っているのだから，ESSの点数は参考程度にとどめるべきだよ．診断学的に言うと，**検査前確率が高いのだから，十分に確率を下げる情報とは言えない．**

研：そうでした．**カットオフ値は感度・特異度をもとに恣意的に設定されたものなので，全体像を見失ってはいけない**[4]のですね．

> **身体診察・検査**
> - 身体診察：異常なし．
> - 血液検査：異常なし．
> - 睡眠時無呼吸症候群の簡易検査：AHI（Apnea Hypoxia Index）[*1] 46．

研：AHIが高値です！ ポリソムノグラフィのために専門施設に紹介します．

指：いや，簡易検査でAHIが40以上ならCPAP（continuous positive airway pressure）の保険適用だよ．もうこれで診断確定としていいね．

研：保険適用はややこしくて面倒です…．CPAPを使用したら1週間で症状が改善したそうです．仕事の調整と減量から始めていたら，なかなか症状が良くならなかったと思います．

指：生活習慣悪化→体重増加→睡眠時無呼吸症候群の流れで，睡眠時間は過眠のようでも質の低下で睡眠不足の状態となった．そして睡眠不足は過食を誘発するから[5]，体重増加を助長して悪循環に陥ったのだろうね[6〜8][*2]．その連鎖を断つにもCPAPでの睡眠改善は有効な治療になるはずだ．

研：CPAPの威力に驚きました．

指：ただし，音や装着の不快感で継続できないことがあるし，使用できても**合併症である心血管疾患の予防効果は示されていないから**[9]，結局は減量などの根本原因除去が必要だよ．

[*1] AHI：Apnea Hypopnea Index．1時間あたりの無呼吸・低呼吸の回数．

[*2] ある快楽が満たされなくても異なる快楽で埋め合わせられるため[6]，睡眠欲の代わりに食欲を満たして代替していると考えられる．同様に雌にフラれたハエの雄はアルコール摂取量が増え，性欲をアルコールで紛わせる[7]．アルコール依存症は「酒を楽しむ」のではなく，対処行動として「アルコールを薬として飲む」状態といえる[8]（☞第1章3③ コラム「恋愛・結婚・出産・子育て②」参照）．

最終診断

睡眠時無呼吸症候群

器質疾患を示唆する情報	精神疾患を示唆する情報
一般検査で異常所見がある	特徴的な解釈モデル，ストレスの存在
急性期，発作性・間欠性	年齢が若い，精神疾患の既往がある
増悪・寛解因子が明確	増悪・寛解因子が不明確
進行性（悪化傾向）	主訴が多い，症状が変化して慢性経過
生活への支障・対処法が理解可能	生活への支障・対処法が理解しがたい

学習のPoint

- 倦怠感は多くの人が自覚しており，生活への支障から病的かどうか判断する。
- 仮に病的でなくても，睡眠を中心とした生活状況に問題があることが多い（多くは単なる睡眠不足）。
- 日中の眠気があれば睡眠時無呼吸症候群を積極的に疑うが，不明確でもすぐに除外しない（若年女性の鉄欠乏性貧血と同様に，その状態が「普通」と感じていることが多い）。
- 睡眠時無呼吸症候群はCPAPで睡眠の質が改善する。しかし心血管疾患（合併症）の予防効果は示されていないため，自覚症状が良くなっても減量などの根本原因除去を目指す。

●文献●

1) 鈴木慎吾：外来診療の型 同じ主訴には同じ診断アプローチ！ メディカル・サイエンス・インターナショナル，2020, p107-8.
2) 鈴木慎吾：続・外来診療の型 苦手な主訴にも同じ診断アプローチ！ メディカル・サイエンス・インターナショナル，2022, p106.
3) Dauvilliers Y, Montplaisir J, Molinari N, et al: Age at onset of narcolepsy in two large populations of patients in France and Quebec. Neurology. 2001;57(11):2029-33. PMID: 11739821
4) 鈴木慎吾：続・外来診療の型 苦手な主訴にも同じ診断アプローチ！ メディカル・サイエンス・インターナショナル，2022, p17-24.
5) Hibi M, Kubota C, Mizuno T, et al: Effect of shortened sleep on energy expenditure, core body temperature, and appetite: a human randomised crossover trial. Sci Rep. 2017;7:39640. PMID: 28071649
6) 池谷裕二：パテカトルの万脳薬 脳はなにげに不公平. 朝日新聞出版，2019, p22-4.
7) Shohat-Ophir G, Kaun KR, Azanchi R, et al: Sexual deprivation increases ethanol intake in Drosophila. Science. 2012;335(6074):1351-5. PMID: 22422983
8) 神田橋條治，白柳直子：神田橋條治の精神科診察室─発達障害・愛着障害・双極性障害・うつ病・依存症・統合失調症の治療と診断. IAP出版，2018, p140-9.
9) 葛西隆敏：睡眠時無呼吸症候群と循環器疾患. 日内会誌. 2020;109(6):1089-94.

| 第3章 | Part 2 持続性 |

例題 16　87歳女性
主訴 食欲がない，吐き気

問診票

既往歴	心不全，心房細動，慢性腎臓病
内服薬	ハーフジゴキシン，フェブキソスタット，プレガバリン，ビソプロロール，アピキサバン，クロピドグレル，フロセミド，トルバプタン，ラベプラゾール，酸化マグネシウム
家族歴	なし
生活歴	喫煙：なし 飲酒：なし
アレルギー歴	なし
妊娠歴・月経歴	（記載なし）
バイタルサイン	体温36.9℃，血圧118/76mmHg，<u>脈拍数108回/分（不整）</u>，SpO₂ 96%，呼吸数16回/分

現病歴

4日前から悪心があり，食事が十分に摂取できなくなったため受診した。

- ⓞ 徐々に。
- ⓟ なし。
- ⓠ 気持ち悪い。食欲もない。
- ⓡ 下痢なし（普段通りの便）。血便・タール便なし。他に胸部・腹部・尿路症状なし。嘔吐はしていない。
- ⓢ つらい。食事量は2〜3割だったが，昨夜から何も食べていない。水分は摂取している。
- ⓣ 悪化傾向。日内変動はない。

研修医（以下，研）：悪心なので最初に下痢の有無を確認しましたが，普段通りの便でした。膨大な鑑別が残ってしまいます…。

指導医（以下，指）：そうだね。だから頭，内臓，化学刺激に分けて順々に考えて（☞例題11 図1参照），適宜検査も利用しよう（図1）[1]。

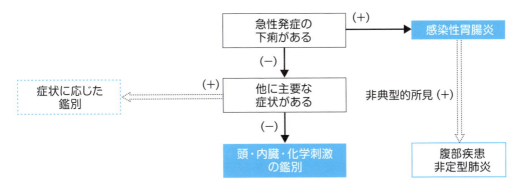

図1　悪心・嘔吐・下痢の診断の流れ

（文献1より転載）

追加の問診（1）・身体診察

- 1カ月前に転倒して頭部を打った。意識障害・頭痛・構音障害・複視・脱力・感覚障害はない。
- 脳神経，運動・感覚系の異常：なし。
- jolt accentuation陰性，項部硬直なし。
- 眼振：なし。
- 散瞳（瞳孔不同）・対光反射消失・眼球結膜充血：なし。
- 眼瞼結膜：貧血・黄疸なし。
- 心雑音・肺雑音：なし。
- 四肢冷感・冷汗：なし。
- 皮疹：なし。
- 腹部：平坦，軟。蠕動音正常。圧痛なし。腫瘤なし。
- CVA叩打痛：なし。

検査（1）

- 血液検査：WBC 11,170/μL（好酸球0％，好塩基球0.3％，リンパ球12.4％，単球7.1％，好中球80.2％），CRP 9.7mg/dL（他一般項目に異常なし*1）。
- 胸部X線：右下肺野にconsolidationを認める。
- 心電図：特記異常なし。

*1 Mg製剤内服からMg濃度も確認したが，異常なし。

研：聴診では肺雑音を認めませんが，胸部X線で肺炎像があります！　A-DROPは年齢の1点のみで軽症ですので，喀痰培養を提出して経口抗菌薬で治療をします。

指：バイタルサインは脈拍数以外に肺炎を示唆する所見がなかったね。では「悪心の原因が肺炎」というのはどう？

研：そういえば，あまり聞きません…。食思不振なら良いと思うのですが…。

指：そうだね。嘔吐はないし食思不振として説明できなくもないけど，他に2つの可能性を考えておこう。1つは消化器症状を呈する肺炎について。もう1つは悪心の原因が他にあって，結果的に肺炎が起こった可能性についてだね*2。

研：**消化器症状は肺炎に「非典型的」なので，非定型肺炎が鑑別**です²⁾（図1）！　仮に肺炎がなかったとしたら…，そうか！　1カ月前の転倒歴から慢性硬膜下血腫が鑑別で，意識障害などで誤嚥性肺炎合併の可能性があります。

指：OK。**高齢者では転倒歴がなくても，認知症や精神疾患を疑わせる曖昧な症状を訴えた場合，特にそれが急性〜亜急性の経過なら頭蓋内病変を考えよう**。ときに肺炎球菌性肺炎から髄膜炎を起こすこともある。

研：確かに肺炎球菌は肺炎と髄膜炎の主要な原因でした。肺以外の内臓は，心臓・消化管・肝胆膵・泌尿器系・皮膚などに特記異常ありません。

指：**胃・十二指腸潰瘍などの消化管病変は，腹痛・圧痛ともになくても十分ありうる**から，他の原因で説明困難かつ改善しなければ再検証しよう。あとは？

研：化学刺激については電解質・甲状腺機能に異常はなかったですし，妊娠は87歳なのでさすがにありえません。薬剤性ならジギタリス中毒やプレガバリンなどが怪しいです！　考えないといけない原因が漏れまくりでした…。

指：関連する情報を追加で確認してみよう。

追加の問診（2）

- プレガバリンは腰部脊柱管狭窄症に対して処方されている。数カ月前から内服しており，量の変化もない。
- 食事でむせることはない。ずっと常食を食べていた。
- 温泉や土，鳥，具合の悪い者・小児との接触なし。痰あり（以前からよく出る）。

検査（2）

- 尿中肺炎球菌抗原・レジオネラ抗原：陰性。
- 頭部CT：異常なし。
- ジゴキシン濃度：追加（後に基準値以下と判明）。

研：他に積極的に疑う原因はなさそうです。マイコプラズマ肺炎の項目³⁾*3は「胸部聴診所見が乏しい」の1項目のみで，レジオネラを示唆するよう

---

*2 画像所見が以前から存在しているものであれば，今回のエピソードに関係ない可能性もある。

*3 『成人肺炎診療ガイドライン2024』³⁾では，「細菌性肺炎と非定型肺炎の鑑別」ではなく，「細菌性肺炎とマイコプラズマ肺炎の鑑別」となった（クラミジア肺炎が外れた）。また⑤に「痰がない」の記載がなくなり，下記の6項目のうち（4項目以上ではなく）5項目以上でマイコプラズマ肺炎疑いに変更された（3〜4項目では「鑑別困難または混合感染を考慮」）。
①年齢60歳未満
②基礎疾患がない，あるいは軽微
③頑固な咳
④胸部聴診所見が乏しい
⑤迅速診断法で原因菌が証明されない
⑥末梢血白血球数10,000/μL未満である

な曝露歴，高熱，痰なし，呼吸器外症状（消化器症状はあるが，精神・神経症状なし），比較的徐脈，血液検査異常（Na，LDH，CK，P，血小板・肝機能）も認めないので，細菌性肺炎を疑います。

指：OK。では喀痰培養の提出とAMPC/CVA（アモキシシリン・クラブラン酸）＋AMPC（アモキシシリン）を処方して，再診予約をとっておこう。2〜3日で改善傾向がみられなければ早期受診を推奨するよ。

―――――――――― 時間経過 ――――――――――

研：初診の2日後から食欲が改善し，再診時（1週間後）の胸部X線はconsolidationが縮小しており，血液検査も肝障害や腎障害などの副作用なく改善しています。喀痰培養では*Pasteurella* sp. が検出されました。珍しい菌なので調べてみたところ，人獣共通感染症で犬・猫の保有率が高く，患者さんはどちらも飼っていて接触歴があるそうです。

指：*Pasteurella* sp. は気管支拡張症などの基礎疾患を有する人，高齢者や免疫機能低下者が罹患しやすいようだけど，とりあえず改善して良かった。

研：動物とのキスなど過剰な接触は避けてもらうよう指導して終診にしました。

―――――――――― 時間経過 ――――――――――

研：1週間後に悪心がぶり返して受診しました…。

指：うーん。どう考える？

研：抗菌薬投与後なので，*Clostridioides difficile*（CD）腸炎でしょうか？

指：医原性を考えたのは良いね。ただしCD腸炎は遠位部に好発するから，一般的に悪心・嘔吐は認めにくい。ほとんどの症例で下痢を認めるから確認してみよう。抗菌薬自体の影響としても，投薬終了後に発症するのは変だ。再検証してみよう。

追加の問診（3）

- 下痢はない。食事はこの1週間ほとんど摂取できていない。水分も摂取できない。尿の量や回数は変わらない。体重は測っていないが，衣類が緩くなった感じはない。
- （付き添いの息子より）これ以上仕事を休んで連れてくるのは難しいので，入院させてもらいたい。

検査（3）

- 血液検査：特記異常なし。

研：息子さんの言う通り，入院精査が良いでしょうか？ 再検証すべきは

消化管くらいだと思いますが…。
指：もう少し問題点を明確化しよう。ストレス潰瘍などはありうるけど，いったん改善しているから一元的には説明しがたい（新規発症になる）。他に気になるところは？
研：そういえば，1週間ほぼ何も口にしていない割には尿量減少がなく，検査データも脱水を示唆しません。
指：良いところに気づいたね。ではどういうことが言える？
研：実は飲食している…，嘘をついているということですか！？
指：この辺は十分に裏を取らないといけないけど，その可能性がある。付き添いの息子さんに話を聞いてみよう。

> 追加の問診（4）：息子への問診
> ◆二世帯住宅なので詳細はわからないが，ゴミ箱を見ると弁当を完食した形跡があった。

研：こっそり隠れて食べているようです！　詐病で決定です！
指：**詐病なら，「学校（会社）を休みたい」などの利得があるはず**だ。気持ち悪いと言ったら食事を堂々と食べられないし，嘘をついたことでこの患者さんにどんなメリットがある？
研：確かに変です…。うーん…，わかりません！
指：もともと普通に食べていて，肺炎で実際に食思不振が生じて，それが治った。治ったのにあえて食思不振を訴えているのだから？
研：肺炎のときに何かメリットがあった…。もしかして，息子さんに心配してもらえることですか！？
指：そうかもしれないね。本人に普段の生活を聞いてみよう。

> 追加の問診（5）
> ◆普段は家でテレビを見たりして過ごしている。夫を半年前に亡くしてから，ほとんど1人で過ごして話し相手もいないので寂しい。二世帯住宅なので，息子夫婦や孫と会うことも少ない。

研：病人になって，家族との接触が増えるメリットがあったのですね。
指：詐病でsick role（☞第1章3⑤の「慢性痛とその機序」参照）を演じている可能性が高い。息子さんに状況を説明して，できれば患者さんとの接触を増やしつつ自宅で経過を見てもらおう。本人には，「感染症で体が疲れているけど，見立てでは数日で良くなるはず。改善しない場合，家族と離れ離れになるけど入院が必要になってしまう」という内容で

説明してみよう。

研：患者さんの嘘を暴くのではなく，今の訴えが続くと目的に反する状態になってしまうことを暗示するのですね！

指：その通り。でも入院中の手厚い看護を期待している患者さんには通用しないから，使い方を誤ってはいけないよ（笑）[*4]。それに消化管疾患の合併は除外できていないから，予想通りの経過でなければ器質疾患を再検証しよう。

研：はい！「診断が誤りである可能性も検討」すべきなのでした[4]！

・・・・・・・・・・・・・・・・・・・・・・ 時間経過（4週間後） ・・・・・・・・・・・・・・・・・・・・・・

研：この患者さんは息子さん家族と一緒に夕飯を食べるようになって，吐き気を訴えず食事量が回復しました。しかしその後，徐々に食事量が減って臥床がちになり，転倒して顔面を打ったため受診しました。

指：どうする？

研：まずは脳出血を疑って頭部CTを撮影します。

[*4] ADLの低下した高齢者では，退院可能な状態まで回復しながら手厚い看護を期待して本人and／or家族が早期退院を望まないことは多い。これは入院費用の安さで助長され，同様に帰宅困難患者の退院先（例：施設，療養型病院）の決定が遅れる事例が多発している。急性期病院が抱える大問題で現場は疲弊しており，システムの早急な改革を要する。

検査（4）

◆ 頭部CT（図2）

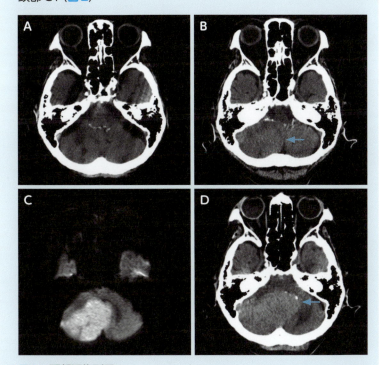

図2 頭部画像所見
A：頭部CT（初診時）。
B：初診6週間後の頭部CT。右小脳腫瘍により正中偏位を認める（矢印）。
C：初診6週間後の頭部MRI（拡散強調像）。右小脳に高信号域を認める。
D：初診8週間後の頭部CT。右小脳腫瘍のさらなる増大を認める（矢印）。

研：えー！？　両側小脳テントに沿った硬膜血腫は転倒の影響と考えられますが，右小脳に腫瘍を認めます（図2B）！　初診時の頭部CTを見直しても異常所見があるように見えません…（図2A）。

指：これは完全に想定外だ…。脳神経外科の先生にコンサルトしよう。

研：頭部MRIはdiffusionで右小脳に高信号域を認め（図2C），ADCマップで低信号のため，細胞密度の高い腫瘍を示唆する所見でした。さらに2週間後の頭部CTフォローで腫瘍が増大しており（図2D），高悪性度の神経膠腫（high grade glioma）や悪性リンパ腫疑いとしてbest supportive care（BSC）の方針となりました。悪心の原因は初めから脳腫瘍だったのでしょうか？

指：最初は肺炎の治療で改善して，その後も（食事が摂れないとの訴えはあったが）実際には食べていた様子だし，生活背景および環境調整で悪心の改善を認めた経過を含めて詐病に矛盾点はないように思う。腫瘍も急速に進行しているからヒッカムの格言で二元的に考えたいけど，仮に最初から小脳腫瘍による悪心があったとしたらどう説明する？

研：悪心の原因（腫瘍）が急速に増大しているのに良くなったり悪くなったりしたということですね…。ちょっと考えにくいように思いますが…。

指：プラセボ効果（☞第1章3⑤　コラム「プラセボ効果」参照）かもしれない。最初は息子が仕事を休んでくれて，次は家族と一緒に食事をとれる環境になって内因性オピオイドが症状を軽減した可能性はある。

研：プラセボ効果ってそんなに強力なのですか！？

指：1998年のサッカーW杯フランス大会で，ゴン中山（中山雅史）選手が腓骨を骨折しながら試合終了までプレーを続けていたように，精神は身体に驚くほどの影響を与えるよ。真実は特定困難だけど，治療経過が合致しないときには再評価する必要性を思い知らされたね。

最終診断

肺炎 + 詐病 + 脳腫瘍

器質疾患を示唆する情報	精神疾患を示唆する情報
一般検査で異常所見がある	特徴的な解釈モデル，ストレスの存在
急性期，発作性・間欠性	年齢が若い，精神疾患の既往がある
増悪・寛解因子が明確	増悪・寛解因子が不明確
進行性（悪化傾向）	主訴が多い，症状が変化して慢性経過
生活への支障・対処法が理解可能 [*5]	生活への支障・対処法が理解しがたい [*6]

*5 1回目の悪心

*6 2回目の悪心

学習のPoint

- 悪心の原因は多岐にわたる。
- 肺炎が悪心の原因になることは少ないため（嘔吐の結果生じた誤嚥性肺炎のことが多いため），他の原因を十分に鑑別する。消化器症状を呈する肺炎では非定型肺炎を検証する。
- 食事を摂取できなければ脱水や体重変化を確認し，点滴・入院加療の必要性を評価する。一貫性がなければ問題点の明確化から始める。
- 家族からの客観的情報は診断に有用である。
- 問題点が解決しても症状が改善しない場合や再発する場合，（医師の精神的ダメージは大きいが）再評価する。

●文 献●

1) 鈴木慎吾：外来診療の型 同じ主訴には同じ診断アプローチ！ メディカル・サイエンス・インターナショナル，2020，p200-5．
2) 鈴木慎吾：外来診療の型 同じ主訴には同じ診断アプローチ！ メディカル・サイエンス・インターナショナル，2020，p104-6．
3) 日本呼吸器学会成人肺炎診療ガイドライン2024作成委員会，編：成人肺炎診療ガイドライン2024．メディカルレビュー社，2024．
4) 鈴木慎吾：外来診療の型 同じ主訴には同じ診断アプローチ！ メディカル・サイエンス・インターナショナル，2020，p3．

第3章　Part 2　持続性

例題 17　78歳男性
主訴　だるい，肩がこる

問診票	
既往歴	狭心症，尿管結石症，帯状疱疹
内服薬	バイアスピリン，カンデサルタン，ファモチジン，スルピリド，ロフラゼプ（メイラックス®），酸化マグネシウム
家族歴	なし
生活歴	喫煙：なし 飲酒：なし
アレルギー歴	なし
妊娠歴・月経歴	
バイタルサイン	体温36.5℃，血圧162/98mmHg，脈拍数98回/分（整），SpO₂ 99%，呼吸数16回/分

現病歴
1カ月前から両肩が張るようになり，かかりつけ医に相談しても改善しないので受診した。

- ○ 急に。
- Ⓟ なし。
- Ⓠ 張る感じ。
- Ⓡ 同時期から頭が熱くなる感じがする。
- Ⓢ できなくなったことはないが，だるいので散歩や外出は控えるようにしている。
- Ⓣ 基本的に1日中持続しているが，夕方に悪化するように思う。

研修医（以下，研）：既往歴に高血圧は書いていないですが，カンデサルタンを内服しています。便秘薬もありますし，ロフラゼプやスルピリドはどうして内服しているのでしょうか？

指導医（以下，指）：高齢者からは主要な既往歴を聴取できないことが多い

から，かかりつけ医の紹介状やお薬手帳の確認が有用だ。ロフラゼプは長時間作用型のベンゾジアゼピン系だから，睡眠薬としての使用ではなさそうだね。スルピリドは食欲不振に処方されることがある。この辺りも追加で確認するとして，疑う疾患は？

研：今回はひらめきました！　急性発症の両肩の症状なのでリウマチ性多発筋痛症を疑います。

指：良いね。ちなみに肩の症状が発作性または発症数時間～数日以内なら急性冠症候群を最初に考えるよ。では，リウマチ性多発筋痛症として合わないところは？

研：うーん…，生活への支障がないことでしょうか？

指：文字通りならそうだね。でも**我慢強い高齢者は言わない，または加齢性変化と思い込んで「支障なし」と返答することもある**から，着替えや起立など生活動作に変化がないかをclosed questionで聞いてみよう。リウマチ性多発筋痛症では，特に起床時のこわばりで布団から起き上がれなくなってベッドを購入したという患者さんが多い。

研：そうか！　「夕方の悪化」が合わないのですね。

指：その通り。ということで有力な仮説が立っていないから，肩の痛みに関連する疾患を想起しながら病歴・身体診察を追加してみよう[1]。

追加の問診(1)・身体診察

- 体動での増悪なし。むしろやや改善する。マッサージや入浴で少し楽になる。
- Neck compression test：異常なし。
- 両上肢挙上制限なし。
- 関節(脊椎，肩，胸鎖)に発赤・腫脹・熱感・圧痛なし。
- 胸部：心・肺雑音なし。

研：体動での増悪がないので放散痛や関連痛も考えましたが，特に合致する疾患はなさそうです。

指：心膜炎でのtrapezius ridge(僧帽筋稜)への放散痛・関連痛も考慮して，胸部X線と心電図は後でみておこう。でも現時点で一番疑わしいのは？

研：主訴の通り「肩こり」でしょうか？

指：医学的には緊張型頭痛や頸肩腕症候群だね。重症疾患の非典型像などを特定するには，軽症疾患を的確に診断する必要がある[2]。原則通り検証しよう。

研：はい。追加の問診で，悪心・嘔吐や光過敏・音過敏がなく，両側性の圧迫感，軽度から中等度，日常的な動作で増悪しないので緊張型頭痛に合致します[3]）。

指：それに「夕方〜夜にかけて増悪」，「マッサージや入浴で改善」もいいね。では合わないところは？

研：急性発症でしょうか？

指：OK！　だから前日に細かい作業や肉体労働をしたとか，何かきっかけがなかったか聞いてみよう。

追加の問診（2）
- 日常生活では運動や生活様式に変化なし。症状が出る前日にスルピリドをやめた。

研：薬をやめて症状が出たなら離脱症状でしょうか？　でも見た感じは錐体外路症状や自律神経症状はなさそうですし，その後すぐに薬剤を再開しているようです。

指：やめた経緯について確認してみよう。そもそもスルピリドやロフラゼプを内服している時点で，様々な症状のある患者さんだろうと推測できる。「頭が熱くなる感じ」の随伴症状も同様だね。

追加の問診（3）
- 半年前に引っ越しをしてかかりつけ医が変わった。スルピリドは13年前から飲んでいるが，パーキンソニズムの副作用があるからと休薬を推奨された。やめたら今回の症状が出現し，不安で落ち着かなくなった。薬はすぐに再開したが，飲み続けてParkinson症候群になるのが心配。
- ロフラゼプは，数年前に妹の会社の経営が不安定になり，動悸など様々な症状が出たときから飲んでいる。

研：明らかにこれが原因です！　不安症を疑います。初めから言ってくれたら話が早かったのですが。

指：今回は少し促しただけで話してくれたけど，**具体的に聞いていくことで「そういえば…」という流れになることが多い**。とはいえ，かかりつけ医から診療情報提供書をもらって受診していれば話が早かったはずだ。

研：フリーアクセスの問題点ですね…。

指：**軽微な症状なのに外出を控えるのは過剰な対処行動（回避行動）で不安症に合致する**ね。うつ病の合併も多いからスクリーニングしておこう。

精神疾患の問診

- 解釈モデル：スルピリドの中止が関係していると思う。
- MEASLES：気分やや低下。テレビの野球は楽しみで実際に楽しい。食欲あり。この症状が出てから不安で寝付きが悪い。性欲はあるといえばある。気力はやや低下。希死念慮なし。
- 環境変化, ストレス：引っ越し前は近所にスーパーなどがあって楽しかったが, 今の団地は周囲に何もなくて面白くない。精神的に晴れない。

研：環境変化の影響も加わっている様子です。
指：そうだね。では必要最低限の検査も確認しよう。

検査

- 血液検査：異常なし。
- 心電図：異常なし。
- 胸部X線：異常なし。

研：予想通り大丈夫そうです。でもスルピリドをやめると不安で, 飲んだら副作用が心配では対処のしようがないです…。

指：こういった問題が生じないように, 必須でない薬は止めるタイミングを決めた上で開始するのが望ましい[4]*1。本人にやめる意思があれば, それを補助するために何ができる？

研：不安になることが問題なので…, 大丈夫という保証を本人に伝えることでしょうか？

指：それは大事だね。少量の内服だから, 実際にやめても悪影響はないはずだ*2。自分の身体に意識が向かわないように, 散歩や気晴らしの時間を長くとってもらおう。それと苦痛を感じたときの対処法として, 呼吸法についても指導しよう[5]。

研：呼吸に意識を全集中させることで, 余計なことに意識がいかないようにするのですね。

指：実際に呼吸の内受容感覚*3と不安, 脳活動の関連性を調べた研究がある[6]。身体と精神は鶏と卵のような関係だから, **呼吸を整えることで精神を整えることができる**のだろうね（☞第1章3④ コラム「卵が先か, 鶏が先か」参照）。いわゆる神経症の要素があれば催眠療法的なものも有効だから[7], いざというときのお守り代わりにもなる。

―――――――――――― 時間経過*4 ――――――――――――

研：薬をやめて1週間くらいは不安で肩こりやだるさが気になりましたが, 呼吸法を繰り返すことで落ち着いてきたそうです！ 本当に良かった

---

*1 たとえば, うつ病では薬物の早期終了で再発リスクが高まってしまうように[4], 疾患や状態によって適切な薬剤とその内服期間が異なる。あくまで必須でない薬は, やめることを前提に開始する。

*2 薬の種類や量によっては, 離脱症状を予防するために漸減, 隔日投与など減量・中止の仕方に注意を要する。

*3 内受容感覚とは, 心臓の拍動や内臓感覚, 口渇など身体内部環境に関する感覚を示す。他に五感を示す外受容感覚, 深部覚などの自己受容感覚がある。

*4 かかりつけ医に許可をとった上で休薬を試した。

です！

指：1つの山を越えたね。でも**不安症の患者さんは短期間で症状がぶり返したり，別の症状を訴えることが多い**。だからかかりつけの医師が普段の様子と比較して，「変化」や「違い」を感じ取って評価することが大事だ。

研：毎回十分な精査を行うのは現実的でないですね。でも，検査せずに「変化」や「違い」を評価するのは難しくないですか？

指：検査をしないと不安が解消されなくなってしまうから，理想的には必要最低限の検査にとどめるのが望ましい。そのためには病歴と身体所見から器質疾患の評価ができる必要があるけど，再診のたびに新しい訴えを聞くのは医師の精神が削られるよ（苦笑）。

研：そんなこと言ってしまって大丈夫ですか！？

指：検査をしない場合，再診料だけで定期診察に加えて新規主訴に対応しないといけない。再診は短時間で終わることを前提に予約が組まれているから，新患と同様に評価すれば他の患者さんの待ち時間が増えてしまう。そして経営者の視点で数字だけを見れば，時間だけかけて何もしていない医者にみえる。

研：外来の診療報酬は安くて数をこなさないと病院が赤字になるのに，無料で時間と労力をとられるのは理不尽です。そういえば入院診療でも，DPCに関連しない症状や異常所見には病院の費用負担で検査や処方をしないといけないですし，他科から診断不明でコンサルトを受けて診察しても診療報酬はありません。あれ？　これらすべてに関係するのは特定の診療科です…。

指：だからその診療科は，日本の医療制度では病院経営の足枷になるのだよ*5。だから「間接的な利益」も評価する病院でないと存続できない[8]。さらにいわゆる教育病院であっても，バランスを崩すような国の改革・指示によって病院が赤字になったために利益重視に変わって，教育熱心かつ実力のある先生が自主退職してしまった事例がある。

研：医療界のカイカクは無駄な労力が増えたり面倒な書類が増えたりするだけで，一部を軽減したように見えても他に負担を強いるだけです！　無駄が無駄を生むシステムが循環するだけで，本当に腹立たしいです！！

指：私も「進撃の巨人」化してしまいそうだけど（怒），**医療経済も大事**なことは間違いない。**問題なのは経営から考える場合**であって，そうすると問診・診察せずにたくさん検査して不当に利益を得る医療が「合理的」になってしまう。かといって，診療報酬を無視して問診・身体診察だけに長時間かけていたら病院が存続できずsustainableではない*6。

*5
専門的診療行為でも，材料費の高騰などにより純利益は減少しているものが多い。酷い場合には，必要な診療行為をすると赤字になるケースさえある。

*6
経営的な問題だけでなく，その後の外来患者の待ち時間が増え（不要なトラブルの種になる），病棟業務が遅れ，午後の救急ファーストコールへの対応が後手に回るなど，芋づる式に大きな影響が出る。筆者は診察時間の調節をするために，再診患者が新規症状の相談をしたい場合には，あらかじめ問診票に記載して受付に提出するよう依頼している。

研：タダシイことをして，それに反するものを「駆逐してやる」では成り立たないのですね…。だから**「各種制限の中で，患者本人のためになる医療を施す」**のが目標で，先生の型は検査でわかる疾患の問診・身体診察が必要最小限になっているのですね[9, 10]。

指：素晴らしいまとめだ（笑）。もし私が神経学的症状で働けないと訴えたら，この辺の葛藤に潰されて変換症を発症した可能性が高い。そのときは診察をよろしく頼むよ！

研：先生が意識的・無意識的に症状を作り出したら神経学的矛盾を特定するのが難しそうなので，丁重にお断りします（笑）。

最終診断

不安症[*7] ＋ 緊張型頭痛

器質疾患を示唆する情報	精神疾患を示唆する情報
一般検査で異常所見がある	特徴的な解釈モデル，ストレスの存在
急性期，発作性・間欠性	年齢が若い，精神疾患の既往がある
増悪・寛解因子が明確	増悪・寛解因子が不明確
進行性（悪化傾向）	主訴が多い，症状が変化して慢性経過
生活への支障・対処法が理解可能	生活への支障・対処法が理解しがたい

[*7] 正確には全般不安症だが，本書では大きな枠組みとして不安症と表記している（☞第2章4④参照）。

学習のPoint

- 不安症は正常範囲内の身体症状や，精神・身体の緊張による症状を訴えることが多い。
- 不安症の症状出現・増悪にはストレスや環境変化が関係することが多い。
- 生活への支障・対処法は精神疾患の特定に有用な情報である。
- 必須でない薬剤はやめることを前提に開始する。漫然と投与しない。
- 不安症は診察のたびに何らかの症状を訴えることが多い。どの時点でどの程度まで評価するかは悩ましい。

● 文 献 ●

1) 鈴木慎吾：外来診療の型 同じ主訴には同じ診断アプローチ！ メディカル・サイエンス・インターナショナル，2020，p152．

2) 綿貫 聡，仲田和正：診断に上達くなる法—プロフェッショナルたちからの提言．シービーアール，2022，p32-8．

3) 鈴木慎吾：外来診療の型 同じ主訴には同じ診断アプローチ！ メディカル・サイエンス・インターナショナル，2020，p138．

4) Lewis G, Marston L, Duffy L, et al：Maintenance or discontinuation of antidepressants in primary care. N Engl J Med. 2021;385(14):1257-67. PMID: 34587384

5) Jerath R, Crawford MW, Barnes VA, et al：Self-regulation of breathing as a primary treatment for anxiety. Appl Psychophysiol Biofeedback. 2015;40(2):107-15. PMID: 25869930

6) Harrison OK, Köchli L, Marino S, et al：Interoception of breathing and its relationship with anxiety. Neuron. 2021;109(24):4080-93.e8. PMID: 34672986

7) 春日武彦：あなたの隣の精神疾患．集英社インターナショナル，2021，p129-33．

8) 寺澤捷年：漢方を交えた医療論 和漢診療学からの提言．医学書院，2024，p195-8．

9) 鈴木慎吾：外来診療の型 同じ主訴には同じ診断アプローチ！ メディカル・サイエンス・インターナショナル，2020．

10) 鈴木慎吾：続・外来診療の型 苦手な主訴にも同じ診断アプローチ！ メディカル・サイエンス・インターナショナル，2022．

第3章　Part 2 持続性

例題 18　46歳女性
[主訴] 毎日息苦しい

問診票

既往歴	腰椎椎間板ヘルニア，手根管症候群
内服薬	桂枝人参湯
家族歴	なし
生活歴	喫煙：なし 飲酒：なし
アレルギー歴	なし
妊娠歴・月経歴	（記載なし）
バイタルサイン	体温35.9℃，血圧136/76mmHg，脈拍数62回/分（整），SpO$_2$ 99%，<u>呼吸数20回/分</u>

現病歴

8カ月前から息苦しさがあり，循環器内科や呼吸器内科など複数の診療科で精査を受けるも原因がはっきりしないため受診した。

- **O** 1カ月前から徐々に苦しい時間が長くなった。
- **P** 労作で増悪なし。
- **Q** 息が吸いづらい。
- **R** なし。
- **S** できないことは呼吸。
- **T** 常に苦しさがある。時間帯によって症状の強さは変わる。

研修医（以下，研）：持続性の呼吸苦です。8カ月間の持続なら精神疾患ではないでしょうか？

指導医（以下，指）：期間が長いほど精神疾患の可能性は高いけど，「1カ月前から徐々に苦しい時間が長くなった」ということは「進行性」の可能性がある。

研：「進行性」は器質疾患を疑う所見でした。では心血管，肺，血液を鑑別

していきます。

指：それが基本だけど，実は既にいずれの可能性も低いよ。

研：ええ！？ 呼吸苦で器質疾患が否定的な情報…。そうか，労作時に増悪しないことです！

指：その通り。**心血管，肺，血液の疾患で安静時にも常に苦しいなら，酸素需要が増す労作時には必ず悪化するはずだ。**だから精神疾患を強く疑いつつ，労作時にもSpO_2が低下しないことを確認して，必要最低限の身体診察と検査で器質疾患がないことを除外しよう。

研：はい。検査は胸部X線，心電図，血液検査をオーダーします！

身体診察
- 歩行時にもSpO_2低下なし（症状の強さにも変化なし）。
- 眼瞼結膜貧血なし。心・肺雑音なし。頸静脈怒張なし。四肢に浮腫なし。

精神疾患の問診（1）
- 抑うつ気分なし。楽しみは友人とのおしゃべりだが，症状が心配でここ数カ月は外出を控えている。
- 解釈モデル：心臓が心配。
- ストレス：1カ月前に高い買い物をしたが不良品だった。業者に問い合わせているが返品・交換の話が進まなくてイライラする。
- 症状への不安はある。

検査
- （前医の）胸部X線・心電図・血液検査：特記異常なし。

研：器質疾患は考えにくいです。増悪前にストレスがあったので，それで不安が強くなった印象です。

指：そうだね。呼吸苦は不安が関係することが多いし，**「息が吸えない」（吸っても吸っても酸素が不十分）という感覚も精神疾患によくみられる。**ではどうする？

研：まずは器質疾患がないことを説明して安心してもらいます。

指：それも大切だけど，8カ月も症状が持続していろいろな診療科を受診している患者さんだから説明だけで解決するかな？

研：確かにそうです…。それなら不安症や身体症状症などを考えて，もう少し評価したほうが良いでしょうか？

指：うん。具体的な診断を特定するという方針は良いけど，不安症の中で呼吸苦を訴える代表的疾患と言えば？

研：パニック症です。でも発作性の症状ではないので否定的です。

指：一般的な疾患は経過が長いほど臨床像が明らかになって確実な診断ができるけど，**パニック症は症状が遷延するほど発作と間欠期（予期不安）の境界が曖昧になることがある**。だから次に聴取すべきことは？

研：そうでした！ 最初の発作状況を確認し，closed questionで13の症状を聞いてみます（☞第2章4①参照）！

指：OK。持続性と訴えながら，Onsetで「徐々に苦しい時間が長くなった」という表現も最初は発作性であったことを示唆するし，Time courseで症状の変動も述べているね。

> **精神疾患の問診（2）**
> - 8カ月前の初回の発作は人の多いところを歩いていたときで，急に呼吸苦を感じて救急車で搬送された。
> - パニック発作の13の症状：動悸，めまい，四肢熱感，胸部不快感，死の恐怖があった。
> - 呼吸苦の強さは初期が酷かった。最近は酷い発作はほとんどないが，常に息苦しさを感じるようになって不安になった。
> - 予期不安あり。電車やバスには乗れず，車の運転も遠くに行かないようにしている（回避行動）。

研：直近の出来事のように状況を鮮明に覚えていました！

指：パニック症は自分の中で起こった「緊急事態」で，その治療法のひとつは発作に慣れていくことだ。だから**最初の体験はトラウマのように脳裏に焼き付き，発作を繰り返すことで症状のピークが低くなっていく**。

研：普通は直近の状態が最も確実な情報ですが，パニック症は発症時の詳細が鍵になるのですね。この患者さんは精神科で認知行動療法と薬物療法（パロキセチンを漸増，ベンゾジアゼピン系抗不安薬を初期4週間のみ使用）で症状が改善傾向にあります。

指：選択的セロトニン再取り込み阻害薬（SSRI）は効果が出るまで時間がかかるからベンゾジアゼピン系抗不安薬を併用することが多い。そして，ベンゾジアゼピン系抗不安薬は長期使用で身体的・精神的依存が生じるから早めに終了するのだったね（☞例題8参照）。

最終診断

パニック症

器質疾患を示唆する情報	精神疾患を示唆する情報
一般検査で異常所見がある	特徴的な解釈モデル，ストレスの存在
急性期，発作性・間欠性[*1]	年齢が若い，精神疾患の既往がある
増悪・寛解因子が明確	増悪・寛解因子が不明確
進行性（悪化傾向）	主訴が多い，症状が変化して慢性経過
生活への支障・対処法が理解可能	生活への支障・対処法が理解しがたい

[*1] 発症時は発作性だったが，受診時は持続性のため該当なしとした。

学習のPoint

- 労作時に悪化しない呼吸苦は器質疾患の可能性が低い（問題点の明確化）。ただし，労作時の酸素低下がないこと，最低限の身体診察と検査で異常がないことは確認しておく。
- パニック症が遷延すると，持続性の症状になることがある。
- パニック症では，発症時の状況を鮮明に覚えていることが多い。
- パニック症の発症・増悪前に，ストレスイベントが存在することが多い。

第3章　Part 2 持続性

例題 19　65歳男性
[主訴] 行動がおかしい

問診票

既往歴	高血圧症，大腸ポリープ
内服薬	アムロジピン
家族歴	なし
生活歴	喫煙：10本/日（20歳〜） 飲酒：なし
アレルギー歴	なし
妊娠歴・月経歴	
バイタルサイン	体温36.9℃，血圧154/76mmHg，脈拍数102回/分（整），SpO₂ 98%，呼吸数16回/分

現病歴

1週間前に体調不良を訴え会社を休んだ。翌日には仕事に行ったが様子がおかしいので病院受診を指示された。他院に行ったものの保険証を忘れて受診できず，外出から帰宅すると失禁していたため，家族が病院に連れてきた。

本人と妻の話より

- ⓞ 急に。
- ⓟ なし。
- ⓠ 行動がおかしい。
- ⓡ 自分の名前や日付，場所は言える。家族の名前は思い出せない。失禁した理由は周囲にトイレが見つからなかったから。
- ⓢ 何か変だとは思うが，そんなに困っていない。
- ⓣ 横ばい〜やや悪化。

研修医（以下，研）：これは認知症ではないでしょうか？　もしくは統合失調症なども鑑別だと思います。

指導医（以下，指）：それらに合致しない情報は？

研：うーん，わかりません…。

指：注目すべきは「急性期」だ。認知症は緩徐進行性だし，統合失調症は抑うつなど前駆症状の時期がある。

研：「急性期」は器質疾患を示唆する所見でした。でも急に行動がおかしくなる器質疾患というと…，脳症などですか？

指：多数の鑑別疾患がある症候は思いつきで診療すると失敗しやすく，運任せの診断になってしまう。キーワード（semantic qualifier：SQ）はどう設定する？

研：そうか！　異常行動なので，「意識障害」としてAIUEOTIPSを鑑別します！

指：OK。問診と身体診察（一部の簡易検査を含む）を追加してみよう。

> **鑑別診断と検証**
> - A（Alcohol）：以前からアルコール摂取歴なし。
> - I（Insulin）：（迅速血糖測定で）血糖値異常なし。
> - U（Uremia）：（血液検査で確認する）
> - E（Encephalopathy, Electrolytes, Endocrine）：（血液検査や画像検査を含めて確認）
> - O（Opiate, Oxygen, Overdose）：薬物摂取なし。SpO_2低下なし[*1]。
> - T（Trauma, Temperature）：外傷歴なし。低体温なし。
> - I（Infection）：呼吸器・消化器・尿路症状なし。（血液・尿検査を確認する）。
> - P（Porphyria, Psychiatric）：精神疾患として急性発症が非典型的。
> - S（Seizure, Stroke, Shock）：（頭部画像検査で確認）。ショックの所見なし。

*1 SpO_2の低下がなくても一酸化炭素中毒などの可能性は残るため，職場や家庭環境に問題がないことを確認する。必要に応じて血液ガスを検討する。

研：感染症と頭蓋内疾患，電解質・代謝・内分泌疾患が候補です。

指：ポルフィリン症は非常に稀だから，皮疹や原因不明の腹痛を繰り返すなど特異的な所見がなければ最初から考える必要はないね。では検査に進もう。

検査(1)

- 頭部CT：異常なし。
- 血液検査：異常なし。
- 胸部X線：異常なし。

研：あれ！？　肝機能，腎機能，アンモニア，電解質，血糖値，甲状腺機能に異常がなく，炎症反応も陰性です（CRP 0.2mg/dL）。頭部CTでも出血や梗塞，腫瘍などは認めないので…，やはり精神疾患ですね？

指：具体的にはどの疾患？

研：行動がおかしくなるような意識障害なので，先ほどの認知症と統合失調症に加えて，変換症が鑑別です（☞第2章4②参照）！　すると…，神経学的矛盾を評価します。本人が「困っていない」のは，「美しき無関心」でしょうか？

指：変換症[*2]ははっきりした神経学的症状を呈するのが基本だし，さらに失禁までする患者さんは稀だよ。つまり**精神疾患を示唆する所見がなく，かつ「急性期」という器質疾患を示唆する状況は変わっていない**。検査結果から残る器質疾患は？

研：えーと…，脳症とてんかんでしょうか？

指：あとは**中枢神経系感染症も炎症反応陰性が少なくないから**[1]，脳炎・髄膜炎も鑑別だ。

研：そんな危険な疾患はCRP陽性になってください…（泣）。この患者さんは明らかな発熱もないですが除外できないですか？

指：もちろん除外できないよ。それどころか特に高齢者の急性感染症で敗血症に至っていれば，発熱がないほうが重症で死亡率が高い[2]。

研：恐ろしいです…。**発熱があればだいたいは感染症**ですが，**発熱がないのは感染症を除外する理由にならない**のですね。

指：そうだね。鑑別は機能性または器質性の頭蓋内疾患に狭まったから，身体診察と検査を追加しよう。この状態では髄液検査もしたほうが良い。

[*2] 解離症を含めている。

身体診察

- 右上下肢腱反射亢進，右Babinski反射陽性。Hoffmann反射陰性。
- Jolt accentuation陰性，項部硬直なし，Kernig・Brudzinski徴候陰性。

検査(2)

◆ 頭部MRI（図1）

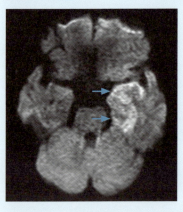

図1 頭部MRI（拡散強調像）
左内側側頭葉に高信号域を認める（矢印）。

◆ 髄液検査：髄液細胞数100/mm³，糖56mg/dL（血糖値85mg/dL），リンパ球:好中球＝29:1（培養結果は未着）。

研：うお！　辺縁系脳炎の所見です！

指：すぐに専門医にコンサルトしよう。

研：はい！　炎症反応陰性の脳炎・髄膜炎と画像所見からヘルペス脳炎としてアシクロビルが開始され，後にHSV-PCRが陽性となりました。血液培養2セットと髄液のADAやクリプトコッカス抗原，細菌培養はいずれも陰性でした。

指：中枢神経系感染症の多くは対症療法のみで良いウイルス性髄膜炎だけど，**意識障害，人格変化，行動異常，巣症状や，髄液細胞数が100前後と少ないときには脳炎（例：ウイルス性，細菌性，結核性，免疫介在性）を疑う必要がある**[3]。

研：CRP陰性は精神疾患と思い込みやすいです。

指：陽性なら器質疾患が存在するけど，陰性はそれ単独で器質疾患除外の根拠にはならないから難しい[1]。ちなみにヘルペス脳炎は頭部MRIで異常所見を呈することが多いけど，やはり例外がある[3]。怖いね。

研：そんな症例には絶対に出会いたくないです…。

指：最後に，中枢神経系以外の感染症で精神神経症状をきたす疾患と，自己免疫・自己炎症性疾患関連で同症状を起こす疾患は？

研：敗血症や高齢者の感染症（せん妄合併）でしょうか？　自己免疫疾患はわからないです…。

指：**精神神経症状ではレジオネラ肺炎が鑑別だ。初期は気道症状なく頭痛や消化器症状が主訴でSpO₂低下を認めないことがよくある**から，

ルーチンで胸部X線は確認したほうが良い。抗菌薬もβラクタム系は無効で細胞内寄生菌に効果のあるニューキノロン系などの投与が必要だからね。自己免疫・自己炎症性疾患なら全身性エリテマトーデス（SLE）（neuropsychiatric SLE：NPSLE）とBehçet病が代表だよ。

研：レジオネラ肺炎は非典型的臨床像をきたす「非定型肺炎」なのでした[4]！だから最初に胸部X線もオーダーしたのですね。今回は「急性期」の重要性をより深く理解できました。

最終診断

ヘルペス脳炎

器質疾患を示唆する情報	精神疾患を示唆する情報
一般検査で異常所見がある	特徴的な解釈モデル，ストレスの存在
急性期，発作性・間欠性	年齢が若い，精神疾患の既往がある
増悪・寛解因子が明確	増悪・寛解因子が不明確
進行性（悪化傾向）	主訴が多い，症状が変化して慢性経過
生活への支障・対処法が理解可能	生活への支障・対処法が理解しがたい

学習のPoint

- 急性発症の意識障害は器質疾患を疑う。精神疾患の可能性は低い（繰り返している場合には変換症，前駆症状時期があれば統合失調症などは鑑別）。
- 発熱やC反応性蛋白（CRP）陽性は感染症を積極的に疑う所見だが，発熱なし・CRP陰性だけでは感染症を除外する根拠にならない。
- 髄膜炎・脳炎などの中枢神経感染症は炎症反応陰性が少なくない。ウイルス・細菌・真菌の感染症に加え，早期治療が望ましい全身性エリテマトーデス（SLE）とBehçet病の可能性を検討する。
- 精神神経症状で髄膜炎・脳炎の所見がない場合，レジオネラ肺炎が鑑別に挙がる。

●文献●

1) 鈴木慎吾：外来診療の型 同じ主訴には同じ診断アプローチ！ メディカル・サイエンス・インターナショナル，2020，p163．

2) 小嶌祐介：レジデントのための内科診断の道標．上田剛士，監．日本医事新報社，2022，p175-6．

3) Kennedy PGE：Viral encephalitis: causes, differential diagnosis, and management. J Neurol Neurosurg Psychiatry. 2004;75(Suppl 1):i10-5. PMID: 14978145

4) 鈴木慎吾：外来診療の型 同じ主訴には同じ診断アプローチ！ メディカル・サイエンス・インターナショナル，2020，p103-14．

第3章　Part 2　持続性

例題 20　34歳女性
[主訴] 両腕に力が入らない

問診票	
既往歴	なし
内服薬	なし
家族歴	なし
生活歴	なし なし
アレルギー歴	なし
妊娠歴・月経歴	8カ月前に第1子を出産。月経は2カ月前から再開した。
バイタルサイン	体温36.6℃，血圧102/60mmHg，脈拍数74回/分（整），SpO$_2$ 98%，呼吸数12回/分

現病歴

約1カ月前から両腕に力が入らず，悪化傾向のため受診した。

- ◎ 急に。
- P なし。
- Q 力が入らない。しびれはない。
- R なし。
- S 子どものおもちゃを拾ってあげられない。
- T 悪化傾向。日内変動はない。

研修医（以下，研）：進行性なので器質疾患を考えます！　血管，筋，神経を評価します。

指導医（以下，指）：OK。やってみよう。

身体診察（1）

- 筋萎縮や線維束性収縮なし。
- 温痛覚障害なし。
- 徒手筋力テスト：肩の外転・内転・屈曲・伸展，肘や手・手指関節の屈曲・伸展は，いずれも両側で4。
- 腱反射：左右差なし。
- Finger tap異常なし。筋強剛なし。
- Neck compression test：異常なし。
- Grip and release test：24回。
- Wright test, Roos test, Adson test：異常なし。

研：感覚は問題なく，運動のみ障害されています。腱反射異常なしが予想外でしたが，筋萎縮性側索硬化症の初期などでしょうか？ 神経内科にコンサルトしたいです。

指：器質疾患を考えるならそういった流れだけど，ここまでの情報をもう一度よく見て。おかしいところがあるよ。

研：本当ですか！？ うーん…，進行が速すぎるのでしょうか？

指：いや，そういった細かいところではなく，自分がこの患者さんになりきって，OPQRSTを再確認してみて。

研：急に両上肢の力が入らなくなって，悪化して，今は子どものおもちゃを拾えなくて…。あれ？ 身体診察の筋力なら子ども（生後8カ月）のおもちゃは普通に持てるはずです！

指：明らかにおかしいでしょ。**それほどの筋力低下ならADLに障害が出て，食事，入浴，着替えなどに困るはず。それなのに生活への支障で「子どものおもちゃを拾えない」と回答した理由は？**

研：そこに心的葛藤があるからですね！ 神経学的症状なので変換症です。

指：「子どもの相手をしてあげたい。でもそれが大変で育児を休みたい」といった葛藤から，無意識に体の機能障害を作り出している可能性が高い。「子はかすがい」とは言うけれど，子育ては身体的・精神的・経済的・時間的に莫大な負担がかかるからね*1。

研：そういえば，ある科の温厚な先生が「妻の愛情は出産するとすべて子どもに移ってしまうのだよ。すべてね。」と険しい顔で教えてくれました…（☞第1章3③ コラム「恋愛・結婚・出産・子育て③」参照）。とりあえず問診，身体診察，検査を追加してみます。

*1
筆者が研修医のとき，赤ちゃんを連れた母親が「子どもがおもちゃを飲み込んだかもしれない」と受診した。当時は「親なのに目を離すなよ」と思ったが，子育てを経験してからその考えがどれほどプシコだったかを思い知った。こういった齟齬は無益な対立を生み出すため，**相手への想像力を働かせる意識と，その基盤となる知識・体験の積み重ねは重要**である。

精神疾患の問診

- ストレスは特に感じない。強いて言えば，夫が子育てに無関心なこと。
- 子どもはかわいい。元気に育ててあげたい。育児は大変だけどやり遂げたい。
- 料理や洗濯は頑張って続けている。
- 夫と子どもの3人暮らし。自分の両親も義理の両親も遠方なので，手伝ってもらうことはできない。
- 解釈モデル：脳の病気でなければいいなと思う。
- 2質問法：気分の落ち込みはない。楽しみは子どもの成長。

身体診察 (2)

- 子どものおもちゃを拾うとすぐに落としてしまう。

検査

- 血液検査：異常なし。

研：ドアは普通に開けて入ってきましたし，料理などの家事ができているのにおもちゃを落とすのは明らかな神経学的矛盾なので，器質疾患は否定的です。心理的な問題は，夫への不満が主因でしょうか？

指：それもあるだろうけど，生活の話が子どものことばかりで客観的に育児疲れは明らかだ。この状態でストレスをストレスとして自覚できないのは危険なことだから，精神科コンサルトが望ましいと思うよ。

研：はい。精神科受診に同意され，環境調整を模索する方針となりました。

最終診断

変換症

器質疾患を示唆する情報	精神疾患を示唆する情報
一般検査で異常所見がある	特徴的な解釈モデル，ストレスの存在
急性期，発作性・間欠性	年齢が若い，精神疾患の既往がある
増悪・寛解因子が明確	増悪・寛解因子が不明確
進行性（悪化傾向）	主訴が多い，症状が変化して慢性経過
生活への支障・対処法が理解可能	生活への支障・対処法が理解しがたい

学習のPoint

- 生活への支障は精神疾患の特定に重要な情報である。
- 生活への支障が想定外の回答の場合，そこに葛藤が存在している可能性が高い。
- 患者が直接的にストレスを否定しても，間接的な情報からストレスの有無を評価する（☞**第2章 4⑤ コラム「A-MUPSスコア」参照**）。
- 変換症は精神科紹介に首を傾げることはあっても，抵抗することは少ない。

第3章　Part 2　持続性

例題 21　66歳男性
主訴 箸が使いづらい

問診票

既往歴	糖尿病，脂質異常症，高血圧症，前立腺肥大症，身体表現性障害
内服薬	ニフェジピン，オルメサルタン，ボグリボース，ミチグリニド，ピタバスタチン，シロドシン
家族歴	なし
生活歴	なし
アレルギー歴	なし
妊娠歴・月経歴	
バイタルサイン	体温36.2℃，血圧148/94mmHg，脈拍数 64回/分（整），SpO₂ 98%，呼吸数12回/分

現病歴

5日前に車の鍵をかけようとしたら，鍵をうまく握れなかった。その後食事で箸が使いづらかったので左手で食べた。3日前にはゴルフをしたが，右手は添える程度でプレーした。やや改善傾向で箸も使えるようになってきたが，症状が続くため受診した。

- **O** 急に。
- **P** なし。
- **Q** 力が入らない感じ。
- **R** しびれなし。
- **S** 軽度。右手の母指と示指が動かしづらい。左上肢と両下肢は普段通り。
- **T** 半分程度にまで改善傾向。日内変動はない。

185

研修医（以下，研）：軽微な神経学的症状で，発症から5日間放置しているので「美しき無関心」として変換症を疑います！　精神疾患の問診を追加してみました．

> **精神疾患の問診**
> - 生活変化：なし．家族や友人・近所との対人関係もこれまで通り．
> - ストレス：特にない．この症状で食事やゴルフに支障があったのはストレスだが，良くなってきているから大丈夫かと思っている．

研：うーん…，尻尾をつかめません．

指導医（以下，指）：そういう「美しき無関心」の誤解が多いからDSM-5-TRに注意が入るのだよ（☞例題1参照）．仮にストレスがあっても，精神疾患を疑う根拠が薄弱だから先に進んではいけない．基本に則って評価してみよう．

研：枝葉の情報に飛びついてしまいました…．フォルダ式思考法で[1]，精神疾患を考えたときにストレスや環境変化に注意を向けるのですね．

指：その通り．言い換えると，**ある疾患を「想起するための情報」（上位のフォルダ）と「検証するための情報」（下位のフォルダ）に分けて考える**のが大事だ．たとえば，消化器症状に対して食物から話を始めると感染性胃腸炎と誤診するリスクが高まる[*1]．問診・身体診察（＋検査）で感染性胃腸炎に合致するとき，検証目的に食物を評価するほうが良い．

研：**思考の順序とそれに基づく情報収集が大事**なのですね．「精神疾患の既往」は精神疾患の可能性を高めますが…，「急性期」は器質疾患を示唆します．あっ！　もしかして左手で箸を使って食べるのも「生活への支障が理解可能」で器質疾患を示唆する情報でしょうか？

指：そうだね．合理的な対処行動でしょ．**変換症は他者が驚く症状なのに（無意識では困っていないから）受診しないという無関心さ**だ．でも今回は「美しき無関心」というより「楽観と不安の間」で心が揺れ動いて，良くなってきたけど心配だから念のため受診という行動だ．

研：行動の背景を想像しないといけないのですね．では「しびれ」と同様のアプローチをします（**表1**）．片側，一肢なので中枢性（脳・脊髄）よりも末梢性の可能性が高く，神経根障害（頸椎症），神経叢障害（胸郭出口症候群，Pancoast腫瘍），mononeuropathyを考えます[2]．

*1　ただし1～2日前に生牡蠣，2～5日前に生の鶏肉を摂取したなどの情報は特異的であり，それぞれノロウイルスとカンピロバクターの可能性を大きく高める．

表1　しびれの部位からの原因部位推定（片側）

しびれの部位が片側の場合	
①上下肢➡脳>脊髄	●発症時期が異なれば，上肢・下肢それぞれ別の原因を考慮
②一肢➡末梢>脳，脊髄	●上肢 　神経根障害：頚椎症 　神経叢障害：胸郭出口症候群，Pancoast腫瘍 　Mononeuropathy ●下肢 　神経根障害：腰椎症 　神経叢障害：糖尿病性腰仙骨神経叢障害，骨盤内腫瘍 　Mononeuropathy ➡間欠性跛行があれば腰部脊柱管狭窄症（末梢動脈疾患を鑑別） ●脳卒中を疑うポイント 　・誘因なく突然発症 　・末梢性に矛盾する所見（例：しびれの分布，腱反射亢進や異常反射，障害神経に合致しない運動障害） 　・口周囲のしびれを随伴（手口症候群）[※1]

※1：手口症候群は，脳幹→視床→大脳皮質（感覚野）への経路の障害で生じる．同側の口周囲と手だけでなく，両側性（脳幹），交叉性（延髄）も起こりうる．

（文献3より作成）

指：OK．それら3つの中で可能性が低いのは？

研：神経叢障害の頻度は低いと思います．

指：そうだね．頻度に加えて，胸郭出口症候群とPancoast腫瘍はともに小指側のほうが侵されやすい[4]．では神経根障害とmononeuropathyと仮定した場合の障害部位は？

研：第1・2指の脱力なので，神経根障害ならC6，mononeuropathyなら橈骨神経麻痺を疑います．

指：それらは感覚の領域だよ[5]．もちろん「脱力」を訴えながら「感覚障害」が原因のことがあるし，訴えのある部位の周囲にも異常を認めることがあるから身体診察での確認が必要だけど[※2]．

研：うわー…，神経ややこしすぎます！　まず神経根ですが，デルマトームはだいたい覚えたもののミオトームはまったくわかりません．

指：良いウェブサイトがあるから，こちらも参照しながらみていこう[※3, 4]．手指の運動障害ならC8で，C6は手関節の背屈だ．でも第1・2指に限局すること，感覚障害を伴わないのは非典型的だし，ほとんどの**頚椎症は頸部痛・肩への放散痛が随伴するか先行するのが基本**だ．

研：ここまでの情報では，神経根障害の可能性は低そうです．

指：OK．次にmononeuropathyで考えてみよう．まず橈骨神経なら，上腕の中央部で絞扼される橈骨神経麻痺で下垂手（感覚障害±），肘関節の屈側で絞扼される回外筋症候群（後骨間神経麻痺）で下垂指（感覚障

※2
逆に「しびれ」を訴えながら，医学的には「脱力」や「巧緻運動障害」のことも少なくない．

※3
医學事始．頚椎症による神経障害．
[http://igakukotohajime.com/2020/07/25/%E9%A0%9A%E6%A4%8E%E7%97%87%E3%81%B8%E3%81%AE%E3%82%A2%E3%83%97%E3%83%AD%E3%83%BC%E3%83%81/]
（2025年1月17日閲覧）

※4
西伊豆健育会病院の仲田和正先生の覚え方では，C5は両上肢を外転させて「V(5)」の字を作り，手をパー（5本指）にして肘を屈曲させて自分の頬を叩く．C7は肘を「シチ(7)」っと伸展させ，猫のように「ニャニャ(7)」と手関節を屈曲させる（C6はその反対で手関節を伸展させる）．Th1は1ドル札を指の間に挟む（手指の外転・内転）．

害なし)が起こり，前腕橈側で絞扼されるWartenberg症候群では運動障害が生じない(感覚障害あり)*5。

研：すると，回外筋症候群が近いですが，やはり第1・2指に限局するのが合わないです。

指：正中神経なら，手根管で絞扼される手根管症候群で母指対立・母指外転の障害(感覚障害が主)，肘の辺りで絞扼される回内筋症候群で母指対立・母指外転・前腕の回内・手と第1～3指の屈曲障害(感覚障害が主)，肘～前腕部で絞扼される前骨間神経麻痺で母指と示指の第一関節屈曲障害(涙のしずくサイン＝tear drop sign)(感覚障害なし)が起こる*6。

研：メチャクチャ混乱していますが，1つ1つ確認すると前骨間神経麻痺はありえます。

指：ではこれらを元に身体診察をしてみよう。ちなみに，尺骨神経なら肘部管症候群とGuyon(ギヨン)管症候群だけど，いずれも尺側に感覚障害を認めるよ*7。

*5
醫學事始. 橈骨神経麻痺 radial nerve palsy. [http://igakukotohajime.com/2020/09/21/%E6%A9%88%E9%AA%A8%E7%A5%9E%E7%B5%8C%E9%BA%BB%E7%97%BA-radial-nerve-palsy/] (2025年1月17日閲覧)

*6
醫學事始. 正中神経 median nerve. [http://igakukotohajime.com/2020/09/26/%E6%AD%A3%E4%B8%AD%E7%A5%9E%E7%B5%8C/] (2025年1月17日閲覧)

*7
醫學事始. 尺骨神経 Ulnar nerve. [http://igakukotohajime.com/2020/12/30/%E5%B0%BA%E9%AA%A8%E7%A5%9E%E7%B5%8C-ulnar-nerve/] (2025年1月17日閲覧)

> **追加の問診・身体診察**
> - 頸部や肩の痛みは，過去を含めて生じたことがない。
> - 温痛覚・触覚：異常なし。
> - 徒手筋力テスト：母指対立，示指の伸展，手関節の背屈が4/5。
> - 四肢腱反射：異常なし。
> - Grip and release test：28回(＞20回)。
> - 発汗，熱感・冷感，皮膚の色調変化・萎縮：なし。
> - Neck compression test：陰性。
> - Tear drop sign：陰性。
> - (肘～前腕部の) Tinel徴候：陰性。
> - Barré徴候：陰性。
> - Wright test，Roos test，Morley test，Adson test：陰性。

研：身体診察では手関節の背屈障害もありました！ でもC6～8の神経根症と考えても，頸部・肩の痛みなし，感覚障害なし，腱反射の低下なしで合致しません。橈骨神経麻痺としても，指の障害が限定的で，母指対立の障害は正中神経麻痺の合併が必要です。

指：そうだね。正中神経麻痺の合併を考えても，感覚障害なし，tear drop sign陰性は合わない。

研：どれにも合致しないですよ！ ということは…，やはり精神疾患でしょうか？

指：いやいや，最初に評価したように精神疾患を示唆する情報は「精神疾患

の既往」だけで，症状の様式と行動は器質疾患なのだよ．もう一度大局的に考えてみよう．

研：片側，一肢なので末梢性を検証しましたが，合致する疾患がありません．すると中枢性を考えますが，腱反射異常はなく，Barré徴候も陰性です．末梢神経障害のcommon diseaseのuncommon presentation（commonのuncommon）でしょうか？

指：いや．めまいの眼振と同じで，「**中枢性は何でもあり**」だから「**末梢性に合致しなければ中枢性を疑う**」を基本にしよう[6)*8]．中枢性とすればどの部位？

研：錐体路のどこかだと思いますが…．

指：うん．脊髄・脳幹に近いほど多種多様な神経が密集しているから，脳神経障害を伴ったり，片麻痺（上肢＋下肢）を起こしたりしやすいのだよ．

研：すると今回は上肢の一部に限局的な運動障害なので…，神経の最上位である大脳皮質の運動野ですか!?

指：その微小な脳梗塞が疑わしい．では，脳卒中として検証すると？

研：糖尿病，脂質異常症，高血圧症などの血管リスクがあります．

指：それより重要なのは**日中の突然発症**だよ．車に乗るときは問題なかったのに，降りたときに症状があったのだから．末梢神経障害なら日中に突然または急性発症するのは稀だ．

研：それなら最初に言ってくださいよー！　頭を使いすぎてオーバーヒートです…．

指：いや，脳卒中はいろいろなバリエーションがあって診断が難しい．だから**誘因なく突然発症，口周囲のしびれを随伴（手口症候群），そして末梢神経障害に矛盾する所見などに注目**するのが重要だ（表1）．前二者がない場合，今回のように各種末梢神経障害に合わないことを検証しないと特定困難だ．

研：「末梢神経障害で説明できない」と評価する必要があるのですか…．頭部MRIを撮像します．

*8
めまいで垂直眼振や方向交代性眼振があれば中枢性を強く疑う．同様に片麻痺や脳神経麻痺を随伴する脱力は中枢性を疑えるが，難しいのはこういった特異的情報がない中枢性の特定である．

検査

◆ 頭部MRI（図1）

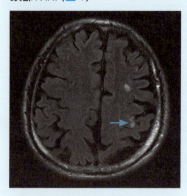

図1 頭部MRI（FLAIR像）
中心前回のprecentral knobに高信号域を認める（矢印）。

◆ 血液検査：異常なし

研：左前頭葉の一次運動野が存在する中心前回に脳梗塞像を認めました[8]*9（図1）！

指：同様に一次体性感覚野（中心後回）の微小な脳梗塞では体の局所に感覚障害を生じる[9]。ちなみに右脳の脳卒中で左片麻痺を呈した患者さんで、作り笑いをすると左顔面は麻痺して無表情なのに、自然に微笑むときには基底核の働きで左顔面を動かせたりするから[10]、**脳の障害では不思議な所見が山ほどあって覚えきるのは不可能**だ。

研：麻痺を訴えながら自然に微笑んだら詐病か変換症を疑ってしまいそうです…。

指：神経症状で「器質疾患に矛盾する」と判断したときに、変換症を疑ったのは自然な流れだよ。そこから**「変換症に矛盾する」ことを検証できれば、診断困難な器質疾患を考えていくことができる**（☞第1章1 図1参照）。

研：すごく難しかったですが、今回は精神疾患と器質疾患の境界がより理解できたように思います。

*9
中心溝に接する中心前回（precentral）の外側で、逆Ω型のこぶ状（knob）を呈する部位のためprecentral knobと呼ばれる[7]。

最終診断

脳梗塞

器質疾患を示唆する情報	精神疾患を示唆する情報
一般検査で異常所見がある	特徴的な解釈モデル、ストレスの存在
急性期 、発作性・間欠性	年齢が若い、 精神疾患の既往がある
増悪・寛解因子が明確	増悪・寛解因子が不明確
進行性（悪化傾向）	主訴が多い、症状が変化して慢性経過
生活への支障・対処法が理解可能	生活への支障・対処法が理解しがたい

学習のPoint

- 「症状を放置した」だけでは美しき無関心とは言えない。その心理背景まで考慮する。
- 突然発症は心血管疾患を疑う重要な情報である。
- 末梢神経の疾患（神経叢障害，神経根障害，末梢神経障害）は運動・感覚の障害部位がややこしいが，一定の臨床像を呈することが多い。よって末梢性に合致しない場合，特異的所見を呈さないタイプの中枢性を疑う。

● 文 献 ●

1) 鈴木慎吾：外来診療の型 同じ主訴には同じ診断アプローチ！ メディカル・サイエンス・インターナショナル，2020，p11-2.
2) 鈴木慎吾：外来診療の型 同じ主訴には同じ診断アプローチ！ メディカル・サイエンス・インターナショナル，2020，p172-3.
3) 鈴木慎吾：続・外来診療の型 苦手な主訴にも同じ診断アプローチ！ メディカル・サイエンス・インターナショナル，2022，p173.
4) 鈴木慎吾：外来診療の型 同じ主訴には同じ診断アプローチ！ メディカル・サイエンス・インターナショナル，2020，p186.
5) 鈴木慎吾：外来診療の型 同じ主訴には同じ診断アプローチ！ メディカル・サイエンス・インターナショナル，2020，p174-7.
6) 鈴木慎吾：続・外来診療の型 苦手な主訴にも同じ診断アプローチ！ メディカル・サイエンス・インターナショナル，2022，p42-56.
7) 鈴木慎吾：外来診療の型 同じ主訴には同じ診断アプローチ！ メディカル・サイエンス・インターナショナル，2020，p173.
8) 北村英二，濱田潤一，鈴木康輔，他：症例報告 Pure motor isolated finger palsy を呈した脳梗塞の1例．臨神経．2010；50(8)：572-7.
 〔https://www.neurology-jp.org/Journal/public_pdf/050080572.pdf〕（2025年1月17日閲覧）
9) 山下 力，河村信利，鳥居孝子，他：短報 片側ケープ様分布の感覚障害のみを呈した中心後回梗塞の1例．臨神経．2012；52(3)：178-81.
 〔https://www.jstage.jst.go.jp/article/clinicalneurol/52/3/52_3_178/_pdf〕（2025年1月17日閲覧）
10) ラマチャンドラン VS，ブレイクスリー S：脳のなかの幽霊．山下篤子，訳．KADOKAWA，2011，p22-51.

本例題は，宮原雅人，鈴木慎吾，高田俊彦，他：箸の使いづらさを主訴に受診した66歳男性．外来診療のUncommon Disease．生坂政臣，編著．日本医事新報社，2014で発表済みの症例をもとに書き下ろした，本書独自の内容である。

例題 22	69歳女性
	主訴 左腕や手先の感覚がおかしい

問診票

既往歴	虫垂炎手術
内服薬	芍薬甘草湯（頓服）
家族歴	なし
生活歴	喫煙：なし 飲酒：なし
アレルギー歴	なし
妊娠歴・月経歴	
バイタルサイン	体温36.6℃，血圧148/86mmHg，脈拍数56回/分（整），SpO$_2$ 98%，呼吸数14回/分

現病歴

3カ月くらい前から左肩の動きが悪くなり，指先に力が入りづらくなった。体がつりやすくなって近医で芍薬甘草湯を処方されたが，最近は右手もおかしくなってきたので紹介受診した。

- **O** 徐々に。
- **P** 運動時に自覚する。
- **Q** 動かしているとだるく感じる。動きが悪くなる。指は力が入りづらい。
- **R** 痛みやしびれなし。半年くらい前から体のいろいろなところがつりやすい。声が低くなったように感じる。下肢には症状なし。
- **S** ペットボトルの蓋や瓶の蓋が硬いと開けられない。布団の上げ下げが大変になってきた。体操を教える仕事はできているが，大変に感じてきた。
- **T** 程度は悪化している。右手にも症状が出てきた。

研修医（以下，研）：いろいろな症状があるので閾値の低下があるのでしょうか？

指導医（以下，指）：**愁訴が多いと精神疾患の可能性が高くなる**ね[1]。いずれも取るに足りない症状か，緊張型頭痛など器質疾患・機能性疾患の症状を強く感じていることが多い。問題点が多いなら主訴（最も困っている症状）から攻めていくよ。

研：問診票の主訴には「感覚」と書いてありますが，生活への支障（蓋の開閉，布団の運搬，体操）から運動の問題のように思います。

指：大事なところに気づいたね！　ではどう考えていく？

研：蓋を開けにくいので遠位筋，布団の上げ下げが大変なので近位筋の症状です。筋原性疾患と神経原性疾患（神経筋接合部含む）どちらも考えられます。

指：OK。型に沿って錐体路・錐体外路や小脳，感覚，自律神経の障害の有無を問診・身体診察で確認しよう（**表1**）[2]。

表1　障害されている系統の確認

①感覚	●他覚的に異常所見がなくても神経障害がないとは言えない。ただしrestless legs syndromeや運動障害（筋力低下，錐体外路症状，失調）による「しびれ」の可能性も検討する。 1. 温痛覚➡分布をもとに，neuropathyと仮定した具体的末梢神経，および神経根障害と仮定した高位を推定する※1 2. 触覚➡高度に低下し，他感覚と運動も障害されていれば末梢神経障害※2 3. 深部覚（振動覚，位置覚）➡低下で末梢神経または脊髄後索の障害
②運動	●感覚障害がない「しびれ」では，小脳と錐体外路の評価も加える。 1. 徒手筋力試験➡疑う障害神経に関連する筋を評価 　　　　　　　　➡線維束性収縮や筋萎縮があれば下位運動神経障害 2. Barré test, Mingazzini test➡上位運動神経障害による軽度の運動麻痺をスクリーニング 3. 反射➡腱反射低下で末梢神経障害，亢進で上位運動神経障害※3 　　　➡BabinskiやWartenbergなどの異常反射で上位運動神経障害
③自律神経	●発汗異常，起立性低血圧，膀胱直腸障害など➡中枢または末梢神経障害

※1：自覚的部位と解離する例として，進行した糖尿病性末梢神経障害では両下肢遠位の感覚が極度に低下し，より近位のしびれのみを訴えることがある。
※2：触覚の脊髄伝導路は前索（粗大な触覚）と後索（精密な触覚）の2つの経路があるため，一方の障害のみなら触覚の低下はごく軽度である。つまり脊髄病変による触覚低下なら広範囲の障害で，中枢性を示唆する他所見が明瞭なはずである。
※3：腱反射の反射弓は感覚神経（筋紡錘における意識されない深部覚）→脊髄→運動神経→神経筋接合部→筋で構成されるため，筋反射低下は運動神経または感覚神経の障害に由来する。ただし，腱反射亢進は錐体路（上位運動神経）障害を示唆するため，本書では便宜的に運動の評価に位置づけている。

（文献2より作成）

> **追加の問診**
> - 巧緻運動（ボタンや箸）：問題なし。
> - 排便，排尿，発汗に異常なし。

> **身体診察**
> - 四肢温痛覚障害なし。
> - 筋萎縮や線維束攣縮なし。握力は右18kg，左13kg。徒手筋力テストは左三角筋，二頭筋，三頭筋が4＋(他は5＋)。Barré徴候陰性。四肢腱反射正常。Babinski反射・Hoffmann反射陰性。
> - Neck compression test：異常なし。Grip and release test：30回。
> - Roos test・Adson test・Morley test陰性。
> - 筋強剛なし。finger tapping異常なし。起立・歩行に異常なし。
> - 手回内回外試験・膝踵試験：異常なし。

研：感覚，錐体外路，小脳は問題ないようです。左上肢の近位と遠位に軽度の筋力低下がありますが，頸椎症・頸髄症，胸郭出口症候群の所見はなく，特定の末梢神経の分布ではありません。考え方によっては，年齢相応の筋力と言っても良いかもしれません。

指：では精神疾患とすると，候補は？

研：神経症状なので変換症です。葛藤・ストレスは仕事に関係するものでしょうか？

指：曖昧な関連症状（体がつる，声が低くなった）も考慮して，抑うつと不安のスクリーニングもしてみよう。

> **精神疾患の問診**
> - 生活への支障：これ以上悪くなったら仕事を辞めるしかないと思う。家事はできている。
> - 2質問法：気分の落ち込みなし。楽しみは体操だが，体が動かないので少し大変に感じてきた。
> - 解釈モデル：年を取ったので体力の衰えか。
> - 不安：体操を教える仕事ができなくなること。
> - ストレス：体操の仕事が思うようにできないこと。家族や近隣，友人との人間関係は特に問題ない。

研：問題となる情報はありません。

指：症状は軽微かつ緩徐で，行動制限や生活への支障もないから変換症は考えにくい。年齢相応の筋力なら閾値の低下を考えるけど，抑うつや不安もない。するとどう考える？

研：変換症，抑うつ，不安でなければ身体症状症を考えます（☞第2章4⑤参照）。

指：では「過度な思考・感情・行動」があるか検証してみよう。

研：年のせいと考える客観性があって異常な思考とは思えず，症状にも冷静

に向き合って感情も問題ないです。対処行動や受療行動も理解可能です。
指：その通り。ここまでの思考過程を振り返ると，**具体的な器質疾患が思いつかないから精神疾患を鑑別したけど，どの精神疾患にも合致しなかった。だから次は「commonのuncommon (common diseaseのuncommon presentation)」，続いて「uncommon (uncommon disease)」の器質疾患を考える**のだね。「声が低くなった」などの曖昧な随伴症状は枝葉の問題だからいったん無視する*1。
研：緩徐進行性で，感覚が保たれつつ近位筋・遠位筋ともに侵すのは…，変性疾患の筋萎縮性側索硬化症 (amyotrophic lateral sclerosis：ALS) でしょうか？
指：筋原性なら封入体筋炎，遠位型ミオパチー，筋ジストロフィー（例：筋強直性ジストロフィー）などもあるし，uncommonまで考えると頸椎症性筋萎縮症*2も鑑別だ。この程度の筋症状だと腱反射異常がなくても矛盾点とは言えない。現状では十分に絞り込める情報がないから，一般検査も追加しよう。
研：何か…，難しいです…。

*1 主に心血管疾患，内分泌疾患，変性疾患などでは心因性を示唆する訴えが混入していることが多い。

*2 頸椎症性筋萎縮症：頸椎症により上肢の筋力低下・筋萎縮を生じるが，感覚障害を認めない（または軽微な）疾患。脊髄や神経根の圧迫による運動ニューロン障害と考えられており，近位型と遠位型に分類される。Keegan型頸椎症と呼称されることもある。

検査(1)

◆ 血液検査：CK 167U/L（軽度上昇）（他一般項目に異常なし）。

研：CKがやや高いです。筋原性疾患が疑わしいです！
指：この程度の上昇だと微妙なラインだ。仕事の運動由来でなければ下位運動ニューロン障害とCK上昇をきたす球脊髄性筋萎縮症 (Kennedy-Alter-Sung症候群) も鑑別になるけど，女性だから否定的だね。
研：もうこれ以上難しい病気を挙げないでください（泣）。
指：頸椎MRIを評価してみよう。ただし現状の身体所見では，画像異常があっても確定はできないよ。
研：頸椎症性脊髄症は感度の高い所見がなく，診断が難しいのでした[3]。

検査(2)

◆ 頸椎MRI：異常なし。

研：何とも言えません…。整形外科と神経内科どちらにコンサルトするのが良いでしょうか？
指：悩ましいけど，緩徐進行性で曖昧な随伴症状は変性疾患を示唆するか

研：ら神経内科にコンサルトしよう*3。

研：神経内科で頭部MRI，針筋電図，脳血流シンチグラフィーなどを施行しましたが，特記異常は認めませんでした。当科も併診しながら経過フォローすると，徐々に筋力低下が進行し，半年後には下肢腱反射亢進，舌の線維束攣縮，構音障害，物忘れ，嗄声が明らかになりました。再検した脳血流シンチグラフィーで右大脳皮質の血流低下が認められ，大脳皮質基底核変性症の診断となりました。

指：やはり変性疾患の初期は評価が難しいね。

研：当初は微妙な所見で精神疾患も疑いましたが，精神疾患を除外できると，器質疾患におけるcommonのuncommonとuncommonに集中できることがわかりました。

指：そうだね。訴えの一部だけを切り取ると精神疾患に思える症状が混入していることは多い。疾患からの視点で「声が低くなった」の訴えを検証するとどう？

研：大脳皮質基底核変性症では，医療機関受診時に23％で発話変化があるようです[4]！　声の低さは気のせいではなく，実際に身体の微妙な変化があったのですね…。

指：声の高低変化ではなく発語の流暢性が問題だったのかもしれないけど，声帯の外転障害をきたすこともあるようだ[5]。一応付け加えるけど，こういった枝葉の知識を増やして特定の疾患を疑う力をつけるのではないよ。**「有意な症状を核にして，一元的に説明できない症状はいったん外して考える」**ことが大切で，**鑑別が絞れてきたら疾患からの視点で文献的に検証する流れ**を学習したのだよ。

研：疾患を想起するための情報や原則があり，想起した疾患から各種所見を検証するのですね。

*3 神経学的診察を加えるなら，認知機能障害，失行，失認，前頭葉徴候など様々な項目があるが，紙面の関係で本書では割愛する。

最終診断

大脳皮質基底核変性症

器質疾患を示唆する情報	精神疾患を示唆する情報
一般検査で異常所見がある	特徴的な解釈モデル，ストレスの存在
急性期，発作性・間欠性	年齢が若い，精神疾患の既往がある
増悪・寛解因子が明確	増悪・寛解因子が不明確
進行性（悪化傾向）	主訴が多い，症状が変化して慢性経過
生活への支障・対処法が理解可能	生活への支障・対処法が理解しがたい

学習のPoint

- 心血管疾患，内分泌疾患，変性疾患は精神疾患を示唆する症状を訴えやすい。
- 精神疾患に合致しなければ，器質疾患（commonのuncommon，uncommonの順）を疑う。
- 変性疾患の初期は他覚的な異常所見を認めがたい。経過フォローしつつ問題点を明確にし，疑う疾患に応じて専門医コンサルトを検討する。
- 一元的に説明しがたい症状はいったん外して考えるが，診断が絞れてから疾患の視点で検証すると説明可能なことが少なくない。

●文献●

1) Kroenke K, Spitzer RL, Williams JB, et al: Physical symptoms in primary care. Predictors of psychiatric disorders and functional impairment. Arch Fam Med. 1994;3(9):774-9. PMID: 7987511
2) 鈴木慎吾：続・外来診療の型 苦手な主訴にも同じ診断アプローチ！ メディカル・サイエンス・インターナショナル, 2022, p177-8.
3) 鈴木慎吾：続・外来診療の型 苦手な主訴にも同じ診断アプローチ！ メディカル・サイエンス・インターナショナル, 2022, p174.
4) Armstrong MJ, Litvan I, Lang AE, et al: Criteria for the diagnosis of corticobasal degeneration. Neurology. 2013;80(5):496-503.
5) 原 豪志, 戸原 玄, 中山渕利, 他：大脳皮質基底核変性症にみられた両側声帯外転障害の1症例. 日摂食嚥下リハ会誌. 2013;17(3):245-50.

第3章　Part 2　持続性

例題 23　28歳女性
主訴 不明熱

問診票

既往歴	なし
内服薬	なし
家族歴	なし
生活歴	喫煙：なし 飲酒：なし
アレルギー歴	なし
妊娠歴・月経歴	変化なし
バイタルサイン	体温36.8℃，血圧108/66mmHg，脈拍数68回/分（整），SpO₂ 98%，呼吸数12回/分

現病歴

2カ月前に倦怠感を自覚し，体温を測ったら37.0℃だった。その後も37℃前半の体温が続き，複数の医療機関で胸部X線，腹部超音波，血液・尿検査を施行するも特記異常なく，不明熱と言われ紹介受診した。

- ◉ たぶん急にだと思う。
- Ⓟ なし。
- Ⓠ だるい感じ。
- Ⓡ 悪寒・戦慄なし。呼吸器・消化器・尿路症状なし。盗汗なし。体重変化なし。
- Ⓢ だるいが仕事は続けている。
- Ⓣ 横ばいの経過。

研修医（以下，研）：期間が2カ月（3週間以上）で，十分な精査がなされているなら古典的不明熱です。前医採血ではC反応性蛋白（CRP）陰性ですが，精神疾患に飛びつかないようにします！　年齢を考えると自己

免疫・自己炎症性疾患が疑わしいでしょうか？

指導医 (以下，指)：当たりをつけるのは大事だけど，発熱は鑑別が膨大だから**図1**¹⁾の1階，2階，3階と順を追って考えよう．**まずは図1の1階部分**の一般的なウイルス・細菌感染症について，前医検査結果に病歴・身体診察を追加して検証しよう．

```
          ┌─────────────────────┐  ┌─────────────────────┐
          │ 自己免疫・自己炎症性疾患※│  │      悪性腫瘍         │
          │                      │  │ 腎癌，肝癌，血液腫瘍(白血病，悪性リンパ腫)│
          │                      │  │ その他の臓器＋傍腫瘍症候群  │
          └─────────────────────┘  └─────────────────────┘
    ┌──────────────────────┐    ┌──────────────────────────┐
    │    感染症 (特殊)       │    │         その他             │
    │ ウイルス，細菌，真菌，寄生虫│    │ 重症疾患(心筋梗塞，肺塞栓症，大動脈解離)，高体温，│
    │ (性交渉，海外渡航，動物・環境，食物)│    │ 吸収熱(血腫)，薬剤性，副腎皮質機能低下症，詐熱 │
    └──────────────────────┘    └──────────────────────────┘
┌────────────────────────────────────────────────────┐
│                    感染症 (一般)                        │
│  ウイルス，細菌 (呼吸器，泌尿生殖器，肝胆道系，消化管，皮膚，     │
│              筋骨格，神経，リンパ節，心血管)                  │
└────────────────────────────────────────────────────┘
```

図1　発熱の診断の全体像

※筆者は発熱に関係する主な自己免疫・自己炎症性疾患を，「SSSS (ブドウ球菌性熱傷様皮膚症候群) はVIP (重要人物) だからBP (血圧) とRF (リウマチ因子) 測れ」と記憶している．
- Systemic lupus erythematosus (SLE)：全身性エリテマトーデス
- Sjögren's syndrome：シェーグレン症候群
- (Adult onset) Still's disease：成人スティル病
- Sarcoidosis：サルコイドーシス
  ➡ サルコイドーシスは病因不明であるが，便宜的に自己免疫・自己炎症性疾患に含めている．
- Vasculitis：血管炎
- Inflammatory bowel disease (IBD)：炎症性腸疾患
- Polymyalgia rheumatica (PMR)：リウマチ性多発筋痛症
- Behçet's disease：ベーチェット病
- Polymyositis/Dermatomyositis (PM/DM)：筋炎/皮膚筋炎
- Relapsing polychondritis (RPC)：再発性多発軟骨炎
- Familial Mediterranean Fever (FMF)：家族性地中海熱

青色：緊急・重症疾患，水色：遭遇頻度が高い疾患

(文献1より転載)

追加の問診 (1)・身体診察 (1)・(前医の) 検査 (1)

- 呼吸器：呼吸器症状なし．肺雑音なし．胸部X線異常なし．
- 泌尿生殖器：尿路・婦人科関連症状なし．性交歴なし．腹部超音波異常なし．
- 肝胆道系，消化管：消化器症状なし．肝胆道系酵素異常なし．
- 皮膚，筋骨格，神経，リンパ節，心血管：四肢疼痛や皮疹なし．頭痛・項部硬直なし．体表リンパ節の腫大・圧痛なし．心雑音なし．血液培養2セット陰性．

研：特に異常がありません。

指：CRP陰性の感染症として髄膜炎・脳炎など中枢神経系を考える必要があるけど，2カ月の経過で頭痛も意識変化もなければ否定的だ。次に**図1の2階部分**の特殊な感染症（ウイルス，細菌，真菌，寄生虫）とその他（重症疾患，高体温，吸収熱，薬剤性，副腎皮質機能低下症，詐熱）について検証しよう。

追加の問診（2）・身体診察（2）・（前医の）検査（2）

- 特殊な感染症：性交歴，海外渡航，動物・環境，食物いずれもなし。
- 重症疾患（心筋梗塞，肺塞栓症，大動脈解離）：症状なし，4カ月横ばいの経過が合致しない。
- 高体温：炎症反応陰性かつ全身状態良好で合致。
- 吸収熱：外傷や血腫なし。
- 薬剤熱：内服薬なし。
- 副腎皮質機能低下症：食欲や体重変化なし。
- 詐熱：（検証）

研：高体温と詐熱が残ります。

指：では先に精神疾患の詐熱を検証しよう。**詐熱は詐病と作為症に分けられる**けど，それらの違いは？

研：**詐病は実際には発熱がないのに「嘘をついている」状態，作為症は唾液や糞便の自己注射などで「自ら病気を作り出した」状態**です[2]。炎症反応は陰性で，作為症は考えにくいです。詐病でしょうか？

指：詐病で合わないところは？

研：詐病は何らかの目的のために嘘をつくので…。そうか！ 2カ月も仕事に行き続けているので否定的です。

指：何が目的かによるけど，確かに学校や職場を休むためが多いね。微熱ではなくもっと明確な発熱と症状を訴えて（カイロやライターを使って体温計を高く表示させ），診断書を要求するのが典型だ。

研：確かにこの程度では休養が必要と判断しないです。では高体温の検証ですが，炎症反応陰性，全身状態良好（悪寒戦慄や寝汗・体重減少なし）は判明しているので，解熱薬の効果を確認します。

追加の問診（3）

- アセトアミノフェンやロキソプロフェンを使用しても体温は変わらない。

研：解熱薬で体温が下がらないので高体温に合致します！

指：OK。その原因を評価しよう[2]。

追加の問診(4)・精神疾患の問診・(前医の)検査(3)

- 甲状腺中毒症：甲状腺機能異常なし。
- 妊娠・黄体期：性交歴はなく，体温は月経周期によらず37.0℃を超えることが多い。
- 機能性高体温症：先行感染なし。ストレス・環境変化として，倦怠感を感じる1カ月前からデスクワークに加えて飲食店と美術系の内職を掛け持ちし，勤務時間と日数が増えた。
- 悪性症候群・セロトニン症候群：内服薬なし。
- 熱中症，うつ熱，発汗低下：環境や衣類，発汗量に変化なし。

研：発症前から働く時間が増えているようです！

指：機能性高体温症[3]*[1]が疑わしいね。可能なら業務量を減らしてもらって経過をみてみよう。

.... 時間経過 ....

研：勤務時間・日数を元に戻したら1～2週間後には倦怠感がなくなり，体温が36℃台中盤に戻りました！　不思議な疾患です。

指：ストレスは生活に張りを与えて成長にも不可欠だから，ゼロにすることが目的ではない。ただし，それが過剰だと万病の元になるのだね。

研：もし改善していなかったら，図1の3階部分の自己免疫・自己炎症性疾患や悪性腫瘍を検討する流れですか？

指：そうだね。自己免疫・自己炎症性疾患は重篤な所見がなければ緊急性がないし，だいたいは症状・身体診察・一般検査のスクリーニングで引っかかる。診断基準または分類基準を検査だけで満たせる疾患は？

研：Sjögren症候群で，生検（口唇and/or涙腺），口腔検査（唾液腺造影and/or唾液分泌量），眼科検査（Schirmer試験に加え，Rose Bengalテストor蛍光色素試験），血液検査（抗SS-A and/or 抗SS-B抗体）の4つのうち2項目以上を満たせば良いです*[2]。

指：OK。だから症状・身体所見・一般検査で特記異常がない場合，自己抗体を検査するだけでは診断に至らないことがほとんどだ。ではその原則に反する例外的な疾患は？

研：大血管炎です！

指：その通り。この年齢だと高安動脈炎の可能性を考えるけど，動脈の炎症（例：痛み）や狭窄による虚血症状は進行例でないと認めないことが多い。さらに炎症反応陰性例もあるから[4]，この患者さんがストレス軽減で改善していなければ検討が必要だった。

研：メチャクチャ難しいです…。悪性腫瘍はどこまで検索すべきでしょうか？

*[1] 機能性高体温症：いわゆる心因性発熱で，ストレス性高体温症や習慣性高体温症と呼ばれることもある。その詳細な機序は不明だが，病態的には「発熱」ではなく「高体温」と言える[3]。よって，「心因性発熱」の病名と病態が一致しないことに注意。

*[2] 1999年に厚生省研究班が提示したもので，「診断基準」となっている。

指：まずは腫瘍熱として一般的な肝臓癌，腎臓癌，悪性リンパ腫を画像で評価する。リンパ節腫大を認めない悪性リンパ腫（例：血管内悪性リンパ腫）や白血病などの血液疾患，婦人科・前立腺・精巣・消化管などの腫瘍が原因となる場合もあるけど，どの時点でどこまで精査するかは毎回悩むね。

研：commonのuncommonの難しさですね。

指：今回のポイントは「発熱ではない」と問題点を明確化したことだ。もちろん判断が難しいことはあるけど，大雑把なキーワードで侵襲的な検査を絨毛爆撃的に行わないこと，**発熱精査では偽陽性が多いから各種所見は全体像に照らし合わせて解釈する**ことが重要だよ[5]。

最終診断

機能性高体温症

器質疾患を示唆する情報	精神疾患を示唆する情報
一般検査で異常所見がある	特徴的な解釈モデル，ストレスの存在
急性期，発作性・間欠性	年齢が若い，精神疾患の既往がある
増悪・寛解因子が明確	増悪・寛解因子が不明確
進行性（悪化傾向）	主訴が多い，症状が変化して慢性経過
生活への支障・対処法が理解可能	生活への支障・対処法が理解しがたい

学習のPoint

- 「発熱」の主訴で炎症反応陰性は大きな手がかりとなる。感染症の超急性期，中枢神経系の感染症，部位が限局的な炎症，自己免疫疾患（例：全身性エリテマトーデス）などの発熱疾患に加え，高体温，吸収熱，薬剤熱，副腎皮質機能低下症，詐熱（のうち詐病）を鑑別する。
- 高体温の原因は，甲状腺中毒症，妊娠・黄体期，機能性高体温症，悪性症候群・セロトニン症候群，熱中症・うつ熱・発汗低下（薬剤性含む）などがある[*3]。
- 「心因性発熱」は発熱ではなく高体温であり，習慣性高体温症やストレス性高体温症と同義である。
- 古典的不明熱であれば最低限の自己抗体検査は行うが，特定の疾患に関連する症状・身体所見・一般検査異常がなければ診断には至らない。
- 発熱のみの自己免疫・自己炎症性疾患として，大血管炎を考える。
- 発熱を生じる腫瘍の代表は，肝臓癌，腎臓癌，悪性リンパ腫である。それ以外の腫瘍が原因となることもあるが，頻度や侵襲性を考慮しても第一段階の精査対象ではない。

*3
亜急性甲状腺炎や無痛性甲状腺炎などのように通常CRPが陽性の疾患，および熱中症などのようにCRP陽性もありうる疾患を含む。

● 文 献 ●

1) 鈴木慎吾：続・外来診療の型 苦手な主訴にも同じ診断アプローチ！ メディカル・サイエンス・インターナショナル，2022，p216．
2) 鈴木慎吾：続・外来診療の型 苦手な主訴にも同じ診断アプローチ！ メディカル・サイエンス・インターナショナル，2022，p220．
3) Oka T: Psychogenic fever: how psychological stress affects body temperature in the clinical population. Temperature (Austin). 2015;2(3):368-78. PMID: 27227051
4) Ducas-Mowchun K, Cudmore J, MacDiarmid A: A 29-year-old woman with recurrent syncope. CMAJ. 2023;195(7):E274-5. PMID: 36810220
5) 鈴木慎吾：続・外来診療の型 苦手な主訴にも同じ診断アプローチ！ メディカル・サイエンス・インターナショナル，2022，p227-64．

第3章　Part 2　持続性

例題 24　39歳男性
[主訴] ゲップが止まらない

問診票	
既往歴	なし
内服薬	なし
家族歴	なし
生活歴	喫煙：なし 飲酒：機会飲酒
アレルギー歴	なし
妊娠歴・月経歴	
バイタルサイン	体温36.8℃，血圧134/81mmHg，脈拍数65回/分（整），SpO_2 97%，呼吸数14回/分

現病歴

半年以上前にゲップが多い時期があった。いったん改善したが，4カ月前からまた増えてきた。近医で上部内視鏡検査を受けるも異常なく，プロトンポンプ阻害薬やメトクロプラミドを試しても改善しないため紹介受診した。

- **O** 急に。
- **P** 肉体・精神的な疲れで増悪。我慢すると立て続けに出る。臥位，何かに集中しているとき，会話中には出ることが少ない。
- **Q** ゲップが出る。
- **R** なし。
- **S** 仕事を休んでいる。
- **T** 朝が酷く，夕方から夜に減る。

研修医（以下，研）：聞いたことがない症状ですが，診察中も1分間に20回くらい噯気（ゲップ）をしています！　何らかの脳の病気でしょうか？

指導医（以下，指）：よくわからない症状は病態的に考察しよう。横隔膜の痙攣とされる吃逆（しゃっくり）が長期間続いていれば稀に脳腫瘍など

が原因のことがあるけど[1]，曖気はどうして出るの？
研：消化管のガスが排出されるからです。ということは，消化管にガスが多量にある…。気管食道瘻でしょうか！？
指：考え方は良いけど，瘻孔があれば通常は炎症や腫瘍に関連した症状があって，飲食でのムセや肺炎の繰り返しなども見られるはずだ。
研：そういったエピソードはないようですし，既に他院で上部内視鏡検査も受けていました。ガスが発生するなら…，腸内細菌叢の異常ですか？
指：そんなに大量に発生していれば放屁も増えて腹部は張って苦しいはずだ。ガスはどこから来る？
研：うーん…。そうか，空気を飲み込んでいるのですね！　呑気症です！
指：それが一番考えやすいね。曖気の前に空気を飲み込んでいるはずだからよく観察しよう。

追加の問診・身体診察（1）
- 本人に指摘しても「空気は飲み込んでいない」の返答。
- 曖気の前に一度嚥下運動をしているように見える。

研：空気を飲み込んでいるように見えますが，本人は否定します。
指：ではどうやって証明すればいい？
研：飲み込まないよう我慢してもらいます。
指：無意識に嚥下しているのだろうから，それだと「曖気を我慢している」として話が進まないよ。飲み込んだことが本人にもわかるようにしてみたらどうだろう？
研：飲み込んだことがわかる…。嚥下造影検査ですか！？
指：それは手間と負担がかかりすぎるね…。水を口の奥に含んでもらうのはどうだろう？　さすがに水を飲み込んだら自覚できるし，もしも飲み込まずに曖気が連続的に出たら体の中からガスが発生している可能性を再検討する。
研：おお！　確かにはっきりできそうです。

身体診察（2）
- 曖気が我慢できなくなった後，口に溜めた水を飲み込むのを本人が確認。

研：ややムセてしまいましたが，患者さん本人も嚥下していることを理解されました。
指：少し苦しそうだったけど，若い患者さんだし水なら多少気管に入っても大

丈夫だ．現状を理解してもらうのが治療の第一歩だからね．呑気症はストレスが関係していることが多い．ここまでの情報で何が原因だと思う？

研：ストレスのほとんどは人間関係なので（☞例題1参照），家庭の問題でしょうか…？

指：各情報を組み合わせて，患者さんの状況を想像してみよう．疲れで悪化する，朝悪化する，仕事を休んでいるということは？

研：そうか！　職場のストレスが原因なので，出勤前に増悪して，帰宅したら改善するのですね！

指：それが疑わしいね．職場を休むのは過剰な対処に思えるから，適応反応症などの精神疾患も考慮して聴取してみよう．

> **精神疾患の問診**
> - 2質問法：気分の落ち込みなし．趣味は野球観戦で今も楽しい．
> - ストレス：自分ではストレスと思わなかったが，プロジェクトのリーダーになって仕事量や責任の重い調査が増え，周囲からストレスを心配されている．リーダーになったのはゲップが悪化したのと同時期（4カ月前）．
> - 休職しているのは周囲の勧め．自分では復帰したいと思っている．
> - 解釈モデル：やはりストレスなのか．

研：抑うつはなく，不安も過剰ではなさそうです．仕事を休んでいるのは周囲の勧めに由来します．

指：**休職理由は本人の話と事実が異なる場合もあるから鵜呑みにしてはいけない**けど，ストレスとの関係を認めつつ復帰を希望しているし，「過剰な対処」ではなさそうだ．

研：**患者さんの話は点ではなく線で解釈する**のですね．診断は適応反応症でしょうか？

指：それが近いけど，機能性身体症候群（functional somatic syndrome：FSS）（☞第2章1 コラム「機能性身体症候群（FSS）」参照）と捉えても良さそうだ．確立された治療法はなく心因性の要素が大きいから[2]，精神科にコンサルトしよう．ちなみに，今回の患者さんには呑気の確認のために口に水を含んでもらったけど，呑気症の治療で口腔内含水を試した報告があったよ[3]．

研：新しいことを考案したと思っても，先に試している先生方がいらっしゃるのですね！　調べてみると臥位が呑気症の寛解因子のひとつでした．臥位では嚥下が難しく，また重力と気管の圧排により空気を溜

めにくいそうです。

指：へぇー！　臥位での改善は精神的リラックスだけではなかったのだね。

最終診断

呑気症

器質疾患を示唆する情報	精神疾患を示唆する情報
一般検査で異常所見がある	特徴的な解釈モデル，ストレスの存在
急性期，発作性・間欠性	年齢が若い，精神疾患の既往がある
増悪・寛解因子が明確	増悪・寛解因子が不明確
進行性（悪化傾向）	主訴が多い，症状が変化して慢性経過
生活への支障・対処法が理解可能	生活への支障・対処法が理解しがたい[*1]

*1 休職は過剰な対応と思えるが職場からの指示のため「生活への支障・対処法」は境界領域で判定保留とした。

学習のPoint

- 不思議な症状は病態的に考察してから検証する。
- 病態の仮説が立ったら，問題点を明確にするために問診・身体診察で検証する。
- 機能性身体症候群には精神・環境的要因が関与する。

●文献●

1) Launois S, Bizec JL, Whitelaw WA, et al：Hiccup in adults: an overview. Eur Respir J. 1993;6(4):563-75. PMID: 8491309
2) ABredenoord A：Management of belching, hiccups, and aerophagia. Clin Gastroenterol Hepatol. 2013;11(1):6-12. PMID: 22982101
3) 土井麻里，永岡三穂，水野泰行，他：口腔内に含水することで症状が消失した呑気症の1例（一般演題，第44回日本心身医学会近畿地方会演題抄録）．心身医．2009;49(9):1028.

例題 25 52歳女性
[主訴] 手足のしびれ，痛み

問診票

既往歴	胆嚢摘出術
内服薬	エチゾラム
家族歴	なし
生活歴	喫煙：なし 飲酒：なし
アレルギー歴	なし
妊娠歴・月経歴	最近は月経の間隔が不定。量も少なくなってきている。
バイタルサイン	体温36.1℃，血圧128/88mmHg，脈拍数65回/分（整），SpO₂ 98%，呼吸数14回/分

現病歴

1年前から四肢にしびれと痛みが生じ，整形外科などの複数の科を受診するも改善しないため受診した。

- ◎ 徐々に。左右，上下肢が同時発症だったかは覚えていない。
- Ⓟ 押すと痛い。鎮痛薬はいろいろ試したが効かない。体調が悪くなるから飲むのをやめた。神経ブロックも無効だった。
- Ⓠ しびれて痛い感じ。
- Ⓡ 手足がむくんでいる。口の中に違和感がある。
- Ⓢ つらくて仕事ができない。上下肢とも左より右のほうが，3～5割くらい症状が強い。
- Ⓣ 常にしびれて痛い。どんどん悪くなっている。

研修医（以下，研）：難病という感じです…。何か文献検索が必要な疾患の予感がします…。

指導医（以下，指）：とりあえず主訴のしびれ・痛みを評価していこう。最初にすべきことは？

研：しびれの部位から原因の推定です（表1）[1]。「手と足」は上肢全体，下肢全体を示しているので，polyneuropathyを中心とした末梢神経障害を第一に，脊髄障害などの中枢性を鑑別します。

指：OK。やってみよう。

表1　しびれの部位からの原因部位推定（両側）

しびれの部位が両側の場合➡末梢＞脊髄・脳幹	
①両上肢に限局	●末梢神経障害：手根管症候群，胸郭出口症候群 ●脊髄障害：頸椎症性脊髄症，脊髄空洞症
②両下肢しびれ（上肢しびれの有無によらない）	●末梢神経障害：polyneuropathy ➡発症時期や範囲に左右差があればmultiple mononeuropathy（≒血管炎） 　間欠性跛行があれば腰部脊柱管狭窄症（末梢動脈疾患を鑑別） ●脊髄障害：頸椎症性脊髄症など ➡中枢性を示唆する運動所見に注目（例：腱反射亢進，Wartenberg反射陽性，Babinski反射陽性） ➡高齢者では，頸椎症性脊髄症のスクリーニングを十分に行う。

（文献1より作成）

> **追加の問診（1）・身体診察（1）**
> - 動作・労作で改善も悪化もしない。
> - 運動障害はないが，痛くてあまり動かさない。
> - 自律神経障害（発汗，膀胱直腸障害，起立性低血圧など）なし。
> - 温痛覚障害なし。四肢を押されるとすごく痛い。
> - 振動覚：10秒／10秒。
> - 触覚：異常なし。
> - 筋力低下なし。Barré test，Mingazzini test：陰性。
> - 反射（四肢腱反射，下顎反射，Hoffmann反射，Babinski反射）：異常なし。
> - Grip and release test：28回。
> - 四肢皮膚に発汗異常なし，熱感・冷感なし，色調変化なし，浮腫なし。
> - Neck compression test：陰性。

研：神経学的には異常がありません。ということは，small fiber neuropathyでしょうか？

指：型に沿った考え方として順当だけど，全体像を捉えるとしっくりこないところがたくさんあるよ。

研：そうなのですか！？　うーん…。浮腫を訴えているのに他覚的にpitting edema（圧痕性浮腫）がありません。

指：感覚神経の障害であれば「むくんだ感じ」を自覚することはよくあって，むしろ合致する所見だよ[2]。では神経障害と仮定して，神経ブロッ

クが効かないのはどう？
研：確かに神経を遮断しているので変ですが…，目的の神経に当たらなかったのではないでしょうか？
指：実際に神経をブロックできていたのか，つまり注射を打った後に感覚が鈍くなったか聞いてみよう。

追加の問診 (2)
- 右腕神経叢ブロックをして右腕の感覚がなくなったが，痛みはまったく変わらなかった。

研：ブロックは成功したのに痛みには効かなかったようです。
指：これは神経障害性疼痛ではなく，痛覚変調性疼痛（心因性疼痛）を示唆する（☞第1章3⑤参照）。他にはどう？ 自分がこの患者さんになったつもりで考えてみて。ポイントは増悪・寛解因子と生活への支障だよ。
研：増悪・寛解因子の圧痛は身体診察でも確認できましたし，それほど痛いなら仕事も無理ができないと思います。
指：何となく考えてはダメだよ。圧痛が著明なのに腱反射のときに痛がらないのはどうして？ どんな仕事をしていて，どういった作業ができないの？
研：言われてみると確かに変です！
指：精神疾患のスクリーニングを含めて，的を絞って問診・身体診察・検査を追加してみよう。

精神疾患の問診 (1)・身体診察 (2)
- 仕事はパートでスーパーのレジ打ちをしていたが辞めた。立っているのはつらいし，レジ打ちも大変。
- トイレや入浴は何とかできている。
- 2質問法：気分の落ち込みはない。趣味は料理で，最近は中華料理にはまってチャーハンや麻婆豆腐を作っている。
- 不安に思うのはこの症状。悪化していて今後どうなるか心配。
- 解釈モデル：絶対に体の病気に違いない。とにかく原因を見つけてほしい。
- 圧痛を訴える部位を，対側の診察をしながらコッソリ同じ強さで圧迫しても痛がる様子はない。

検査
- 血液検査：異常なし。

研：立位保持やレジ打ちができないのに，立ってフライパンを使った料理はできるようです…。気をそらすと圧痛がなくなりますし，抑うつや不安はないので，身体症状症（☞第2章4⑤参照）でしょうか？

指：そうだね。**生活への支障が強いのに，それに矛盾するような行為ができていれば器質疾患の可能性が下がる**。たとえば苦悶様の表情で痛がっているとき，頭を使うような質問をしたり，本人が熱中する話を振ると，明らかに痛みを忘れた表情を確認できたりする。

研：いやー，器質疾患ばかり考えていたら診断も明後日の方向に行ってしまうところでした。何となく診察していると普通の器質疾患と見分けがつかないです。

指：その通り！　**身体症状症は器質疾患を疑うような症状の訴え方をして見分けるのが難しい**。「精神疾患っぽくない」と言われることが多い。

研：見た目や話し方では判断できないのですね…。1つ質問ですが，これは詐病ではないのですか？

指：**意図的に症状を訴えて，さらに目的が明確なら詐病だ**[*1]。だから普通は「料理ができる」など目的の障害になる情報は隠していることが多い。

研：確かに休職用の診断書がほしくて嘘をついているなら，料理しているなんて言いません。無意識が作り出した症状だからでしょうか（☞第1章3③参照）。

指：きっとそうだね。**身体症状症は精神的苦悩を身体症状として感じているから，苦悩から離れたときにはケロッとしている**。だから，待合室の様子をコッソリ見ると，診察室で苦悶様の表情だった人が隣の人と笑顔で談笑していることがよくある。確定が難しい疾患だから，診断基準にも照らし合わせてみよう（☞第2章4⑤　表1参照）。

研：「A. 日常生活への支障」は，仕事ができないので合致します。「C. 持続期間」も6カ月以上で満たします。「B. 過度な思考，感情，行動」は，体の疾患と信じて疑いなく，ドクターショッピングを繰り返しているので合致と捉えて良いでしょうか？（☞第2章4⑤　表1参照）

指：OK。「過度」の判断が難しいけど，**病状説明で「器質疾患でない」という説明に納得しない，精神科紹介を拒絶するなどは典型的な反応**だ。

研：あれ？　でも身体症状症の診断には器質疾患の除外は不要だったはずですが，今回は「器質疾患に合致しない」ことが大きな手がかりでした。

指：良いところに気づいたね。DSM-Ⅳ-TRからDSM-5[3]への移行で「器質疾患の除外」が診断基準から外れたのは，「器質疾患の除外」が難し

[*1] 意図的に症状を訴えて，目的が不明確なら作為症。

いというのが大きな理由だ．だから今回のように**矛盾点を導き出せば診断をより確実にできる**[*2]．

研：そういった背景があるのですね．

指：ただし，緊張型頭痛など軽微な器質疾患に身体症状症を合併して症状を強く訴えていることもあるから，**器質疾患の存在は身体症状症除外の理由にはならない**．

研：すると器質疾患の臨床像を熟知していないと，精神疾患の併存に気づけないですね．

指：その通り．だから診断基準Bについてより具体的な評価法を求められたけど，「それを患者ごとに評価するのが臨床医の責任だ」と反論されている[4]．つまり一概に基準を示せるものではなくて，結局は個別判断を要するわけだ．では一部問診を追加してA-MUPSスコアも確認してみよう（☞第2章4⑤ コラム「A-MUPSスコア」参照）．

[*2] たとえば「手の静脈を押すと痛い」と訴えた人に，身体診察で静脈に限局した圧痛を確認した後，閉眼させて押してみると矛盾を確認できる．

> **精神疾患の問診（2）**
> ◆ ストレス：義父を訪問したときに，亡くなって数日経過した姿を目の当たりにした．すごくショックだった．この症状が出る数週間前だったと思う．
> ◆ エチゾラムは10年くらい前から飲んでいる．原因不明の動悸や呼吸苦があって，医療機関を受診したら飲むように言われた．

研：A-MUPSスコアは，鎮痛薬効果なし，精神疾患の既往あり[*3]，増悪・寛解因子が不明確，絶え間なく持続，ストレスありで5つすべてを満たします！ 身体症状症の可能性が非常に高いです．でも詳細に検討しなかったら，増悪・寛解因子は圧痛が明確と判断してしまうところでした．

指：そう！ この**増悪・寛解因子の判別はすごく重要**なのだよ．今回はド典型の患者さんだったけど，論文[5]の対象となった身体症状症の患者さんで最も多かったのは3項目の合致だ．

研：具体的な判断基準があると助かります．今回は典型的な身体症状症の特徴が少し理解できました！

[*3] エチゾラムを内服するきっかけがパニック症であったと考えられる．

最終診断

身体症状症

器質疾患を示唆する情報	精神疾患を示唆する情報
一般検査で異常所見がある	特徴的な解釈モデル，ストレスの存在
急性期，発作性・間欠性	年齢が若い，精神疾患の既往がある
増悪・寛解因子が明確	増悪・寛解因子が不明確
進行性（悪化傾向）	主訴が多い，症状が変化して慢性経過
生活への支障・対処法が理解可能	生活への支障・対処法が理解しがたい

学習のPoint

- 進行性の経過は器質疾患を示唆する情報だが，精神疾患のうち身体症状症は「進行・悪化」を訴えやすい。
- 増悪・寛解因子の評価は器質疾患と精神疾患の鑑別に重要。本当に増悪・寛解に関与するか詳細に検証する。
- 身体症状症がうつ病や不安症を合併していない場合，症状の訴え方は器質疾患を思わせる（一般的な「精神疾患っぽい」に合致しない）。
- 身体症状症では，本人が困っている生活への支障に見合わない行為・行動ができていることが多い。それは「意図的な嘘の症状なら普通言わないような内容」のことが多い。
- 身体症状症の診断に器質疾患の除外は不要だが，除外できると診断をより確実にできる。ただし，器質疾患が存在しても身体症状症の除外根拠にはならない（合併する）。

● 文 献 ●

1) 鈴木慎吾：続・外来診療の型 苦手な主訴にも同じ診断アプローチ！ メディカル・サイエンス・インターナショナル，2022, p172-3.
2) 鈴木慎吾：外来診療の型 同じ主訴には同じ診断アプローチ！ メディカル・サイエンス・インターナショナル，2020, p34.
3) 日本精神神経学会，監：DSM-5 精神疾患の診断・統計マニュアル．髙橋三郎，大野 裕，監訳．医学書院，2014.
4) Dimsdale JE, Levenson J：Diagnosis of somatic symptom disorder requires clinical judgment. J Psychosom Res. 2013;75(6):588. PMID: 24290054
5) 鈴木慎吾，上原孝紀，生坂政臣：診断のための医療面接．日内会誌．2017;106:2568-73.

第3章　Part 2　持続性

例題 26　27歳男性
主訴 両ふくらはぎが痛い

問診票

既往歴	なし
内服薬	なし
家族歴	なし
生活歴	喫煙：なし 飲酒：機会飲酒
アレルギー歴	なし
妊娠歴・月経歴	
バイタルサイン	体温36.5℃，血圧127/77mmHg，脈拍数70回/分（整），SpO_2 98％，呼吸数14回/分

現病歴

3週間前から両ふくらはぎが痛くなり，整形外科で原因不明とされ，鎮痛薬で寛解しないため受診した。

- ⓞ 徐々に。
- ⓟ 立位，歩行で悪化する。つま先立ちになってしまう。押しても痛い。側臥位で1割程度に改善する。鎮痛薬で立位・歩行時の痛みが2〜3割にまで改善する。
- ⓠ ひどい筋肉痛のような痛み。
- ⓡ なし。
- ⓢ 痛みがつらいので，仕事は外回りからデスクワーク中心に変えてもらった。
- ⓣ 最初の1週間で悪化し，それ以降は横ばい。

研修医（以下，研）：今回は矛盾点を発見しました！　ふくらはぎの筋痛なのに，つま先立ちになるのは対処行動として変です。痛みが増悪するはずです。

指導医（以下，指）：確かに筋肉痛なら筋収縮で増悪するね。

研：精神疾患で考えると，職場の配置転換につながっているので，仕事のつらさで葛藤が生じて変換症を発症したと予想します。

指：「痛くて動かせない」なら変換症より身体症状症のことが多いけど[*1]，とりあえず各疾患を手順通りに検証しよう。

[*1] 変換症は身体症状症と同じく「身体症状症及び関連症群」に分類される。

精神疾患の問診

- 2質問法：抑うつ気分はない。趣味のゲームは楽しくやっている。
- 不安：強いて言えば，何が原因かわからないことが不安。
- ストレス：仕事は営業職で人と会うのは嫌いでないが，ふくらはぎの痛みで移動がつらいのでデスクワーク中心に変えてもらった。休まず通勤している。あまり気の合わない上司はいるが，3年前から変化なし。仕事量も変わらず，対人関係に特記問題なし。
- 一人暮らしで近所・友人関係に変化なし。恋人はいない。
- 解釈モデル：筋肉の痛みだと思うが，運動はしておらず思い当たる原因がない。

研：社会背景では上司との関係が怪しいです。もっと掘り下げてみたほうが良いでしょうか？

指：いやー，特に問題があるように感じないけどね…。先生は職場に嫌な人いない？

研：います！　○○科の××先生なんてコンサルトするといつも…。いや…，聞かなかったことにしてください。ご本人にバレたら相当ヤバイので（汗）。

指：だいたいそんな感じでしょ（笑）。抑うつもないし，不安もない。仕事の配置転換も理解可能な対処で，精神疾患を積極的に示唆する所見がない。「つま先立ちになる」のが「明確な寛解因子」なのか，それとも「矛盾する対処行動」なのかをもう一度評価してみよう。

研：はい。**ストレスの存在は精神疾患の可能性を高めますが，器質疾患を除外する根拠にはならない**のでした。

身体診察

- つま先立ちでやや前傾した姿勢で歩行する。両下腿に視診で異常なく，両腓腹部に圧痛あり。等尺性収縮で疼痛増強なく，足を背屈して腓腹筋を伸展すると著明な疼痛増強あり。

研：等尺性収縮で増悪せず，筋の伸展で痛みが増強するなら，つま先立ちは対処行動になります。すると筋の痛みでないのに腓腹部に圧痛がある…。どういうことでしょうか？

指：「明確な増悪・寛解因子」と判断できれば突き進めばいい。だから聞いたことがなくても，そういった疾患がないか考え，調べていく。筋と軟部組織ならMRIが有用だけど，どの構造物の異常が疑わしい？ 病変を推定できれば造影の必要性や撮影条件も判断しやすいからね。

研：局所なので解剖学的に考えますと…，筋ではなくて…，他には骨，関節，神経，血管，皮膚，皮下組織などがあります。

指：では血液検査に行ってもらって，その間に解剖学の本も利用して検討してみよう。参考までに身体症状症として評価すると？

研：診断基準の「A. 日常生活への支障」は満たし，「C. 持続」は典型的な6カ月ではないですが経過から矛盾はなさそうです。「B. 過度な思考，感情，行動」はありません。A-MUPSスコアも，鎮痛薬効果あり（2〜3割まで改善）（×），精神疾患既往なし（×），増悪・寛解因子が明確（×），症状の間欠期がない（側臥位でも1割残存）（○），ストレス因子なし（×）で合計1点（＜2点）なので身体症状症の可能性は低いです。

指：OK。やはり何らかの器質疾患を疑うね。

検査（1）

- 血液検査：WBC 10,300/μL（好中球75.8％，好酸球2.4％，好塩基球0.1％，単球5.0％，リンパ球16.7％），CRP 1.2mg/dL，CK 59U/L（他一般項目に異常なし）。

研：軽微ですがCRPが陽性です！

指：肥満や喫煙でわずかに基準値を超えることはあるけど，CRPが1mg/dLを超えたら何らかの器質疾患を疑うのが原則だ[1]。「CRP陰性≠精神疾患」だけど，「CRP陽性＝器質疾患」だから話が早い。

研：筋の伸展と痛み，炎症で検索しましたが，目ぼしい疾患は見当たりませんでした…。解剖学的に考えると，関節からの放散痛でしょうか？

指：周囲の関節に圧痛がないこと，足関節の背屈だけ著明な痛みを誘発すること（筋・付着部・軟部組織を示唆する所見）が関節では説明しがたいね。ではMRIを確認してみよう。

検査(2)

◆ 下腿MRI（STIR画像）（図1）。

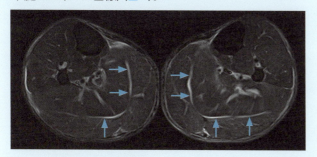

図1 下腿MRI（STIR画像）
筋膜の高信号を認める（矢印）。

研：うお！ 筋膜がきれいに高信号を呈しています！

指：筋膜は筋の伸展に重要な役割を果たしているのだよ[2]。その代表的疾患に好酸球性筋膜炎があって，四肢の痛みや浮腫，こわばりを訴える。進行すると拘縮をきたすよ。筋膜の少ない手指は侵されないとされるけど，実際は手指の浮腫・こわばり・可動域制限を訴えることが多い。どうしてだと思う？

研：手指が侵されないのに手指症状ですか！？ うーん…，わかりません。

指：各症例を検証してみたところ，手関節の可動域制限を認めていて，前腕部（手指屈筋など）の筋膜が侵されるためと考えられたよ[3]。他に筋膜を侵す疾患としてmonocytic fasciitis[4]，macrophagic myofasciitis[5]，eosinophilia myalgia syndrome[6]，結核[7]などの報告があるし，好酸球性筋膜炎を含めて稀な疾患だから生検までしておいたほうが良い[*2]。

研：いろいろな病気があるのですね…。今回の患者さんは皮膚～筋の生検で診断が確定し，ステロイドでの治療が開始されました。でも末梢血の好酸球数は上昇していないですよ？

指：好酸球性血管性浮腫は全例で上昇すると考えて良いけど，**好酸球性筋膜炎や好酸球性消化管疾患（成人では好酸球性食道炎と好酸球性胃腸炎）は末梢血の好酸球増多を認めない症例が稀ではない**[*3]。ちなみに**急性好酸球性肺炎は発症初期には好中球優位で，後に好酸球が上昇してくる**。

研：好酸球が絡む疾患は厄介です！

指：筋肉は傷害されないからCKの上昇はないけど，アルドラーゼは上昇することが多い。

研：最初は絶対に精神疾患だと思いました…。**聞いたことのない増悪・寛解因子でも十分に検証して，一貫性があれば器質疾患を示唆すること**を勉強できました。

*2 monocytic fasciitisは周期性発熱症候群のTRAPSで報告されており，家族歴と週単位の発熱を繰り返すことが特徴である。macrophagic myofasciitisはアルミニウムを含むワクチン接種で，eosinophilia myalgia syndromeはL-トリプトファンや5-ヒドロキシトリプトファンを含むサプリメント摂取で稀に発症するとされる。なお本症例では鑑別しないが，手掌の筋膜炎で関節炎を伴えばparaneoplastic syndromeのpalmar fasciitis and polyarthritis syndromeとして悪性腫瘍を検索する。

*3 よって，最近は好酸球性筋膜炎をびまん性筋膜炎（diffuse fasciitis）と呼称することが多い。

最終診断

びまん性筋膜炎（好酸球性筋膜炎）

器質疾患を示唆する情報	精神疾患を示唆する情報
一般検査で異常所見がある	特徴的な解釈モデル，ストレスの存在
急性期，発作性・間欠性	年齢が若い，精神疾患の既往がある
増悪・寛解因子が明確	増悪・寛解因子が不明確
進行性（悪化傾向）	主訴が多い，症状が変化して慢性経過
生活への支障・対処法が理解可能	生活への支障・対処法が理解しがたい

学習のPoint

- 非合理的な増悪・寛解因子に思えても，一貫性があり，かつ生活への支障や対処行動が理解可能であれば器質疾患として病態を考察する。
- 筋膜の障害では，圧痛よりも筋の伸展で疼痛増強を認めやすい。
- 好酸球が関与する疾患でも，疾患によっては末梢血好酸球数が上昇しない症例や時期がある。

●文献●

1) Antonelli M：Acute phase reactants. Hant FN, et al ed. UpToDate. Case SM：UpToDate Inc.
   〔https://www.uptodate.com〕（2025年1月17日閲覧）

2) Okita M, Nakano J, Kataoka H, et al：Effects of therapeutic ultrasound on joint mobility and collagen fibril arrangement in the endomysium of immobilized rat soleus muscle. Ultrasound Med Biol. 2009;35(2):237-44. PMID: 19010586

3) Suzuki S, Noda K, Ohira Y, et al：Finger stiffness or edema as presenting symptoms of eosinophilic fasciitis. Rheumatol Int. 2015;35(10):1769-72. PMID: 26248532

4) Hull KM, Wong K, Wood GM, et al: Monocytic fasciitis: a newly recognized clinical feature of tumor necrosis factor receptor dysfunction. Arthritis Rheum. 2002;46(8):2189-94. PMID: 12209524

5) Cherin P, Gherardi RK：Macrophagic myofasciitis. Curr Rheumatol Rep. 2000;2(3):196-200. PMID: 11123059

6) Blackburn Jr WD：Eosinophilia myalgia syndrome. Semin Arthritis Rheum. 1997;26(6):788-93. PMID: 9213377

7) Liu CH, Liu WC, Chen LW, et al：Tuberculous myofasciitis in dermatomyositis. Clin Rheumatol. 2008;27 Suppl 1:S7-9. PMID: 18224367

第3章　Part 2　持続性

例題 27　35歳女性
主訴 関節・筋肉の痛み

問診票

既往歴	なし
内服薬	なし
家族歴	なし
生活歴	喫煙：時々吸うことがある 飲酒：なし
アレルギー歴	なし
妊娠歴・月経歴	普通
バイタルサイン	体温36.8℃，血圧110/63mmHg，脈拍数90回/分（整），SpO₂ 99%，呼吸数14回/分

現病歴

3カ月前から両膝，2カ月前から両足首，1カ月前から両手の関節が痛むようになった。現在は両肘も痛い。近医で精査を受けても異常なく，当科を紹介受診した。

- **O** 徐々に。
- **P** 動かすと悪化する。
- **Q** ギシギシするような痛み。
- **R** 四肢筋肉が痛いときもある。
- **S** 仕事には行っているが，しゃがむ・書くなどの動作で支障があり，他者に代わってもらうことがある。
- **T** ずっと痛いが，上肢は起床後2時間くらいが強く，下肢は仕事が終わった後に悪化する。痛みの程度，部位が悪化傾向。

研修医（以下，研）：関節痛は「期間」と「罹患関節数」から系統を分けるのでした。6週間以上は「慢性」，5つ以上の関節は「多関節」なので，変形性関節症と関節リウマチが最初の候補です（**表1**）[1]＊1。

＊1　「慢性」「多関節」では，まずcommonな変形性関節症と関節リウマチを考える。

表1　関節痛の診断の全体像

	単関節	少(2〜4)関節	多関節
急性※1	**感染症(細菌)** 結晶性※2 外傷	感染症 (**ウイルス，淋菌，感染症心内膜炎**) 自己免疫・自己炎症性疾患 (反応性関節炎，リウマチ性多発筋痛症)	
間欠的	結晶性※2 感染症(慢性HBV，パルボウイルス)		
慢性	変形性関節症 感染症(結核・真菌)		変形性関節症 自己免疫・自己炎症性疾患※3 電解質・代謝・内分泌異常※4

※1　一般的に4〜6週間までが急性，それ以上が慢性と定義される．個人的には，2週間以上改善がみられない場合には慢性の原因を考え始めたほうがよいと考える．
※2　結晶性(痛風，偽痛風)は広義の自己炎症性疾患の一種であるが，臨床像や疾患頻度，治療法などの違いから分けて記載している．
※3　自己免疫・自己炎症性疾患には，脊椎関節炎や病因が不明なサルコイドーシスなども便宜的に含めている．
※4　妊娠・更年期障害，甲状腺機能異常症，副甲状腺機能亢進症，副腎皮質機能低下症など．
青色：緊急・重症疾患，水色：遭遇頻度が高い疾患

(文献1より転載)

指導医(以下，指)：OK．ここまでの情報で検証すると，若年者，左右対称，週単位で付加的に進行は関節リウマチを示唆するね．ただし，基本通り「関節痛」か「関節周囲の痛み」かを，身体診察で評価しておくよ(**表2**)[1]．

表2　関節痛と関節周囲の痛みの鑑別点

	関節痛	関節周囲の痛み※1
圧痛部位	関節全体	限局的
関節運動での痛み誘発	全方向	特定の運動方向
関節運動での痛みの強さ	自動痛=他動痛※2	自動痛>他動痛
関節可動域制限	自動運動=他動運動	自動運動>他動運動
等尺性収縮での痛み増強	なし	あり

※1　本書では関節包内(滑膜，関節包，軟骨，骨)に由来する痛みを「(狭義の)関節痛」，その周囲の構造物(例：腱，腱鞘滑膜，靭帯，付着部，滑液包)による痛みは「関節周囲の痛み」と表記する．
※2　患者自身が関節を動かして生じる痛みが「自動痛」，患者を脱力させ検者が他動的に関節を動かして生じる痛みが「他動痛」．例として，筋の終末部にある腱付着部の問題であれば，付着部に限局した圧痛があり，等尺性収縮(関節は動かさずに筋収縮)でも痛みの増強を認め，その筋が収縮しない方向への関節運動では痛みが増強しない．同様に，能動的な筋収縮のない他動運動では自動運動よりも痛みが弱く，関節可動域制限が少ない．

(文献1より転載)

追加の問診（1）・身体診察（1）

- 仕事は店舗での販売員。立ち仕事だが，力仕事はない。運動もしていない。
- 起床時のこわばりあり。10分くらいで改善する。
- 関節・関節周囲に圧痛・腫脹・熱感・発赤なし（①）。
- 手指関節は屈曲時にすべての関節が痛むが，伸展時には痛みなし。手関節は伸展時に痛むが屈曲時に痛みなし（②）。
- 自動痛＞他動痛（③）。
- 関節可動域制限：可動痛の方向にごく軽度あり。自動運動＝他動運動（④）。
- 等尺性収縮での痛み増強：手指の屈曲時にあり（⑤）。

研：①はどちらにも合致せず，②③⑤は関節周囲の痛み，④は関節痛を示唆します。起床時の手のこわばりは30分未満で関節リウマチに合致しません。よくわかりません…。

指：全体像は関節周囲だけど評価しづらい所見だね。仮に関節の問題として，関節リウマチでなければ何を考える？

研：他の自己免疫・自己炎症性疾患と電解質・代謝・内分泌異常です（表1）[1]。まず脊椎関節炎を考えると，「非対称性の少関節」の分布ではありませんが，「関節周囲の痛み」を示唆する所見があるので付着部炎でしょうか？

指：付着部炎なら限局的な圧痛・腫脹が明確だから可能性が低いね。体軸関節の痛み，眼の症状がないことも確認しておこう。

追加の問診（2）・身体診察（2）

- 腰背部痛，眼の充血の既往なし。他覚的にも異常なし。

研：疑う所見がないので自己免疫・自己炎症性疾患と電解質・代謝・内分泌疾患をスクリーニングします。しかし前医の採血でRF，抗CCP抗体，抗核抗体，抗SS-A抗体などは陰性なので，精神疾患でしょうか？

指：自己抗体だけで第一段階（commonのcommon）の除外をできるのは，「抗核抗体が陰性」の場合に全身性エリテマトーデス（SLE）と強皮症くらいだよ。感度が90％以上だからね。とはいえ精神疾患も鑑別に入れて両者のスクリーニングをしよう。そして精神疾患を疑うような関節・筋症状を訴えたときに考える器質疾患は？

研：電解質・代謝・内分泌疾患に含まれる副腎皮質機能低下症です！　まずは問診・身体診察を追加します。

> ### 追加の問診（3）・身体診察（3）
> - 自己免疫・自己炎症性疾患のスクリーニング（表3）[2]（頭頸部，体幹，四肢）：特記異常なし。
> - 食欲はやや低下。食事量は元の8割くらいで，3カ月で1kg減少した（身長160cm，体重60kg→59kg）。

表3 自己免疫・自己炎症性疾患のスクリーニング

鑑別疾患が多いため，頭部から足先に向かって診察しつつ，関連する部位の症状を聴取する。よって病歴と身体所見は混在している。主訴が関節痛や発熱の場合を想定している。

頭頸部
●皮膚 ・紅斑・日光過敏 ➡ SLE，皮膚筋炎 ・ヘリオトロープ疹 ➡ 皮膚筋炎 ・脱毛 ➡ SLE ・銀白色の鱗屑 ➡ 乾癬性関節炎
●頭部 ・意識障害，精神・神経症状 ➡ SLE，Behçet病 ・側頭動脈圧痛・拍動消失・索状物・感覚障害 ➡ 大血管炎
●目 ・視力変化 ➡ 大血管炎 ・霧視・目の痛み，結膜炎・ぶどう膜炎・強膜炎 ➡ Behçet病，サルコイドーシス，脊椎関節炎，小血管炎 ・ドライアイ ➡ Sjögren症候群 ・涙腺の腫脹 ➡ Sjögren症候群，IgG4関連疾患 ・眼球突出 ➡ Basedow病，小血管炎（GPA）
●鼻 ・炎症，鞍鼻 ➡ 小血管炎（GPA），再発性多発軟骨炎 ・鼻出血 ➡ 小血管炎（GPA） ・アレルギー性鼻炎・副鼻腔炎 ➡ 小血管炎（EGPA）
●耳 ・炎症，変形 ➡（耳朶を除く軟骨部分なら），再発性多発軟骨炎 ・難聴（中耳炎・内耳炎）➡ 小血管炎
●口 ・口内炎 ➡（無痛性，硬口蓋で）SLE。（有痛性で）Behçet病，Sjögren症候群，Crohn病 ・ドライマウス ➡ Sjögren症候群 ・口腔・咽頭痛 ➡ 成人Still病，小血管炎（GPA） ・顎跛行 ➡ 大血管炎
●頸部 ・唾液腺の腫脹 ➡ Sjögren症候群，IgG4関連疾患 ・甲状腺腫大 ➡ Basedow病，橋本病 ・リンパ節腫大 ➡ SLE，Sjögren症候群，関節リウマチ，サルコイドーシス，IgG4関連疾患。（圧痛が強ければ）壊死性リンパ節炎 ・頸動脈の圧痛・雑音 ➡ 大血管炎
体　幹
●皮膚 ・ショールサイン・Vネックサイン ➡ 皮膚筋炎 ・蕁麻疹・血管性浮腫 ➡ 自己免疫・自己炎症性疾患（例：Basedow病，SLE，低補体蕁麻疹様血管炎，Schnitzler症候群）。 ・発熱時に認める定型的皮疹（サーモンピンク疹など）➡ 成人Still病〔Köbner現象により機械的刺激を受ける部位にできやすいため，ベルトの部位や（女性なら）乳房の下などを中心に探す〕

（次頁につづく）

●胸部	
• 胸膜痛（吸気で悪化する胸痛）➡ SLE，家族性地中海熱	
• 聴診異常 ➡（wheezesで）小血管炎（EGPA）。（肺底部の fine crackles で）各種自己免疫・自己炎症性疾患による間質性肺炎	
●腹部	
• 腹痛，下痢，血便 ➡ 炎症性腸疾患，中・小血管炎。（回盲部圧痛なら）炎症性腸疾患，Behçet病。（腹膜刺激徴候で）家族性地中海熱	
●関節	
• 肋軟骨の圧痛 ➡ 再発性多発軟骨炎	
• 脊椎の痛み（腰背部痛，臀部痛）➡ 脊椎関節炎	
●陰部	
• 潰瘍 ➡ Behçet病	
• 精巣の圧痛 ➡ 中血管炎（結節性多発動脈炎）。（副睾丸炎で）Behçet病	
• 痔瘻 ➡ 炎症性腸疾患	
四　肢	
●皮膚	
• 結節性紅斑 ➡ Behçet病，サルコイドーシス，炎症性腸疾患	
• 触知可能な紫斑，潰瘍 ➡ 中・小血管炎	
• 網状皮斑 ➡ 中・小血管炎，各種自己免疫・自己炎症性疾患（SLE, Sjögren症候群，強皮症など）	
• 環状紅斑 ➡ SLE, Sjögren症候群	
• 乾癬 ➡ 乾癬性関節炎	
• 壊疽性膿皮症 ➡ 炎症性腸疾患	
• 掌蹠膿疱症（手掌，足底）➡ SAPHO症候群	
• Gottron徴候，機械工の手，爪周囲紅斑 ➡ 皮膚筋炎	
• 皮膚硬化，指尖潰瘍・瘢痕 ➡ 強皮症，MCTD	
• 針反応（採血部位の膿瘍），血栓性静脈炎，毛嚢炎・痤瘡様皮疹 ➡ Behçet病	
• 結節 ➡ 痛風，関節リウマチ	
●筋・関節・神経	
• 30分以上続く起床時のこわばり ➡ 関節リウマチ，リウマチ性多発筋痛症，脊椎関節炎，その他関節炎	
• 両上肢挙上制限（肩関節に圧痛なし）➡ リウマチ性多発筋痛症	
• 筋力低下，筋痛・圧痛 ➡ 筋炎・皮膚筋炎，MCTD，中・小血管炎，リウマチ性多発筋痛症	
• しびれ・感覚障害，腱反射低下・消失 ➡ 中・小血管炎，SLE	
●手指・足趾	
• Raynaud現象 ➡ 強皮症，MCTD，SLE，Sjögren症候群，関節リウマチ，筋炎・皮膚筋炎，中・小血管炎	
• ソーセージ指・指趾炎 ➡ 強皮症，MCTD，脊椎関節炎	
• 爪の陥凹・剥離・過角化 ➡ 乾癬	
• 爪床の毛細血管拡張・蛇行，点状出血 ➡ 強皮症，MCTD	

（文献2より転載）

精神疾患の問診

♦ 2質問法：気分の落ち込みなし。楽しみはテレビを見ることで以前から変化なし。
♦ 解釈モデル：関節リウマチを心配したが，検査で異常がなく違うのかなと思う。
♦ ストレス：仕事。1人辞めてから負担が大きくなり，その1～2週間後くらいから関節が痛くなった。ストレスは膝が痛くなり始めたときが一番大きかった。
♦ 鎮痛薬はまったく効かない。

研：自己免疫・自己炎症性疾患に関係する所見は何もありません。消化器症状と体重減少は「あり」と言えるか悩ましいです。

指：確かに消化器症状は微妙なラインだけど，**症状の訴え方（曖昧な関節・筋症状）は副腎皮質機能低下症に合致する**から「消化器症状あり」と判断して精査しよう。

研：精神疾患として抑うつ・不安はありません。身体症状症の診断基準で検証すると，「C. 持続」は6カ月未満ですが3カ月増悪傾向なので矛盾しません。「A. 日常生活への支障」は微妙で，「B. 過度な思考，感情，行動」はないと思いますので，合致しません。

指：OK。A-MUPSスコアは？

研：増悪・寛解因子が不明確かは判断に悩みますが，鎮痛薬の効果なし，症状の持続，ストレスに続いて発症の少なくとも3項目が該当し，身体症状症の可能性が高いです。診断基準と結果が分かれましたが，どちらを信頼すれば良いでしょうか？

指：通常は診断基準を優先するけど，**身体症状症は疾患概念や臨床像が定まっていない疾患**だ（☞第2章4⑤参照）。ここまでの流れを再確認すると，慢性多関節痛として器質疾患のcommonのcommonには合致しない。続いて精神疾患を考えると，抑うつと不安は否定的で，身体症状症の可能性があるけど確定的ではない。

研：そしてcommonのuncommonとuncommonを考えると，seronegative（血清反応陰性）の関節リウマチ[*2]の可能性があり，代謝・内分泌疾患として（前医採血で電解質や甲状腺異常はないので）副腎皮質機能低下症が候補になります。

指：OK。患者さんには「体の病気の可能性は低いので，ホルモンの検査で異常がないことを確認しておきましょう」と説明して，関節超音波と早朝採血でのACTH・コルチゾールをみてみよう。

研：somatic fixation（症状の固定化）（☞第1章1参照）を予防するための説明をしておくのですね。

指：その通り。関節の身体所見からは器質疾患を積極的に考えにくいけど，**common diseaseや内分泌疾患は本当に多彩な臨床像**だから，検査結果も踏まえて判断しよう。

[*2] RFと抗CCP抗体がともに陰性の関節リウマチ。

検査

- 血液検査（早朝採血）：ACTH 13.6pg/mL，コルチゾール8.1μg/dL（他一般項目に異常なし）。
- 関節超音波で滑膜肥厚なし（前医で手のX線に異常なし[*3]）。

[*3] 発症6カ月未満の関節リウマチでは骨破壊を認めることが少ないので，「手X線で骨びらんなし」は関節リウマチを除外する根拠にならない。

研：うわぁ…。コルチゾールが微妙な値です。18μg/dL以上でないと除外できないって厳しくないですか？

指：**コルチゾールは境界領域になることが多くて厄介**だね。迅速ACTH負荷試験で検証するのが基本だ。

研：患者さんは追加の検査や専門医紹介を渋っています。薬を体に入れるのは怖いそうです。

指：典型的な身体症状症では感情を顕わにしつつ，原因特定にこだわってドクターショッピングをする傾向にあるから，その反応は器質疾患寄りだ…。では裏ワザだけど，コートリル®（ハイドロコルチゾン）を投与してみよう。

研：えー！？　そんなことして良いのですか？

指：感染症への抗菌薬，または自己免疫・自己炎症性疾患や一部の悪性腫瘍へのステロイド投与と違って細菌・組織学的に影響を及ぼさないから，（関節リウマチやSLEなどの自己免疫疾患も否定的な現状なら）短期間でやめれば問題ない[*4]。**副腎皮質機能低下症なら迅速かつ劇的に症状が軽快するはず**だ。その場合には積極的に精査するよ。十分な効果がなければ副腎皮質機能低下症は否定的だ。

研：感染症では培養をとらずに抗菌薬投与は原則アウトですが，病態によっては治療的診断も便宜的な選択肢なのですね。

[*4] 副腎不全が確定的ながら内分泌内科の予約日が先になる場合，専門医と相談してコートリル®を先に開始することもある。

治療

◆ コートリル®15mg/日（朝10mg，夕5mg）投与で症状変化なし。

指：まったく効かないので副腎皮質機能低下症は否定的です！

研：中途半端に効果があると判断に迷うけど，今回はわかりやすい結果で良かった。A-MUPSスコアは満たすけど診断基準を満たさない身体症状症なら，発症早期でまだ軽症の段階と言える。自己のストレス，ストレスと症状の関係も認識できているから治療を試してみよう（☞**後述のコラム「身体症状症の治療」参照**）。

最終診断

身体症状症

器質疾患を示唆する情報	精神疾患を示唆する情報
一般検査で異常所見がある	特徴的な解釈モデル，ストレスの存在
急性期，発作性・間欠性	年齢が若い，精神疾患の既往がある
増悪・寛解因子が明確[*5]	増悪・寛解因子が不明確[*5]
進行性（悪化傾向）	主訴が多い，症状が変化して慢性経過
生活への支障・対処法が理解可能[*5]	生活への支障・対処法が理解しがたい[*5]

[*5] 増悪・寛解因子が明確か，生活への支障・対処法が理解可能かは境界領域のため判定保留とした。

学習のPoint

- 身体症状症の診断基準を満たすには6カ月以上の症状持続が典型例だが，その時点では臨床像が完成し治療が困難になっていることが多い。
- 身体症状症の診断基準を満たさない時期には他疾患との十分な鑑別を要するが，早期に治療（主に認知行動療法）を開始すれば改善する可能性がある。
- 精神疾患を疑う曖昧な症状と消化器症状（食思不振，悪心）があれば副腎不全が鑑別だが，早朝空腹時のコルチゾール値が境界領域の値になり判断に悩むことが多い。確定・除外するにはACTH負荷試験が基本だが，便宜的方法として（感染症への抗菌薬や炎症性疾患へのステロイド投与とは異なり）治療的診断も1つの判別法である。

●文献●

1) 鈴木慎吾：続・外来診療の型 苦手な主訴にも同じ診断アプローチ！ メディカル・サイエンス・インターナショナル，2022，p134-68.
2) 鈴木慎吾：続・外来診療の型 苦手な主訴にも同じ診断アプローチ！ メディカル・サイエンス・インターナショナル，2022，p160-2.
3) Ryan S, D'Souza WM:Hooten. Somatic Symptom Disorder. StatPearls [Internet]. Treasure Island (FL). StatPearls Publishing, 2024.
4) Barsky AJ, Orav EJ, Bates DW:Somatization increases medical utilization and costs independent of psychiatric and medical comorbidity. Arch Gen Psychiatry. 2005;62(8):903-10. PMID: 16061768

コラム 身体症状症の治療

身体症状症が訴える身体症状は，社会文化的背景に組み込まれた個人の悩みの表出と考えられている。**治療目標は症状の消失ではなく，症状が存在しながらも日常生活を送れるようにすること**であり，**定期的な診察で重篤な疾患がないことを繰り返し認識させるのが基本**とされる。有効性が示された治療法は認知行動療法であり，抗うつ薬，SSRI，SNRIなどの薬物療法も症状の改善を補助する[3]。

以上が概略であるが，身体症状症は論文の中で"Physicians often find them frustrating and unduly time consuming, impervious to reassurance, and irritating and aggravating to care for."と表記されるように[*6]，**対応が非常に困難な疾患である**[4]。器質疾患の存在にこだわり，医師の説明や保証には納得せず[*7]，薬剤を処方すれば"全然効かない"だけでなく"悪化"や"副作用"を訴えることも多い。

少なくとも筆者には「完成した身体症状症」を治療できるようには思えない（精神科専門医の治療でさえ，十分に改善して終診できる患者は多くない）が**発症初期に"診断"して説明を加えれば，診断基準を満たす前に"予防"できる症例が少なくないように感じている**。例題27の症例は3カ月の経過で増悪傾向にあったが，somatic fixation（☞第1章1参照）が完成しておらず，自らのストレスにも気づけていたため，"話が通じる"と判断して以下のように説明して治療を試みた。薬剤は症状をみながら漸増・維持・漸減し，半年後には投薬なしで痛みが1割程度に改善した。後に症状の増悪なく，無事に妊娠・出産できたとの報告を受け，身体症状症における数少ないポジティブな経験ができた。

【治療にあたっての患者さんへの説明】

- 病態と治療目標：（上記）
- 認知行動療法：（☞第1章3⑤の「慢性痛とその機序」参照）。
- 治療経過の見通し：一方向性に良くなるのではなく，改善と増悪を繰り返しながら経過する。
- 薬剤〔SNRI（サインバルタ®）〕：痛みを軽減する作用があるが，薬自体が治してくれるわけではない。あくまで認知行動療法を補助する役割である。

---

*6
日本語で直接的には書きづらいが，前提として重要な事実なので原文で掲載した。

*7
「精神疾患である」，「身体の病気ではない」の説明ではほとんどの患者が納得しないため，筆者は「身体からの正常な信号を脳が危険な情報と誤解する機能的な問題があり，その原因は意識的・無意識的な心身のストレスである」旨を説明し，続いて生活背景を確認している。すると「心の問題」とされることに抵抗する本症でも，（当初は否定していた）ストレッサーを聴取できることがある。

第3章　Part 2　持続性

例題 28　32歳女性
主訴 左右の下腹部痛

問診票

既往歴	10歳のときに交通事故（頭蓋内血腫除去），24歳のときアレルギー性気管支肺アスペルギルス症。
内服薬	なし
家族歴	なし
生活歴	喫煙：なし 飲酒：機会飲酒
アレルギー歴	なし
妊娠歴・月経歴	月経は不順。2回流産歴あり（未婚）
バイタルサイン	体温36.7℃，血圧130/72mmHg，脈拍数67回/分（整），SpO_2 98％，呼吸数15回/分

現病歴

3カ月前の仕事中，突然右下腹部痛が出現した。痛みには波があったが悪化し，左下腹部痛も認めるようになった。消化器内科，婦人科などで腹部超音波・CT・下部内視鏡検査を行うも異常所見なし。骨盤内炎症性疾患疑いで抗菌薬を投与したが改善なく，腹腔鏡下での試験開腹でも原因不明のため，当科を紹介受診した。

- **O** 突然。
- **P** 歩行すると2〜3分で悪化する。お腹に力が入ると悪化する。椅子から立つときのほうが，椅子に座るときよりも痛みが強い。安静にしていると半分程度にまで軽快。痛み止めは1〜2割改善する。温めたほうが楽になる。食事で変化なし。月経との関連なし。
- **Q** 刺されるようなズキンズキンとした痛み。
- **R** なし。
- **S** 歩行ができず仕事に行けない。他者の肩を借りていたが迷惑がかかるので，松葉杖を病院から借りている。車椅子を使うこともある。家の中では足を引きずって歩いている。
- **T** 痛みには波がある。痛みのない時間はない。悪化傾向。

研修医（以下，研）：試験開腹しても原因不明なら，為す術がないです！ 増悪・寛解因子は明確で，悪化傾向かつ生活への支障も大きいので，何らかの器質疾患だと思いますが…。

指導医（以下，指）：そう判断したなら，基本通り器質疾患を評価していこう。腹痛の診断のポイントは？

研：左右の下腹部痛なので消化管，尿管，生殖器を考えます（☞例題5 図1参照）が，CT・内視鏡・試験開腹で異常がありません。機能性では過敏性腸症候群や便秘などによる蠕動痛がありますが，下痢・便秘はなく，痛みの性状，程度・生活への支障，期間のいずれも合わないと思います。半年以上は性交歴がなく，月経周期との関連もありません。

指：有症状時の検査で異常がないなら多くの疾患が除外できるね。原因不明とされる慢性腹痛でよくある疾患は？ 痛みの性状もそれっぽい表現だけど。

研：そうか，腹壁神経痛ですね！ 身体診察を行います。

> **身体診察**
> ◆腹部：平坦，軟。蠕動音正常。左右下腹部に圧痛あり。Percussion tenderness陽性。疼痛部位に温痛覚障害なし。Carnett徴候陰性。鼠径ヘルニアなし。

研：Carnett徴候陰性なので腹壁神経痛の可能性は低いです…。腹膜刺激徴候陽性ですが，十分な精査を受けて異常がないので精神疾患でしょうか？

指：commonな器質疾患の典型像に合致しないから，次に精神疾患を考えるという思考の流れだね。心因性の腹痛はCarnett徴候陽性になることが多いけど検証してみよう。

> **精神疾患の問診**
> ◆MEASLES：症状のことで落ち込む。テレビは楽しい。食欲あり（体重変化なし）。睡眠に問題なし。性欲なし。気力低下なし。希死念慮なし。
> ◆ストレス・仕事・人間関係：症状が出る前に仕事が忙しい時期だったが，それは毎年同じ。職場で一部の人と関係が悪いが，普通のことだと思う。座って仕事はできると思うが，職場の方針で配置換えはできず，周囲も許してくれないと思う。
> ◆解釈モデル：全然わからない。とにかく何とかしてほしい。精神の問題だとは思わない。

研：うつ病や不安症には合致しません。身体症状症を評価すると，「A. 日

常生活への支障」と「C. 持続」は満たします。「B. 過度な思考，感情，行動」は，受療行動をドクターショッピングと捉えて合致するでしょうか？　A-MUPSスコアは，鎮痛薬効果あり（×），精神疾患の既往なし（×），増悪・寛解因子が明確（×），絶え間なく持続（○），ストレスあり（○）で2項目に合致するので，身体症状症を示唆します[*1]。

*1 発症前の仕事の忙しさは客観的にストレス因子なので，「ストレスあり」と判断した。

指：医師の判断で紹介状が作成されているからドクターショッピングとは言いがたいかな。思考，感情，行動が過度かは判断が難しいけど，「とにかく何とかしてほしい。精神の問題だとは思わない」という強い感情と意思は疑わしいね。「増悪・寛解因子」と「生活への支障」を詳細に評価してみよう。

研：増悪・寛解因子はたくさんあって混乱します…。生活への支障は仕事に行けないことですが，症状が酷ければ理解可能ですし…。

指：**増悪・寛解因子は一貫性を追求**しよう。「お腹に力が入ると悪化する。椅子から立つときのほうが，椅子に座るときよりも痛みが強い。」は体動での増悪だから筋骨格系または腹膜刺激徴候を示唆する。でも「歩行すると2〜3分で悪化する」はどちらにも合致しない。その患者さんになりきって，1つ1つ検証してみよう。

研：うーん…。対処法は人の肩を借りたり松葉杖を使ったりしていますが，それらで振動を避けているのでしょうか…。（実際に松葉杖を使ってみて）いや，逆に松葉杖は両側で使っているので杖の振動が伝わって痛いはずです！　それに杖で支えるときに腹筋を使うので「お腹に力が入ると悪化する」に矛盾します！

指：足を引きずるのも対処行動になっていないし，自分の障害をアピールしていると考えられる。仕事に行けないという支障に対して，座ってできる仕事の希望を出さない理由も言い訳っぽい。

研：もう身体症状症にしか見えません！

指：いや，それは誤診しても気づけない危険な状態だよ（苦笑）。こういった判断は**医療者の思い込みで誤った結論を導くことがある**。だからたとえば，今回のように**多数の増悪・寛解因子があれば再診時にもう一度聴取して，再現性・一貫性とその病態を再度検証する**のも大切だ。

研：正しい診断のために人事を尽くし，それが誤りである可能性も検討しながら天命を待つのでした[1]。

指：ちなみにA-MUPSスコアは（「増悪・寛解因子が不明確」が加わって）3項目合致かつ「過度な行動」とも言えるけど，腹腔鏡で試験開腹まで受けているのは身体症状症に非典型的だ。侵襲的な医療行為を受ける精

神疾患といえば？

研：身体症状症とセットで考える疾患は妄想症，詐病，作為症ですので…（☞第2章3 図1参照），作為症ですか！？

指：そうだね。**身体症状症や変換症などは無意識に症状を作り出しているけど，作為症は詐病と同じく意図的に症状を作り出している。だから詳細を話すほど矛盾点を指摘しやすくなる**[*2]。

研：そういうことですか。**詐病は休職など明確な目的のために嘘をつき，作為症は動機がはっきりしないことで見分けるのですね。**

指：これらは境界が不明確だけど，基本原則はその通りだ。

研：患者さんには脳の機能の問題と考えられると説明し，精神科紹介を提案しましたが納得されませんでした。

指：実際は意図的に作り出した症状だけど，「嘘をついていますね？」と直球でぶっこむと激怒させて攻撃を受ける危険がある。**演技性パーソナリティ症やボーダーラインパーソナリティ症**（☞第2章5参照）**を有していることが多いから特に注意が必要**だ。理想的には「嘘をつく心理・社会的背景を考察して対処する」だけど，実際にはなかなか難しい。

研：そういえば当初，移動時に「大丈夫ですか？」と声がけをしたらすごく感謝されました。そして診察終了後の様子をクラークさんに確認してもらうと，会計後には松葉杖を使うのを止めて普通に歩いていたそうです。

指：おそらく職場で何らかの問題があるのだろうけど，そこまで深掘りするには複数回の診察で関係性を築いてからでないと難しいかな。

研：当院は遠方なので紹介元の婦人科の先生に連絡し，定期フォローいただけることになりました。

指：この患者さんは10歳のときに交通事故で頭蓋内血腫除去，24歳のときにアレルギー性気管支肺アスペルギルス症の既往があるから，そのときに優しく看病してもらった記憶が発症に関係しているかもしれない。ただし**既往歴自体が事実でない可能性もあるから，診療情報提供書などを通して確実な情報を収集するのが大事**だ。

研：それも「問題点の明確化」ですね。最初は器質疾患以外に見えませんでした…。難しいです！

[*2] 本症例も再診時に確認すると，増悪因子と寛解因子がいくつか入れ替わっていた。発言の背景を鋭く突くフィクションとして，明石家さんま氏が出演した『古畑任三郎』の「しゃべりすぎた男」は面白い。

最終診断

作為症

器質疾患を示唆する情報	精神疾患を示唆する情報
一般検査で異常所見がある	特徴的な解釈モデル，ストレスの存在
急性期，発作性・間欠性	年齢が若い，精神疾患の既往がある
増悪・寛解因子が明確	増悪・寛解因子が不明確
進行性（悪化傾向）	主訴が多い，症状が変化して慢性経過
生活への支障・対処法が理解可能	生活への支障・対処法が理解しがたい

学習のPoint

- 増悪・寛解因子が複数ある場合，病態的に一元的に説明可能かを検証する。
- 一元的に説明しがたい増悪・寛解因子では，それぞれの矛盾点を別の角度から再評価し，再診時に同じ回答や所見を呈するか（再現性・一貫性）を確認する。
- 対処行動は，本当に増悪因子の回避につながる行動かを確認する。
- 作為症は「身体症状症及び関連症群」に含まれる。よって一般内科で身体症状症と明確に区別する必要はないが，原因不明の器質的異常がある場合（例：瀉血による貧血，インスリン自己注射による低血糖），侵襲的な検査や治療を受けている場合に疑う。
- 診察時につらそうな場合，診察室の外での様子観察は診断に有用である。
- 詐病や作為症と診断しても，それをストレートに伝えるのは危険である[*3]。

[*3] 筆者は詐熱（のうち詐病）の場合，「短期間で回復する見込みだが，続く場合には入院して定期的に体温測定することから始める」と説明し，ほぼ確実に「改善」を確認できている。

● 文 献 ●

1) 鈴木慎吾：外来診療の型 同じ主訴には同じ診断アプローチ！ メディカル・サイエンス・インターナショナル，2020, p3.

コラム 作為症と退屈

　休職・休学などの利得を求めて嘘をつく詐病に対して，作為症の嘘は理解困難とされる。漫画『HUNTER×HUNTER』によると，嘘つきには「意味のある嘘しかつかない」タイプと「意味のない嘘もつく」タイプの2通りがおり，ヒソカのような後者について深く考えると泥沼にはまってしまうそうだ[2]。しかし，作為症は自傷行為により低血糖や菌血症さえ起こすため，「意味のない嘘」では説明しがたいように思う。

　この件を考察するにあたって注目したい実験がある。ヒトは刺激のない部屋で過ごしていると，驚くことに手元にある電気ショック装置で自らに痛みを与えてしまうという[3]。つまり，**人間にとって退屈は痛み刺激よりもつらいのだ**。すると**嘘や自傷行為は心の苦痛（退屈）を紛らわすための行為であり，体の苦痛それ自体と，他者の気を引くことが"利得"だと考えられる**（☞第2章5の「ボーダーラインパーソナリティ症」参照）。

　『暇と退屈の倫理学』[4]の考察では，退屈とは何かをしたいのにできないために生じる主観的感情であり，際限のない観念的行動（消費）が元凶である。ヒトが退屈を感じるのは環世界（Umwelt）（☞第1章3①の「感覚と知覚」参照）間の移動能力が高いため，つまり新しい能力を獲得し成長する能力が高いためであり，**同じ世界に居続けることに退屈を感じてしまう**そうだ。そこで國分氏は退屈を避ける方法として，知識や見識を深める訓練を推奨している。**物事を深く知って世界に触れることで新たな発見や楽しみが得られ，消費ではなく浪費して退屈から解放される**のだ。ジャン＝ジャック・ルソーも「人は教育がつけばつくほど，ますます好奇心が強くなる」という言葉を残しており[5]，人生を楽しむための原則と言えるだろう。

● 文 献 ●

2) 冨樫義博：HUNTER×HUNTER. 17巻. 集英社，2003.
3) 池谷裕二：できない脳ほど自信過剰 パテカトルの万脳薬. 朝日新聞出版，2021，p161-4.
4) 國分功一郎：暇と退屈の倫理学 増補新版. 太田出版，2015.
5) 池谷裕二：受験脳の作り方―脳科学で考える効率的学習法―. 新潮社，2011，p86-9.

例題 29 　73歳女性
主訴 腰痛，両足のしびれ

問診票

既往歴	虫垂炎，乳癌（4年前）
内服薬	ロスバスタチン，アムロジピン，ワンアルファ®（アルファカルシドール），フェマーラ®（レトロゾール），セレコックス®（セレコキシブ）
家族歴	なし
生活歴	喫煙：なし 飲酒：なし
アレルギー歴	なし
妊娠歴・月経歴	
バイタルサイン	体温36.7℃，血圧112/74mmHg，脈拍数70回/分（整），SpO₂ 98%，呼吸数14回/分

現病歴

1年以上前から腰痛があり，半年前から両下肢のしびれを自覚した。近医整形外科で腰椎MRIを撮像し，腰部脊柱管狭窄症の診断で内服治療を行い一時的に改善するも再度悪化し，当科を紹介受診した。

- **O** 徐々に。
- **P** 静かなところだと強く感じる。
- **Q** ジリジリしびれる感じ。
- **R** 下肢の感覚は鈍くない。脱力なし。
- **S** 両下肢の大腿以遠の部位。できないことはないが，症状がつらくて眠れない。
- **T** 最初の1カ月くらいは範囲と程度が悪化したが，その後は横ばい。

研修医（以下，研）：腰痛に続いて両下肢しびれが出現し，MRIでも腰部脊柱管狭窄症の所見なら診断はついていると思いますが…。

指導医（以下，指）：内科を紹介受診した理由は他疾患の検討だから，目的

を間違えないように注意しよう．とはいえ腰部脊柱管狭窄症は有力な候補だから，病歴・身体所見・検査結果に一貫性があるか検証するよ．

研：はい．しびれの型（☞例題25 表1参照）では両下肢なので，末梢神経障害と脊髄障害を念頭に進めます[1]．

追加の問診（1）
- 間欠性跛行なし（20分以上歩くことはない）．

身体診察
- 温痛覚・触覚・振動覚：異常なし．
- 徒手筋力テスト：筋力低下なし．
- 腱反射：正常．

研：何も異常がないです．前医のMRIでは確かに脊柱管が狭窄していますが，間欠性跛行はないので否定的です[2]*1．small fiber neuropathyは鑑別に残りますが，通常は他覚的に温痛覚障害を認めることが多いようです．精神疾患でしょうか？

指：では検証してみよう．

精神疾患の問診
- MEASLES：抑うつ気分あり．趣味はないが，テレビは楽しく症状を忘れられるときがある．食欲あり．睡眠障害あり（入眠困難）．（性欲聴取せず）．気力は低下傾向．希死念慮なし．
- 解釈モデル：自分でも腰が悪いと思うが，治療で良くならないのは困る．
- ストレス：この症状がストレス．家族や友人，近所との間に問題はない．

研：抑うつ気分と睡眠障害，気力の低下があります．うつ病で良さそうです！

指：抑うつ気分と興味・喜びの消失は感度が高いけど，特異度は高くないよ．症状を忘れられるくらいテレビを楽しめているなら典型例とは言えない．仮にうつ病だとして，確認することは？

研：うーん…．器質疾患の評価でしょうか？

指：それも必要だけど，うつ病を発症させるような明らかな環境要因がないときには**時間的順序**を確認しよう．**抑うつ状態なら閾値の低下で症状を強く感じるけど，器質疾患で症状がつらくて抑うつ状態に至ることもある．**

*1
腰部脊柱管狭窄症は**画像所見のみでは診断できず**，さらに**画像所見と症状の強さに相関性はない**[2]．

> **追加の問診（2）**
> ◆ 半年前から下肢の症状が気になり，4カ月くらい前から睡眠障害が出現した．眠れないので疲労がとれず，2〜3カ月前から気分が落ち込んできた．

研：下肢症状によって抑うつ状態になりかけているようです！　しびれを訴えながら他覚的に異常所見がない場合の鑑別を確認すると，small fiber neuropathyだけでなく，restless legs syndromeと運動障害（筋力低下，錐体外路症状，失調）がありました[3]．

指：悪性腫瘍の既往があるから傍腫瘍症候群によるneuropathyも候補だけど，典型的には亜急性の進行だ[4]．では候補の疾患を検証すると，ここまでの情報で疑わしいのは？

研：うーん…．あっ，睡眠障害はrestless legs syndromeの特徴です！

指：そうだね．「静かなところだと強く感じる」のは，夜間布団に入って眠れないときのことを述べているのかもしれない．下肢を動かすと改善するかを確認してみよう．夕方から夜間に悪化するという日内変動も特徴だ．

研：**本当の増悪因子は「夜間」であって，「静かなところ」ではない可能性**ですね！　具体的な疾患を想起できると情報の解釈も変わります．

> **追加の問診（3）**
> ◆ 足の症状が気になって部屋を歩いたりする．そのときには気が紛れるが，布団に入るとまた悪くなる．言われてみると，午前中は静かなところでも悪化しないように思う．夕方から夜に強く感じる．

研：典型的な病歴です！！　ムズムズ感や違和感などと表現してくれればわかりやすいですが，しびれと言われると頭から抜け落ちてしまいます．

指：ムズムズと表現する患者さんもいるけど，しびれ，痛み，ほてり，痒みなど，様々な訴えで受診するよ．神経や血管，内臓，代謝内分泌系の症状は表現しづらいのだね．

研：曖昧な症状を訴えることが特徴なのでした．

指：さらにrestless mouth syndrome[5]，restless arm syndrome[6]，restless head syndrome[7]，restless chest syndrome[8]，restless lower back syndrome[9]，restless genital syndrome[10]など**下肢以外の症状も報告されているから，「原因がはっきりしない体の不快感」では鑑別に挙げよう．**

研：下肢以外にも症状が出るのですね！ では血液検査をオーダーします*2。

指：Polyneuropathyの原因は多岐にわたるため，下記のようにDANG THERAPIST（「最低限の療法士」の意味）で覚える方法がある。しかし，問診，身体診察・検査を総動員して原因検索するため，電子カルテに各種項目をセット登録しておくほうが漏れを防げる（表1）[11]。

*2 Polyneuropathyを鑑別する場合，表1のような鑑別を考慮する。

表1 Polyneuropathyの原因

Diabetes mellitus	糖尿病
Alcohol	アルコール
Nutrition	栄養（例：ビタミンB_1・B_{12}，葉酸，銅）※1
Guillain-Barré syndrome	ギラン・バレー症候群※2
Tumor	腫瘍（傍腫瘍症候群）
Hereditary	遺伝性（例：Charcot-Marie-Tooth病，Fabry病）
Endocrine	内分泌（甲状腺機能異常症）
Renal	腎臓（尿毒症）
Amyloidosis	アミロイドーシス※3
Porphyria	ポルフィリン症
Infection／Immune	感染症（例：HIV，ライム病）／自己免疫・自己炎症性疾患〔例：全身性エリテマトーデス（SLE），Sjögren症候群〕
Sarcoidosis	サルコイドーシス
Toxin	中毒（例：薬剤，鉛・有機リン・タリウム・ヒ素・水銀・アクリルアミド）

※1 ビタミンB_6やビタミンEの計測は保険適用ではなく，かつ他の微量元素に異常なく単独で原因となることは稀なので本書では扱わない。
※2 2カ月以上の経過なら慢性炎症性脱髄性多発神経炎（chronic inflammatory demyelinating polyneuropathy：CIDP）を考慮。
※3 M蛋白血症とクリオグロブリン血症を含めて考える。M蛋白血症では，アミロイドーシスのほかにPOEMS症候群，MGUSなどがneuropathyを起こす。IgM型ではWaldenström型マクログロブリン血症，抗MAG抗体関連ニューロパチーなども鑑別になる。

（文献11より作成）

検査

◆血液・尿検査：Hb 14.2g/dL，MCV 91fL，フェリチン34ng/mL（他項目に異常なし）。

研：特に異常なしです。

指：いや，restless legs syndromeではHb低下がなくとも，フェリチンが50ng/mL未満なら鉄剤投与を検討するよ。

237

研：そうなのですか！？ では試してみます。

・・・・・・・・・・・・・・・・・・・・・・・・・・・・・・・・・・時間経過・・・・・・・・・・・・・・・・・・・・・・・・・・・・・・・・

研：この患者さんは鉄剤を投与すると2カ月かけて症状が改善しました[*3]。さらに就寝中に足が少し上に上がるという周期性四肢運動障害もあったそうで，それもなくなって熟眠感が改善し，食欲が出て太ったそうです（笑）。

指：確かに周期性四肢運動障害はrestless legs syndromeの患者さんの多くに合併するとされるね。元気になったのは何よりだけど，脂質異常症のある患者さんだから体重管理には注意を促しておこう（笑）。ちなみに，抗精神病薬を内服している患者さんがじっとしていられなくなったらアカシジア（静座不能）が鑑別だよ。

研：不思議な病気があるのですね…。ところで，今回の患者さんは1年前の発症時からrestless legs syndromeだったのでしょうか？

指：神経障害もrestless legs syndromeの原因になるし，腰部の治療で一時的に改善を認めているから，最初は軽度の腰部脊柱管狭窄症か椎間板ヘルニアなどがあったのではないかな。それが軽快するまでの間のどこかで合併したと思うよ。

研：もう一度聞いてみますと，半年前は休むほどではないですが歩行で下肢のしびれが悪化したそうです！ 睡眠障害の出現が3～4カ月前なので，そこがrestless legs syndromeが発症した時期かもしれません。

*3
潜在性鉄欠乏症では，必要に応じて出血性病変の検索を考慮する。
フェリチン低下がないrestless legs syndromeの場合，または鉄剤投与で症状改善を認めない場合にはドパミン作動薬〔例：プラミペキソール（ビ・シフロール®）〕，ベンゾジアゼピン系抗不安薬〔例：クロナゼパム（リボトリール®）〕，抗痙攣薬〔例：プレガバリン（リリカ®）〕，オピオイドなどが治療選択肢となる。

最終診断

restless legs syndrome（むずむず脚症候群）

器質疾患を示唆する情報	精神疾患を示唆する情報
一般検査で異常所見がある	特徴的な解釈モデル，ストレスの存在
急性期，発作性・間欠性	年齢が若い，精神疾患の既往がある
増悪・寛解因子が明確	増悪・寛解因子が不明確
進行性（悪化傾向）	主訴が多い，症状が変化して慢性経過
生活への支障・対処法が理解可能	生活への支障・対処法が理解しがたい

学習のPoint

- しびれでは，部位に応じて鑑別を絞る。
- 他覚的所見のないしびれではrestless legs syndromeを鑑別し，夕方〜夜間の悪化と動かすことでの改善を確認する。
- restless legs syndromeの治療は鉄剤から検討する。貧血がなくともフェリチンの値が50ng/mL未満なら鉄剤投与を試す。
- 器質疾患の症状が続くと精神疾患を合併する。仮に精神疾患を特定しても器質疾患が先行した可能性，合併した可能性を検討する。

● 文献 ●

1) 鈴木慎吾：続・外来診療の型 苦手な主訴にも同じ診断アプローチ！ メディカル・サイエンス・インターナショナル，2022, p170-83.
2) Andreisek G, Hodler J, Steurer J, et al：Uncertainties in the diagnosis of lumbar spinal stenosis. Radiology. 2011;261(3):681-4. PMID: 22095990
3) 鈴木慎吾：続・外来診療の型 苦手な主訴にも同じ診断アプローチ！ メディカル・サイエンス・インターナショナル，2022, p177-9.
4) Koike H, Sobue G：Paraneoplastic neuropathy. Handb Clin Neurol. 2013;115:713-26. PMID: 23931811
5) Jung Y, Hassan A, Louis EKS, et al：Restless mouth syndrome. Neurol Clin Pract. 2017;7(3):e29-30. PMID: 30107007
6) Moser U, Schwab J：Restless arm syndrome: a rare disease? BMJ Case Rep. 2021;14(9):e244890. PMID: 34544716
7) Balgetir F, Gönen M, Berilgen A, et al：Restless legs syndrome affecting the head region: "restless head syndrome". Neurol Sci. 2022;43(4):2565-70. PMID: 34661784
8) Ishizuka K, Ohira Y：Restless chest syndrome: a rare variant of restless legs syndrome. Eur J Case Rep Intern Med. 2022;9(7):003398. PMID: 36051162
9) Suzuki K, Miyamoto M, Miyamoto T, et al：Restless "lower back" in a patient with Parkinson's disease. Tremor Other Hyperkinet Mov (NY). 2013;3:tre-03-195-4313-2. PMID: 24255803
10) Aquino CC, Mestre T, Lang AE：Restless genital syndrome in Parkinson disease. JAMA Neurol. 2014;71(12):1559-61. PMID: 25285600
11) 鈴木慎吾：続・外来診療の型 苦手な主訴にも同じ診断アプローチ！ メディカル・サイエンス・インターナショナル，2022, p171.

例題 30 48歳女性
主訴 両足のむくみ，熱感

問診票	
既往歴	なし
内服薬	なし
家族歴	なし
生活歴	喫煙：20歳〜15本/日 飲酒：なし
アレルギー歴	なし
妊娠歴・月経歴	順調
バイタルサイン	体温36.5℃，血圧124/68mmHg，脈拍数78回/分（整），SpO₂ 98%，呼吸数14回/分

現病歴
両足に5年以上前から熱感がある。2〜3カ月前から両下肢がむくむようになったため受診した。

指導医（以下，指）：今回は紙面の関係で，主訴の浮腫を先に解決してしまうよ（笑）。両側同時発症の両下腿浮腫として各種病歴・身体所見・検査で特記異常なく，静脈機能不全を疑った[1]。でも加齢や静脈瘤などのリスクがなく，生活変化を確認すると在宅勤務が増えて1日の大半を座って過ごすようになっていた。そこで下肢運動・挙上を推奨して再診日に浮腫の改善を確認できたから，残った両足熱感について診察を始めよう。

研修医（以下，研）：5年間の症状ですか…。浮腫の「ついでに」診察希望という受療行動から軽微な症状なのではないでしょうか？

指：良い視点だね。精神疾患だとすれば**不安症に多い。何か1つの症状が解決すると，自身の体に必要以上の注意を向けて症状を発見することがよくある**。身体症状症でも，ある症状がなくなったと思ったら別の症

状を訴えることは多い。

研：身体症状症は「身体症状はどれひとつとして持続的に存在していないかもしれないが，症状のある状態は持続している（典型的には6カ月以上）」が診断基準のひとつでした（☞第2章4⑤ 表1参照）。

- ⓞ いつの間にか。両側同時だったと思う。
- ⓟ 保冷剤を当てると楽。
- ⓠ 熱くほてる感じ。しかし，実際に触っても熱くはないし，見た目も赤くないと思う。
- ⓡ 症状が出現した頃から寝付きが悪くなった。1〜2時間入眠できないことが多い。
- ⓢ 両足のつま先寄り。
- ⓣ 持続的な症状だが日中はあまり気にならない。布団に入ると気になる。何年も横ばいの経過。

研：症状自体は軽微に思えますが，睡眠障害を伴っています。冷やすと改善する寛解因子も器質疾患を示唆するでしょうか？

指：生活への支障と増悪・寛解因子をもとに器質疾患を考えたのは良いね。その線で考えつつ，精神疾患で睡眠障害が生じて，閾値の低下により症状を自覚した可能性も検討しよう。

研：はい。☞例題29と同じく時間的順序の確認と精神疾患のスクリーニングをしてみます。

指：寝付きが悪い場合，精神疾患は不安・心配事を思い浮かべていることが多いから，寝付くまでどういったことを考えているか聞いてみよう。では器質疾患なら何を考える？

研：今回はすぐにわかりました！ ☞例題29と同じくrestless legs syndromeです！ しびれ，痛み，ほてり，痒みなど，様々な訴えがありうるとのポイントに合致します。

指：大事な鑑別だけど，「最近経験した」ことによるavailability biasに注意だよ。まずは「異常感覚」のフレームで「しびれ」と同様に神経障害の有無から考えていこう。もし仮に発赤や熱感があったら何を考える？

研：蜂窩織炎などの炎症を疑いますが，経過が長すぎるでしょうか？

指：そうだね。更年期障害，薬剤性（例：抗がん剤による手足症候群），肢端紅痛症なども検討しよう。四肢の疼痛・熱感なら複合型局所疼痛症候群（complex regional pain syndrome：CRPS），それが発作性ならFabry病もあるし，**曖昧なままでは鑑別が広がるばかり**だ。問題点の

明確化に注力して，考える方向性を定めよう。

追加の問診（1）
- しびれや感覚・運動障害の自覚なし。痛みはない。
- 動かしたいという感覚なし。下肢を動かしても変化なし。

身体診察
- 温痛覚・振動覚・位置覚・触覚：異常なし。
- 四肢腱反射：異常なし。
- 発汗・熱感・冷感・皮膚の色調変化・萎縮なし。

精神疾患の問診
- MEASLES：気分の落ち込みなし。楽しみは食事。睡眠障害（入眠困難）がある。眠れないときには何も考えずボーッとしている。翌日にやることを考えるときがある。性欲は普通だと思う。気力は普通（希死念慮聴取せず）。
- 不安なし。
- 解釈モデル：よくわからない。
- ストレス・環境変化：ストレスがあるとすれば睡眠の問題。仕事や日常生活に特段の変化なし。

研：他覚的な異常はありません。restless legs syndromeを疑いたいですが，動かして改善しないので合致しません。精神疾患でしょうか？

指：全体像はrestless legs syndromeっぽいから，運動で改善しないuncommon presentationの有無は検索してみてもいいね。寝るときに積極的な下肢運動で改善するか試してみてもらおう。精神疾患とすれば具体的にどれに合致する？

研：いやー…，うつ病と不安症の所見はありません。身体症状症としても，過度な思考・感情・行動はないので合致しません…。痛みではないですが，A-MUPSスコア（☞第2章4⑤　コラム「A-MUPSスコア」参照）では増悪・寛解因子が不明確，絶え間ない持続の2項目が合致します。

指：5年間症状が持続しているのに診断基準を満たさないなら身体症状症とは言いがたいね。作為症のように他者を心配させる症状ではないし，詐病のように疾病利得（☞第2章4⑤参照）も得られない。だから**精神疾患とは言えず，かといって正常範囲内（気にしすぎの症状）なら睡眠障害は強すぎる**[*1]。

研：そこでcommon diseaseのuncommon presentationとuncommon diseaseを考えるのですね？

[*1] 両者の発症時期は一致するが，症状が睡眠障害の原因ではない（二次的な）可能性もある。

指：その通り！　では先ほどの方針通り，寝る前の下肢運動を試してもらいつつ，文献検索をしてみよう。

.... 時間経過 ....

追加の問診(2)
◆ 下肢運動をしても，やはり症状は変わらない。

研：やはり下肢運動で改善しないようです…。そういったrestless legs syndromeの文献は見つかりませんでしたが，CRPSでは痛みのないcomplex regional "painless" syndromeを提唱する文献がありました[2]。

指：温度・皮膚変化などの自律神経障害の所見がないからCRPSは否定的だし，こういった疾患概念を覆す報告は鵜呑みにしてはいけない。もちろん，それは下肢運動で改善しないrestless legs syndromeの報告があったとしても同じだけどね（笑）。

研：もう何が何だかわかりません…。

指：たとえば原因不明の感覚性ニューロパチーを経過観察すると平均3年以内に34％で悪性腫瘍が新規発見されたという報告があるけど[3]，さすがに5年間横ばいの経過で他覚的異常もないなら神経障害は考えにくい。

研：どうすれば良いですか？

指：**補助的な指標として，原因特定と症状緩和のどちらを優先させたいか聞いてみよう。原因特定にこだわるのは身体症状症など精神疾患で多いし，症状緩和なら何らかの治療を試しても良い。**ちなみに軽微な症状なら「特に病気がなければ安心です」と治療も希望しない患者さんが多いよ。

追加の問診(3)
◆ 原因特定よりも症状を緩和したい。

研：症状の緩和を希望しています。どんな薬が良いでしょうか？

指：神経障害性疼痛治療薬（例：ミロガバリン）などは候補だと思うけど，そもそも西洋医学では神経障害のない「冷え」や「ほてり」に対する疾患概念がないのだよ。

研：「西洋医学では」ということは，「東洋医学では」あるのですか？

指：こちらの意図を汲み取って解釈できたね（笑）。**東洋医学の中でも漢方**

医学では，「冷え」や「ほてり」は**主要な所見**だよ．本書では詳細を述べる余裕がないから*²，和漢診療科にコンサルトして，こちらも併診してみよう．

研：はい．三物黄芩湯でほてりは徐々に軽減傾向となり，気にならない時間帯が出てきました．

*²
漢方・和漢診療の入門書として『症例から学ぶ和漢診療学 第3版』(寺澤捷年 著, 医学書院, 2012)，中医学の入門書として『中医学の仕組みがわかる基礎講義』(兵頭 明 著, 医道の日本社, 2018) などを推奨する．

最終診断

三物黄芩湯症（西洋医学の診断名なし）

器質疾患を示唆する情報	精神疾患を示唆する情報
一般検査で異常所見がある	特徴的な解釈モデル，ストレスの存在
急性期，発作性・間欠性	年齢が若い，精神疾患の既往がある
増悪・寛解因子が明確	**増悪・寛解因子が不明確**
進行性（悪化傾向）	主訴が多い，症状が変化して慢性経過
生活への支障・対処法が理解可能	生活への支障・対処法が理解しがたい

学習のPoint

- 器質疾患の評価には経時的変化の確認が重要である．しかし長期間変化しない場合，明確な診断がつかないことがある．
- 冷え，ほてり，倦怠感など，西洋医学では病名がつかないこともある症状も，漢方医学の視点では特定の診断（証）がある．
- 西洋医学と漢方医学を統合した医療を和漢診療と呼ぶ．

● 文 献

1) 鈴木慎吾：外来診療の型 同じ主訴には同じ診断アプローチ！ メディカル・サイエンス・インターナショナル，2020, p34-5.
2) Eisenberg E, Melamed E：Can complex regional pain syndrome be painless? Pain. 2003;106(3):263-7. PMID: 14659509
3) Camerlingo M, Nemni R, Ferraro B, et al：Malignancy and sensory neuropathy of unexplained cause：a prospective study of 51 patients. Arch Neurol. 1998;55(7):981-4. PMID: 9678316

本例題は千葉中央メディカルセンター和漢診療科部長の地野充時先生にご高診いただきました．心より御礼申し上げます．

最終診断名一覧

Part 1　発作性・間欠性

例題 1	変換症	76
例題 2	ジストニア（書痙）	82
例題 3	bier anemic spots, cyanosis, and urticaria-like eruption (BASCULE) syndrome	86
例題 4	慢性前立腺炎／慢性骨盤痛症候群（機能性身体症候群）	92
例題 5	間質性膀胱炎	96
例題 6	頸椎症性脊髄症	101
例題 7	褐色細胞腫→MEN2A	107
例題 8	パニック症	112
例題 9	インスリノーマ	118
例題 10	チック	123

Part 2　持続性

- 例題 11　うつ病 …… 130
- 例題 12　うつ病 + 亜鉛欠乏症による貧血 …… 135
- 例題 13　適応反応症 …… 140
- 例題 14　上腸間膜動脈症候群 + うつ病 …… 146
- 例題 15　睡眠時無呼吸症候群 …… 151
- 例題 16　肺炎 + 詐病 + 脳腫瘍 …… 156
- 例題 17　不安症 + 緊張型頭痛 …… 164
- 例題 18　パニック症 …… 171
- 例題 19　ヘルペス脳炎 …… 175
- 例題 20　変換症 …… 181
- 例題 21　脳梗塞 …… 185
- 例題 22　大脳皮質基底核変性症 …… 192
- 例題 23　機能性高体温症 …… 198
- 例題 24　呑気症 …… 204
- 例題 25　身体症状症 …… 208
- 例題 26　びまん性筋膜炎（好酸球性筋膜炎） …… 214
- 例題 27　身体症状症 …… 219
- 例題 28　作為症 …… 228
- 例題 29　restless legs syndrome（むずむず脚症候群） …… 234
- 例題 30　三物黄芩湯症（西洋医学の診断名なし） …… 240

索引

欧文

A
A-MUPSスコア 66, 212, 225, 230, 242
AHI (Apnea Hypoxia Index) 154
AIUEOTIPS 118, 176
Alexithymia 67
ALS (amyotrophic lateral sclerosis) 195
Anton症候群 16
Appetite (食欲) 61
availability bias 241

B
Balint症候群 19
Basedow病 89
Behçet病 179
bier anemic spots, cyanosis, and urticaria-like eruption (BASCULE) syndrome 90
bio-psycho-social model 5

C
Capgras症候群 13
Charles-Bonnet症候群 16
closed question 51, 115, 133, 173
Clostridioides difficile (CD) 腸炎 159
common diseaseのcommon presentation (commonのcommon) 2
common diseaseのuncommon presentation (commonのuncommon) 2
Cotard症候群 13
CPAP (continuous positive airway pressure) 154
CRPS (complex regional pain syndrome) 241

D
DSM-5-TRにおける精神疾患分類の概略 53
Dunning-Kruger効果 33
dystonia 77

E
Energy (気力) 61
Enjoyment (興味・喜び) 61
eosinophilia myalgia syndrome 217
ESS (Epworth Sleepiness Scale) 153

F
Fabry病 241
FSS (functional somatic syndrome) 52, 94, 206

G
GAD (Generalized Anxiety Disorder) 63
gate control theory 39
generation effect 32
Google effect 32
Guyon管症候群 188

H
halo 87
high grade glioma 162
Hoffman反射 105
Holter心電図 115
how系 9
Hunner病変 99
Huntington病 30

I
incidentaloma 110

K
Kennedy-Alter-Sung症候群 195
Korsakoff症候群 34

L
Libido (性欲) 61
List-length effect 32
LTD (long-term depression) 27
LTP (long-term potentiation) 27, 28
Luria症候群 31

M
macrophagic myofasciitis 217
Mann試験 104
MEASLES 132

Meige症候群 83
MEN (multiple endocrine neoplasia) 110
microadenoma 110
monocytic fasciitis 217
mononeuropathy 186
Mood (抑うつ気分) 61
mood-congruent memory bias 31
Müller-Lyer illusion 11
MUPS (medically unexplained physical symptoms) 40

N
NCSE (nonconvulsive status epilepticus) 120
NPSLE (neuropsychiatric SLE) 179

O
OPQRST 77

P
Pancoast腫瘍 186
Parkinson病 30, 38, 82, 148
pitting edema 209
PNES (psychogenic non-epileptic seizures) 79
polyneuropathy 209
postural urticaria 90
PPPD (persistent postural-perceptual dizziness) 103
pressure urticaria 89

R
RCVS (reversible cerebral vasoconstriction syndrome) 90
restless legs syndrome 236, 241

Romberg試験 104

S
sick role 160
Sjögren症候群 201
SLE (systemic lupus erythematosus) 141
Sleep (睡眠) 61
SMA症候群 148
small fiber neuropathy 209, 235
SNRI (serotonin noradrenaline reuptake inhibitor) 38
somatic fixation 3, 144, 224, 227
SQ (semantic qualifier) 87, 98, 123, 176
stereotype threat 33
Suicide (希死念慮) 61

T
tear drop sign 188
Tourette症候群 126

U
Umgebung 11
Umwelt 11
uncommon disease [uncommon (rare)] 2

V
VAPE 49, 109, 113
VINDICATE+P 49

W
Wartenberg症候群 188
what系 9
where系 9

和文

あ
曖気 204
亜鉛 138
悪性腫瘍 201
悪性リンパ腫 202
　　──疑い 162
アセトアミノフェン 39
圧痕性浮腫 209
圧蕁麻疹 89
アルコール 22

い
胃・十二指腸潰瘍 130, 158
医学的に説明できない身体症状 40
閾値の低下 194
意識 59
意識障害 118, 158, 176
意識的な理由 20
意識の役割 20
医師の説明責任 40
萎縮性胃炎 137
胃切除歴 137
痛み 37
一過性意識障害 113, 119
一酸化炭素中毒 119
一般検査 48
遺伝性ジストニア 84
飲酒 152
インスリノーマ 121
インスリン自己免疫症候群 121
陰性感情 40, 51, 79

う
ウイルス・細菌感染症 199
ウイルス性髄膜炎 178
美しき無関心 79, 185
うつ病 53, 60, 132, 136, 144, 148, 166
腕振り 102
運動 59, 193
運動障害 236
運動チック 126

え
鋭敏化 27
栄養失調 136
会陰部の局所圧迫が誘因かどうか確認するための問診 93
遠位型ミオパチー 195
演技性パーソナリティ症 70, 231

お
嘔吐のメカニズムにもとづく悪心・嘔吐の鑑別 133
オキシトシン 22
悪心 51, 156
悪心・嘔吐・下痢の診断の流れ 157
オッカムの剃刀 89
オペラント条件付け 29
音韻修復 16
音楽幻聴 17
音声チック 126
音素修復 17
温痛覚障害 235

か
外因性 132
回外筋症候群 187
開脚歩行 102
解釈モデル 20, 50, 131
外傷の有無 102
咳嗽 51
外側系 37
外側脊髄視床路 37, 51
回内筋症候群 188
回避行動 51, 57, 108, 126, 166
解離症 143
解離症群 13
過換気症候群 108
可逆性脳血管攣縮症候群 90
カクテルパーティー効果 17
下行性疼痛抑制系 38
過剰な怖がり 102
過剰な対処行動 166
カタプレキシー 121

褐色細胞腫　109
過度な思考　64
過眠　153
過労　153
肝炎　131
感覚　59, 193
感覚器官　7
　　　──からの情報（ボトムアップ）　16
感覚神経の障害　209
感覚性ニューロパチー　243
感覚代行　12
感覚と知覚　11
感覚トリック　83
環境変化　143, 167
環境要因　132
間欠性跛行　235
間質性膀胱炎　27
感情　64
環世界　11
関節痛　219
関節リウマチ　221
感染性胃腸炎　186
肝臓癌　202
肝胆膵疾患　131, 147
カンデサルタン　164
関連痛　37, 165

き

記憶　26
　　　──と認知バイアス・疾患　33
　　　──の分類　26
　　　──のミクロな機序　27
気管支拡張症　159
気管支喘息　50
気管食道瘻　205
器質疾患　2
　　　──と精神疾患の鑑別点　48
　　　──による精神症状　3
　　　──を示唆する情報　48
希死念慮　132
喫煙　152
吃逆　204
機能性胃腸症　136, 147

機能性高体温症　201
機能性神経学的症状症　53
機能性身体症候群　52, 94, 206
機能性胆嚢・Oddi乳頭括約筋障害　147
技能の学習　29
機能マップの可塑性　29
気分一致効果　31
急性冠症候群　165
急性期　49, 186
急性好酸球性肺炎　217
急性ストレス症　53, 136
急性の胆嚢炎・胆管炎・膵炎　131
旧脊髄視床路　37
球脊髄性筋萎縮症　195
胸郭出口症候群　186, 194
共感覚　12
共感覚的ブートストラッピング説　12
狭心症　113
強迫症　53, 63, 125
強迫性パーソナリティ症　79
強皮症　221
恐怖　62
興味・喜びの消失　60
虚偽性障害　54
筋萎縮性側索硬化症　182, 195
筋原性疾患　193
筋強直性ジストロフィー　195
筋ジストロフィー　195
緊張型頭痛　165, 193, 212

く

クオリア　12
グーグル効果　32

け

頸肩腕症候群　165
頸髄症　194
頸椎症　186, 194
頸椎症性筋萎縮症　195
頸椎症性脊髄症　105, 195
結核　217
結晶性知能　33
下痢　156

検査前確率 154
幻視 17
倦怠感 140, 151, 201
原発性アルドステロン症 110

こ

高カルシウム血症 136
高血圧 164
後骨間神経麻痺 187
好酸球上昇 133
好酸球性筋膜炎 217
好酸球性血管性浮腫 217
甲状腺機能低下症 153
甲状腺中毒症 89
高体温 200
巧緻運動障害 82, 105
行動 64
行動制限 108
更年期障害 241
紅斑 87
硬膜血腫 162
項目数効果 32
肛門痛 93
誤嚥性肺炎 158
五感 17
小刻み歩行 102
呼吸 126, 167
子育てのバグ 23
骨髄異形成症候群 138
骨盤内うっ血症候群 93, 98
古典的条件付け 28
古典的不明熱 198
コルチゾール 137, 225

さ

猜疑性パーソナリティ症 68
座位でのみ生じる肛門痛 93
作為症 53, 59, 65, 200, 231
　　――と退屈 233
錯聴 16
錯覚 11, 17
錯覚的顔効果 30
詐熱 200

詐病 59, 65, 143, 160, 190, 200, 211, 231, 242
サルコペニア 136
産後クライシス 23
三物黄芩湯 244

し

視覚情報処理 9
視覚のトップダウンとボトムアップ 16
色彩心理効果 21
ジギタリス中毒 158
自己愛性パーソナリティ症 71, 79
仕事のストレス 131
自己免疫・自己炎症性疾患 198, 221
自己免疫性膵炎 147
ジストニア 77, 83
持続性知覚性姿勢誘発めまい 103
持続性の呼吸苦 171
持続的な悪心 130
肢端紅痛症 241
失感情症 67
失禁 177
失神 113, 119
失調 102
疾病利得 59, 242
シナプス 8
　　――の可塑性 27
しびれ 108, 186, 208
自閉スペクトラム症 8
若年者 51
周期性四肢運動障害 238
重症筋無力症 115
収束投射説 37
　　――による関連痛の機序 38
熟眠感の低下 154
手根管症候群 188
耳鳴 17
主訴が多い 51
腫瘍熱 202
馴化（馴れ） 27
消化管出血による貧血 131
症状が変化して慢性経過 51
症状の固定化 144
情動学習 26, 42

常同性 83
情動脱力発作 121
情動と知覚 12
情報の統合 10
静脈うっ血で出現する皮疹 88
食思不振 135, 158
書痙 83
自律神経症状 166
心因性 119, 132
心因性疼痛 51, 210
心因性非てんかん発作 79
心因性歩行 102
侵害受容性疼痛 39
心筋梗塞 131
神経学的症状 58, 77
神経学的矛盾 177, 183
神経原性疾患 193
神経膠腫，高悪性度の―― 162
神経根障害 186
神経症 54, 167
神経障害性疼痛 39, 210
神経叢障害 186
心血管疾 113
進行性 49, 171, 181
診察への抵抗 102
心疾患 131
腎性貧血 137
新脊髄視床路 37
腎臓癌 202
迅速ACTH負荷試験 137, 144
身体症状症 53, 64, 66, 172, 194, 211, 224, 230, 240, 243
　治療 227
　臨床像 65
身体的・精神的・社会的なストレスイベント 50
身体パラフレニア 13
身体表現性障害 54, 66
心的葛藤 182
真の誘因 98
心房・心室中隔欠損症 124
心膜炎 165
蕁麻疹 50, 88

す
膵炎 147
錐体外路症状 102, 166
髄膜炎 158, 177
睡眠 119
　――の質低下 153
　――の変化 153
睡眠時無呼吸症候群 153
睡眠障害 236
頭蓋内疾患 103, 141
頭蓋内病変 158
スタチンの処方 40
頭痛 108
ステレオタイプ脅威 33
ストレス 172, 183
ストレスイベント 50
ストレス因子 59
ストレス潰瘍 160
スライムハンド錯覚 17
スルピリド 165

せ
生活への支障 20, 141, 193
生活への支障・対処法 50
　――が理解しがたい 51
正球性貧血 137
正常圧水頭症 103
精神疾患 2, 158
　――鑑別の流れ 55
　――による身体症状 3
　――による疼痛閾値の低下 147
　――の既往 51
　――の除外と器質疾患の特定 2
　――のスクリーニング 131
　――を疑ったときに最低限確認する血液・尿検査項目 49
　――を示唆する情報 50
精神疾患・社会的問題 152
生成効果 32
正中神経麻痺 188
赤芽球癆 137
脊髄後角 38
脊髄障害 209

脊椎関節炎 221
セロトニン 21
セロトニン・ノルアドレナリン再取り込み阻害薬 38
セロトニン症候群 116
前駆症状 176
閃光記憶 31
前骨間神経麻痺 188
潜在性亜鉛欠乏 138
前失神 113, 119
全身性エリテマトーデス 141, 179, 221
潜水時頭痛 90
選択的セロトニン再取り込み阻害薬 115, 173
選択盲 20
疝痛様の腹痛 130
前庭神経炎によるめまい 142
前頭葉の脳腫瘍 141
全脳虚血 113
全般不安症 53

そ
増悪・寛解因子 49, 141
　　――が不明確 51
想起 31, 34, 143
双極症 8, 51, 61, 132, 143, 144
躁病エピソード 132
相貌失認 19
瘙痒 87
側坐核 42

た
体重減少 136
体重増加 153
対処行動 51
大脳皮質基底核変性症 196
体表 37
他覚的所見と生活への支障の解離 51
高安動脈炎 201
脱感作 42
多発性内分泌腫瘍症 110
短期記憶 26, 27
単純接触効果 21
胆石発作 131
胆道ジスキネジア 147

胆嚢摘出術後症候群 147

ち
知覚 10
知覚学習 26
チック 125
知的障害 97
知能 9, 33
注意欠如・多動症 8
中枢神経系感染症 177
肘部管症候群 188
聴覚症状と持続時間による鑑別 103
聴覚のトップダウンとボトムアップ 17
長期記憶 26, 27
長期増強 27, 28
長期抑圧 27
腸内細菌叢の異常 205
直感 29
陳述記憶 31
鎮痛薬 108

つ
椎間板内圧 93
椎間板ヘルニア 93, 238
痛覚信号 42
痛覚変調性疼痛 39, 210
吊り橋効果 21

て
低血糖 119, 120
低酸素血症 119
低ナトリウム血症 133
適応障害 54
適応反応症 53, 61, 63, 132, 143, 144, 206
手口症候群 189
鉄欠乏 137
電解質・代謝・内分泌異常 221
電解質異常 131
てんかん 119, 177
てんかん発作 112, 120
転倒 158

と

動悸 113
　　——や呼吸苦が主症状のパニック症 110
銅欠乏 138
統合失調症 8, 51, 53, 61, 63, 143, 144, 176
橈骨神経 187
　　——麻痺 188
動作特異性 83
東洋医学 243
読書てんかん 113
ドクターショッピング 211, 225, 230
特徴的な解釈モデル，ストレスの存在 50
トップダウン 19
　　——の学習 39
ドパミン 21, 38
　　——信号 29
呑気症 205

な

内因性 132
内因性オピオイド 38, 162
内科医が識っておきたい精神疾患の概略 53
内受容感覚 167
内臓由来の感覚神経 37
内側系 37
内側脊髄視床路 37
涙のしずくサイン 188
ナルコレプシー 119, 153

に

入浴関連頭痛 90
認知行動療法 29, 42, 173
認知症 30, 33, 158, 176
認知的不協和 19, 39

の

脳 7
　　——の仕組み 7
　　——のバグ 23
　　——の分業 8
　　——の予測（トップダウン） 16
脳炎 177, 178
脳血流シンチグラフィー 196

脳梗塞 190
脳出血 161
脳腫瘍 162
脳症 176, 177
脳卒中 189
能力のトレードオフ 10
ノセボ効果 40
ノルメタネフリン 109

は

肺炎 157
肺炎球菌性肺炎 158
敗血症 121, 177
肺高血圧症 124
肺雑音 157
背背側経路 9
排尿痛 99
パーソナリティ症 6, 68
白血病 202
発熱 199
パニック症 53, 56, 110, 115, 120, 124, 173
　　——の13の症状 57, 108
　　——の臨床像 56
パニック発作 114
パブロフの犬 28
パラガングリオーマ 110
バランス 102
反社会性パーソナリティ症 70

ひ

非Hunner型の間質性膀胱炎 99
冷え 243
光過敏性てんかん 112
非機能性の副腎腫瘍 110
非けいれん性てんかん重積状態 120
非言語情報 142
膝踵試験 104
微小腺腫 110
皮疹 87
ビタミンB_1 137
ビタミンB_{12}・葉酸の欠乏 137
非陳述記憶 27
ヒッカムの格言 89, 162

非定型肺炎 158
ヒトの陳述記憶の曖昧性 32
皮膚炎 138
病気不安症 63
微量元素の血中濃度の評価 137
ビール・ゴーグル効果 22
非連合学習 27
広場恐怖 57
貧血 137

ふ

不安 62, 98, 132, 147, 172, 194
不安症 101, 166, 172
不安症群 62
封入体筋炎 195
不協和音 17
複合型感覚障害 103, 140
複合型局所疼痛症候群 241
夫源病 78
副腎外の褐色細胞腫 110
副腎腫瘍 110
副腎皮質機能低下症 133, 141, 221
副腎不全 121, 137
腹側経路 9
腹痛 229
腹痛部位に応じた考えるべき原因臓器 97
腹背側経路 9
腹壁神経痛 98, 229
プシコ 5
不自然な回答 20
浮腫 209
不随意運動 77, 125
不整脈 110, 113, 124
　　　――による脳虚血 115
付着部炎 221
ブーバ・キキ問題 12
不眠 153
不明熱 198
プライミング 26
　　　――効果 33
プラセボ効果 39, 162
プラセボ鎮痛 40
ふらつき 102

フラッシュバルブ記憶 31
プレガバリン 158
分離脳 10

へ

平均以上効果 33
閉塞隅角緑内障 115
ヘルペス脳炎 178
辺縁系脳炎 178
変化 168
変換症 20, 53, 58, 77, 101, 104, 120, 124, 169, 177, 182, 185, 186, 190, 194, 215
　　　――の臨床像 58
片頭痛 50, 109
ベンゾジアゼピン系抗不安薬 115, 173
扁桃体 29
便秘薬 164
弁膜症 124

ほ

膀胱炎 99
膀胱鏡 99
膀胱痛症候群 99
放散痛 165
傍腫瘍症候群 236
歩行失行 102
歩行の注目ポイント 102
ボーダーラインパーソナリティ症 70
発作性・間欠性 49, 55
発作性（パニック発作） 56
発作性の症状をきたす病態 50
ほてり 243
ボトムアップ 19
　　　――に由来する学習 39
ポルフィリン症 176

ま

マイコプラズマ肺炎 158
末梢神経 37
末梢神経障害 189, 209
慢性硬膜下血腫 158
慢性骨盤痛症候群 94
慢性細菌性前立腺炎 94

慢性蕁麻疹　89
慢性膵炎　147
慢性前立腺炎　94
慢性多関節痛　224
慢性腸管虚血　148
慢性痛サイクル　41
慢性痛とその機序　41
慢性的な睡眠不足　153
慢性特発性睾丸痛　93

み
味覚障害　138
ミュラー・リヤー錯視　11, 19
ミラーニューロン　30
ミラーリング効果　21

む
無意識　125

め
明確な増悪・寛解因子　148
メタネフリン　109
めまい　103, 108, 140

も
妄想　34
妄想症　53, 65, 231

や
薬剤性（糖尿病治療薬）　121

薬物療法　173

よ
腰部脊柱管狭窄症　234
予期不安　108
抑うつ　98, 141, 147, 176, 194
抑うつ気分　60
予測符号化　39

ら
ラバーバンド錯覚　17

り
リウマチ性多発筋痛症　165
離脱症状　166
立位で生じるコリン性蕁麻疹　90
立位保持で出現する皮疹　87
流動性知能　33

れ
レジオネラ　158
レジオネラ肺炎　178
連合学習　28
連続聴効果　16

ろ
ロフラゼプ　165

著者略歴

鈴木慎吾(すずき しんご)
千葉中央メディカルセンター内科 部長

略歴
1981年　　千葉県野田市生まれ
2007年　　東北大学医学部卒業
2007年〜　いわき市立総合磐城共立病院(現いわき市医療センター)
2009年〜　千葉大学医学部附属病院 総合診療科
2018年〜　千葉中央メディカルセンター 内科
2025年〜　関東労災病院 総合内科(予定)

資格
日本内科学会認定内科医・総合内科専門医,日本プライマリ・ケア連合学会プライマリ・ケア認定医,医学博士,J.S.A.ワインエキスパート・エクセレンス,J.S.A. SAKE DIPLOMAなど。

最近の活動
日本酒,ワインを中心に飲料について勉強中
第2回J.S.A. SAKE DIPLOMAコンクール セミファイナリスト(2022年)
第9回全日本J.S.A.ワインエキスパートコンクール セミファイナリスト(2024年)

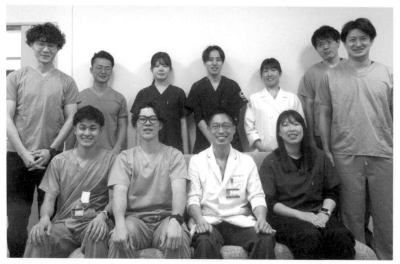

(後列左から)村蕃 龍一,今井 裕太郎,江川 由美,神田 健太,笹子 叶,長川 秀久
(前列左から)岩波 佑典,垣花 学,筆者,木内 くるみ,渡部 憲
2023年度の千葉中央メディカルセンター初期研修医たちと

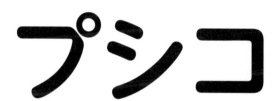

脳のしくみから考える
内科外来での精神疾患と器質疾患の診断

定価（本体5,000円＋税）
2025年3月3日　第1版

著　者　鈴木慎吾
発行者　梅澤俊彦
発行所　日本医事新報社　www.jmedj.co.jp
　　　　〒101-8718　東京都千代田区神田駿河台2-9
　　　　電話（販売）03-3292-1555　（編集）03-3292-1557
　　　　振替口座　00100-3-25171
印　刷　ラン印刷社
JASRAC出 2500798-501
© Shingo Suzuki 2025 Printed in Japan
ISBN978-4-7849-2505-6 C3047 ￥5000E

本書の複製権・翻訳権・上映権・譲渡権・公衆送信権（送信可能化権を含む）は（株）日本医事新報社が保有します。

JCOPY 〈（社）出版者著作権管理機構 委託出版物〉

本書の無断複写は著作権法上での例外を除き禁じられています。複写される場合は、そのつど事前に、（社）出版者著作権管理機構（電話 03-5244-5088, FAX 03-5244-5089, e-mail:info@jcopy.or.jp）の許諾を得てください。

電子版のご利用方法

巻末袋とじに記載された**シリアルナンバー**を下記手順にしたがい登録することで，本書の電子版を利用することができます。

■1 日本医事新報社Webサイトより会員登録（無料）をお願いいたします。

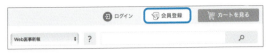

会員登録の手順は弊社Webサイトの
Web医事新報かんたん登録ガイドを
ご覧ください。

https://www.jmedj.co.jp/files/news/20191001_guide.pdf

（既に会員登録をしている方は■2にお進みください）

▼

■2 ログインして「マイページ」に移動してください。

▼

■3 「未登録タイトル（SN登録）」をクリック。

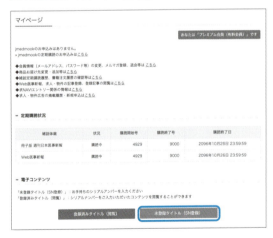

▼

■4 該当する書籍名を検索窓に入力し検索。

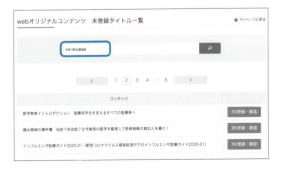

■5 該当書籍名の右横にある「SN登録・確認」ボタンをクリック。

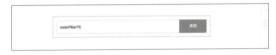

▼

■6 袋とじに記載されたシリアルナンバーを入力の上，送信。

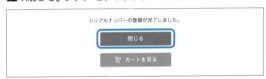

▼

■7 「閉じる」ボタンをクリック。

▼

■8 登録作業が完了し，■4の検索画面に戻ります。

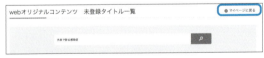

【該当書籍の閲覧画面への遷移方法】

① 上記画面右上の「マイページに戻る」をクリック
　➡■3の画面で「登録済みタイトル（閲覧）」を選択
　➡検索画面で書名検索➡該当書籍右横「閲覧する」
　ボタンをクリック
　または

② 「書籍連動電子版一覧・検索」*ページに移動して，
　書名検索で該当書籍を検索➡書影下の
　「電子版を読む」ボタンをクリック
　https://www.jmedj.co.jp/premium/page6606/

＊「電子コンテンツ」Topページの「電子版付きの書籍を
　購入・利用される方はコチラ」からも遷移できます。